김재춘교수의 암 완치를 위한 지침서

암 완치의 길

암 완치의 길

처음 펴냄   2013년 3월 28일

지은이   김재춘
펴낸이   김재춘
펴낸곳   자연요법사랑지기
주소   충남 태안군 남면 몽산리 603-3번지
전화   041)674-3573/080-999-2080
팩스   041)674-3570
홈페이지   www.inh.or.kr
메일   mibia@hanmail.net
등록번호   114-09-33104

엮은이   맹경화
다듬은이   유용자
ISBN   978-89-98916-01-5

ⓒ김새춘 2013, Printed in Korea
● 지은이의 뜻에 따라 인지는 붙이지 않습니다.
● 책값은 뒤표지에 있습니다.
● 잘못 만들어진 책은 산 곳이나 펴낸 곳에서 바꾸어 드립니다.

김재춘교수의 암 완치를 위한 지침서

암 완치의 길

김재춘 지음

자연요법 사랑지기

머리말

옛날에 어떤 사람 둘이 길을 가는데 해는 저물어 급히 서두르지 않으면 밤에 길을 잃고 어려움을 겪을 수 있는 다급한 때였다.

이 때 한 사람은 "벌써 반이나 왔으니, 조금만 더 가면 되니 힘을 내자"며 기운을 내 발걸음을 재촉했다 하지만 다른 한 사람은 "이제 겨우 반밖에 못 왔는데, 이러다가 밤길에 호랑이라도 만나면 어떡하지?"라고 생각하자 온몸에 힘이 빠져 더는 걸을 수가 없었다.

같은 상황에서도 좋은 쪽으로 생각했던 사람은 '긍정의 힘' 때문에 밤이 깊기 전에 다다라 편안한 밤을 보낼 수 있었다. 그러나 나쁜 쪽으로 생각했던 사람은 한 밤중에 다다른 데다 밤이슬에 흠뻑 젖어 그만 병이 들었다.
　이것이 바로 긍정의 힘이다.

긍정의 힘은 운명을 성공의 길로 이끌지만, 부정의 업은 실패로 이끈다. 운명도 그러하거늘 건강에 있어서야 긍정의 힘이 지닌 값어치는 그 어느 것보다 크다.

'조금나루' 시절, 하루는 경북 영천에서 사과농사를 짓던 허파암에 걸린 사람이 찾아왔다. 허파(폐)암 2기였는데 그 시절만 해도 그런 환우가 찾아오는 일은 이례적인 일이었다. 왜냐하면 당시에는 죽음을 눈앞에 두고 찾아온 사람들이 대부분이었기 때문이다.

60대 후반으로 매우 보수적이고 유교적인 성품을 지닌 사람이었다. 사실 이런 성품 자체가 암의 뿌리가 될 수 있다. 더욱이 50년이 넘게 사과농사를 지어오면서 비료나 농약과 같은 것에 찌들었을 터이니 그 또한 암의 한 가지 뿌리이었을 것이다.

수련원에 있는 거의 모든 사람이 죽음 직전에서 살아난 사람이라는 것을 알고 자신을 얻었는지 "나는 쉽게 낫겠다."며 기뻐했다. 자신보다 상태가 훨씬 심한 환우들이 기적적으로 살아난 이야기를 들은 것도 있지만, 이렇게 말한 것은 자신의 성격과 천성이 아주 긍정적이었기 때문이었을 것이다.

두 달의 수련기간 동안 그는 궂은 일 마다하지 않고 다른 환우들이 힘껏 수련할 수 있도록 배려를 아끼지 않았다.

수련원에 들어올 때까지만 해도 근엄하고 어둡던 얼굴에는 미소가 맴돌고, 한시도 얼굴에 희망의 빛을 잃지 않았다. 이런 긍정의 힘은 결국 의사조차도 약을 끊도록 처방할 만큼 좋아져서 두 달 만에 가족의 품으로 돌아가게 만들었다.

그런가하면 서울에서 온 꽤 명망 있는 한 환우의 경우도 입소 당시 병력이 그와 같은 허파암 2기였다. 가족의 특별요청도 있고 해서 매일 약손요법까지 해 가면서 많은 정성을 들여 돌보았다. 하지만, 그는 가족이나 친구들에게서 전화라도 오면 갑자기 목소리에 힘이 빠지면서 중환자처럼 행세했다.

게다가 그 환우의 입에서 나오는 모든 말들이 불평과 엄살 그리고 부정적인 것들뿐이었다. 결국 석 달 예정으로 들어왔던 그 환우는 한 달 만에 집으로 돌아갔고 두어 달 후 다시는 돌아오지 못할 길로 떠나고 말았다.

암은 남의 얘기가 아니다. 언제 이 무서운 암이 찾아올지 모를 일이다. 설령 암에 걸렸다고 할지라도 '암은 반드시 낫는다.'는 확신과 '반드시 낫고야 말겠다.'는 신념을 가져야 한다. 이런 긍정의 힘이 암으로부터 환우들을 자유롭게 만들어 줄 것이다.

암에 걸렸다는 것을 알게 되면 갑자기 주눅이 들면서 절망의 나락으로 떨어지는 사람들이 많다. 암이라는 것을 몰랐을 때도 이미 암에 걸려있었던 것인데, 단지 암이라는 것을 알았다는 것만으로 갑자기 중환자가 되고 얼굴에서 웃음이 사라진다.

'암은 고칠 수 없는 병이므로 암에 걸렸으니 죽을 것이다.'는 부정적인 생각 때문이다. 그러나 '반드시 낫는다.'는 확신을 갖고 아래의 일곱 가지만 지켜낼 수 있다면 암을 이기고 건강을 되찾을 수 있다.

첫째, 암이라는 것을 아는 순간, 자신을 암으로 몰아넣었던 환경에서 되도록 빨리 벗어나야 한다. 그러기 위해서는 재물과 명예에 대한 탐욕과 집착을 버려야 한다.

둘째, 암을 자라게 하는 미움, 시기, 질투, 원망, 분노를 잊어야 한다.

셋째, 암에 대한 특성부터 파악하고 나서 암에 대한 치료법이나 치료약을 찾아야 한다.

넷째, 암에 대한 특성을 파악했다면 그에 맞는 과학적이고 합리적인 생각으로 낫는 길을 배우고 익혀서 믿음을 가지고 실천해 나가야 한다.

다섯째, 암에 걸렸다는 사실이 알려지면 병은 한가지이지만 셀 수 없을 만큼 많은 치료법을 접하게 될 것이다. 그러나 이런 치료법을 모두 실천해 볼 수도 없을 것이며, 함부로 따라서 하다가는 오히려 돌이킬 수 없는 화를 부를 수도 있다. 그러므로 암의 특성에 맞는 합리적인 치료법들이 아니라면 과감하게 거절할 수 있어야 한다.

여섯째, 자연요법에 대한 절대적인 신뢰 뒤에는 그에 맞는 실천이 있어야 한다. 암에 차선이란 있을 수 없다. 오직 최선만이 있을 뿐이다.

일곱째, 처음 가졌던 마음을 잃지 않아야 한다. 많은 환우가 자연의학을 통해 기사회생하고서도 처음 가졌던 마음을 잃고 죽어 가는 것을 수 없이 보았다.

위의 일곱 가지 기본 수칙을 지켜내면 비록 말기 암이라 할지라도 낫지 못할 암은 그리 많지 않을 것이다.

정보란 서랍 속에 든 지식과도 같아서 바르게 쓸 줄 아는 사람에게는 보석이 되지만 그 쓰임새를 모르는 사람에게는 쓰레기일 뿐이다. 암에 관한 정보나 얻으려고 이 책을 읽는다면 당신은 결국 암의 희생양이 될 것이다.

이 책은 단순히 정보를 알려주려는 것이 아니라 '낫는 길'을 알려주기 위해서 쓴 것이다. 비록 말기 암이라 하더라도 자연건강법을 바르게 배워 생활화한다면 누구라도 건강을 되찾을 수 있을 것이다.

그러나 자연건강법에 대한 바른 이해와 확고한 믿음 없이 이것저것들을 모은다거나 단순히 흉내만 내려는 생각으로 여기에 담긴 글들을 읽는다면 암의 사슬에서 결코 벗어나기가 힘들 것이다.

말기 암에 걸렸다 하더라도 암을 이길 자연건강법을 배울 시간은 넉넉하다. 그 기간은 길어야 두세 달이며, 몸과 마음을 다하여 배운다면 겨우 한 달 만에 암을 이길 든든한 무기를 마련할 수 있다. 서두르거나 허둥대서는 안 된다. 서두르거나 허둥댄다고 암이 낫을 길을 더 빨리 알아낼 수 있는 것이 아니다. 그럴수록 오히려 잘못된 길로 빠지기 쉽다.

목숨은 연습이 없다. 더욱이 암에 걸린 사람에게 실수란 용납되지 않는다. 서두르거나 허둥대다가 잘못된 길로 빠지기라도 하면, 목숨줄을 놓고 다시는 돌아오지 못할 길로 떠나기가 쉽다. 당신이 하려던 일이 무엇이던 일단 그것을 한 달만 뒤로 미루길 바란다. 그 한 달이라는 시간이 당신의 운명을 확실히 바꾸어 놓을 것이기 때문이다.

나는 긍정의 놀라운 힘을 믿는다. 이글을 읽는 암 환우의 입가에 행복한 미소가 떠오를 수 있기를 바란다.

2013년 3월 봄의 길목에서
글쓴이 김재춘

Contents

머리말 • 4

제1장 암의 특성과 자연건강법

1. 암은 죽음의 그림자인가 • 18
2. 암의 특성과 자연건강법 • 26
3. 단백질과 암 • 44
4. 물찬 배의 자연요법 • 47

제2장 암도 이기는 자연건강법 및 특수요법

1. 암을 이기는 디딤돌 목 베개 • 52
2. 변비, 묵은찌꺼기, 뱃살 빼는 붕어 운동 • 60
3. 피를 잘 돌게 하는 모관운동 • 62
4. 개구리운동과 약손 • 64
5. 운명을 바꾸고 감성지수를 높이는 등배운동 • 65
6. 피를 잘 돌게 하는 무릎아래찜질 • 67
7. 암을 이기는 겨자찜질 • 70
8. 변비와 묵은찌꺼기를 없애는 자연의학관장 • 71
9. 체액을 바로잡아 암을 이기는 냉온욕 • 74
10. 변비, 묵은찌꺼기, 물찬 배에 좋은 된장 찜질 • 79
11. 목뼈 큰 돌기 두드리기 • 81
12. 배나 다리에 찬 물을 빼주는 발목떨기 • 83

13. 수천 가지 병을 고치는 발목펌프 건강법 • 84
14. 암도 이기는 풍욕 • 87
15. 물찬 배에 참 좋은 푸성귀 죽 • 90

제3장 암을 이기는 자연건강법

1. 밥 굶기(자연건강 식이요법) • 94
2. 푸성귀 날로 먹기 • 104
3. 묵은찌꺼기와 병 • 116
4. 아침밥을 먹지 말자 • 123

제4장 말기 암도 이기는 갯벌황토찜질

1. 암도 이기는 갯벌황토찜질 • 129
2. 갯벌과 건강 • 136
3. 황토와 건강 • 138
4. 게르마늄, 맥반석, 일라이트와 건강 • 142
5. 창자를 깨끗하게 하고 독을 없애는 발효효소 • 150
6. 황토방과 황토옷 • 151
7. 물과 건강 • 152

제5장 창자에 좋은 발효효소

1. 암을 이기는 발효효소 • 160
2. 효소의 여섯 가지 쓰임새 • 161
3. 좋은 발효효소 • 162
4. 몸바탕을 바꾸는 들풀 발효효소 • 166
5. 독을 풀어주고 간을 지키는 미나리 • 172
6. 고혈압, 당뇨, 간에 좋은 양파 발효효소 • 174
7. 고름(염증)과 변비에 좋은 약모밀 발효효소 • 177
8. 암에 좋은 미네랄의 보고 칠면초발효효소 • 179

제6장 암을 이기는 자연건강법 보조제

1. 비타민C의 보물창고 감잎과 감물 • 184
2. 변비와 묵은찌꺼기를 없애는 미네랄식이섬유 • 187
3. 간을 지키고 술기운을 푸는 '먹는 목초액' • 188
4. 몸속에 쌓인 독을 빨아내는 목초수액시트 • 190
5. 간을 지키는 버섯 균사체와 균사체 발효효소 • 192
6. 혹이나 고름, 기미, 검버섯을 녹여내는 토란고약 • 195
7. 면역력을 높이는 바다풀소금 청국장 • 196
8. 암을 억누르고 세균을 죽이는 벌침 • 199
9. 암을 억누르고 고름을 삭이는 프로폴리스 • 201
10. 신경과 핏줄의 흐름을 좋게 하는 '다나아' • 202

제7장 밥상을 차리는 슬기

1. 삶의 기운을 주는 밥상으로의 부름 • 206
2. 삶의 기운을 주는 밥상을 더럽히는 것들 • 206
3. 먹거리를 더럽히는 것들 • 208
4. 낮아지는 성인병 • 209
5. 먹거리의 썩음과 산화 • 210
6. 전자레인지와 전자파 • 211
7. 잠자리와 땅의 기운 • 212

제8장 암을 이기는 길

1. 말기암이라도 이렇게 하면 고칠 수 있다 • 214
2. 자연의학으로도 고칠 수 없는 세 가지 병 • 216
3. '그래도'라는 고칠 수 없는 병 • 220
4. 짜고 맵게 먹으면 밥통암에 걸린다는데 • 221
5. 소금! 약인가 독인가? • 224
6. 암을 이기는 길 • 233

제9장 암의 자연요법

1. 모든 암의 공통적인 특성 • 238
2. 스트레스 및 마음속의 돈도 암을 만든다 • 238
3. 갑상선암의 자연요법 • 240
4. 젖암의 자연요법 • 244
5. 자궁암의 자연요법 • 246
6. 밥통암의 자연요법 • 247
7. 간암의 자연요법 • 250
8. 큰창자암의 자연요법 • 253
9. 뇌암의 자연요법 • 255
10. 백혈병의 자연요법 • 256
11. 림프선암의 자연요법 • 259
12. 콩팥암의 자연요법 • 260
13. 오줌보암의 자연요법 • 262
14. 췌장암의 자연요법 • 264
15. 쓸개길 암의 자연요법 • 266

제10장 암의 본보기 (체험수기)

1. 걷지도 서지도 말도 못하던 뇌암말기 환우의 행복한 편지 • 268
2. 물도 마시지 못하던 밥통암 말기 환우가 들려준 이야기 • 270
3. 젖암에서 자궁암, 난소암까지 번진 아가씨의 되찾은 웃음 • 273
4. 급성백혈병 환우의 되찾은 웃음 • 277
5. 다시 도진 간경화환우의 결초보은 • 281
6. 암으로 한쪽 허파와 젖을 잃은 젖암환우 이야기 • 284
7. 15살 뇌암 말기 아이가 얻는 새 삶의 길 • 289
8. 갑상선암 환우의 자연의학 사랑 이야기 • 291
9. 콩팥암, 허파암, 뇌암 말기 환우의 되찾은 빛 • 294
10. 말기 췌장암 환우의 자식사랑이 낳은 기적 • 298
11. 손도 못 쓰는 말기 간암 환우가 흘린 뉘우침의 눈물 • 301
12. 뇌암으로 접게 된 젊음의 나래 • 305

제11장 자연건강법과 나

1. 자연건강법과 나 • 312
2. 고치며 바꾸고 살아온 자연의학의 길 • 315

글을 마치며

글을 마치며 • 328
덧붙임 말 • 329

우리말 풀이

우리말 풀이 • 332
우리 곁에서 사라지고 있는 우리말 • 333
우리말을 더럽히는 다른 나라 말 • 340

제1장
암의 특성과 자연건강법

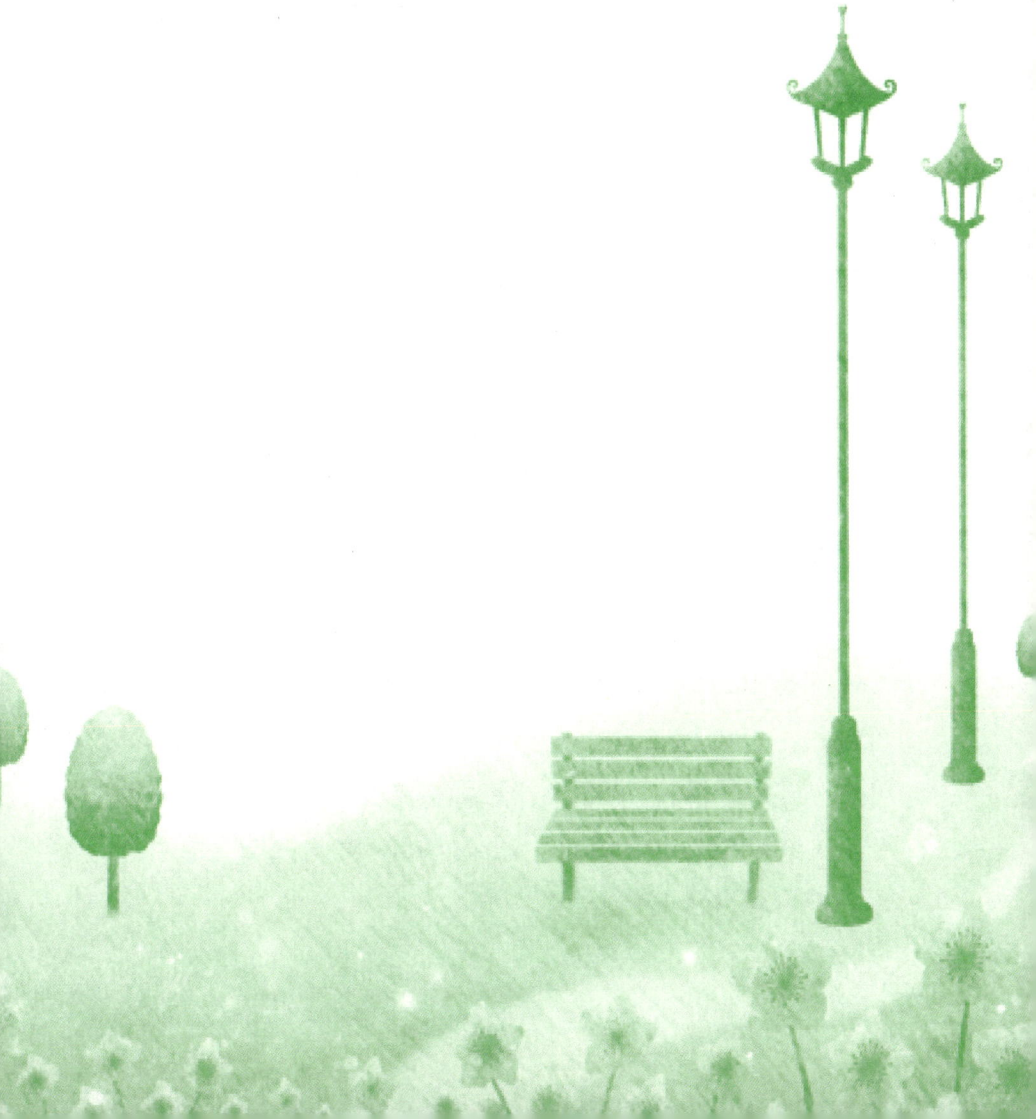

1. 암은 죽음의 그림자인가

　암이 사회적인 걸림돌로 나타난 것은 2차 세계대전이 끝나고 먹거리가 넘쳐나기 시작한 1950년대부터다. 이때에는 진단기술이 좋지 못하였기 때문에 암 덩어리의 발견도 늦었고, 발견 뒤의 치료 또한 수술에 의해 암 덩어리를 제거하는 것 밖에는 달리 길이 없었다.

　그 후 수술에 대한 부작용과 한계를 극복하고자 60년대 들어서면서 방사선으로 암을 태워 죽이기 시작하였다. 이것 또한 면역체계를 망가뜨리는 것이 밝혀지자 70년대부터 '기적의 암 치료제'라는 이름의 항암제 바람이 끊이지 않았다.

　그러나 안타깝게도 수십 년이 지난 지금까지 암 치료율은 여전히 제자리걸음을 하고 있으며, 암에 대한 자신감을 얻기보다는 갈수록 절망감만 깊어가는 느낌이다. 다시 말해 '현대의학으로는 암을 정복할 수 없다'는 생각이 의료선진국에서부터 서서히 퍼져나가고 있다.

　이 시간에도 암을 없애기 위한 연구가 지속되고 있다. 그러나 암 치료법을 연구하는 그들 또한 암에 대한 진정한 승리자가 된다는 것이 거의 불가능하다는 생각이 가슴 저 밑에 도사리고 있는 것 같다. 암은 싸워 이기려는 현대의학으로는 도저히 이길 수 없는 엄청난 힘을 가진 작은 거인이기 때문이다.

현대의학은 현대의학 나름대로 암에 대한 연구를 지속하되 그 한계를 인정하고 수술요법과 같은 다양한 연구 결과물을 자연의학과 병행한다면, 우리 몸의 면역체계를 손상시키지 않고 암을 손쉽게 다스릴 수 있을 것으로 확신한다. 나아가 더 큰 소망이 있다면 면역체계를 손상시키지 않고 암세포가 자라나는 것을 억누를 수 있는 독이 없는 항암제를 만드는 일에 힘을 쏟았으면 한다.

암에 걸린 사람이나 가족도 조급한 마음을 버려야한다. 자신의 잘못으로 불러들인 암을 무조건 공격하여 쫓아 버리거나 죽여 없애버리려 할 것이 아니라, 사나운 적이 아닌 순한 동반자로 만들어서 제 풀에 지쳐 서서히 물러나도록 하는 인내심과 사랑을 키워나가야 한다.

암은 자신을 공격해 잘라내고 태워 죽이려 할 때 사나워진다. 맹독성 항암제나 방사선으로 암의 자람을 억누를 수 있다고 하더라도 수술이나 항암제, 방사선 치료로 인해 설사나 구토와 같은 수많은 걸림돌을 불러들인다.

수술이나 항암제 방사선 치료와 같은 공격적인 치료는 골수를 망가뜨려 소화가 되지 않거나 백혈구와 혈소판이 줄어들기도 하며, 콩팥이나 간이 제구실을 못하고, 세포도 제구실을 못하며, 빈혈, 머리 빠짐(탈모), 말초신경 저림에 따른 손발의 저림 따위가 뒤따른다.

따라서 암을 이겨내기 위해서는 암을 죽이려 할 것이 아니라 우리 몸의 면역체계를 강화하는 일에 모든 힘을 쏟아야 한다. 수술이나 항암제로 효과를 보려면 되도록 작은 곳만을 골라 수술을 해야 우리 몸의 면역체계가 손상을 덜 받을 것이다.

그러나 요즘의 수술은 아쉽게도 암이 자리하고 있는 곳보다 넓은 곳까지 잘라냄으로써 수술을 받는 장기가 제구실을 하지 못하게 부추기고 있다. 이는 스스로를 믿지 못하기 때문이다.

암세포가 어디까지 퍼져있는지 정확히 안다면 거기까지만 잘라내면 되지만, 오로지 '암세포만 없애면 된다.'는 생각으로 암세포가 있는 곳보다 더 많이 잘라낸다.

항암제도 되도록 적게 써야 그 부작용이 적을 것이지만, 항암제를 얼마나 써야 하는지 모르기 때문에 맹독성 항암제를 함부로 쓴다. 그것도 죽어도 좋다는 각서까지 받아 놓고서 말이다.

요즈음 미국이나 유럽과 같은 선진국에서는 항암제나 수술을 꺼리는 흐름을 보이고 있으며, 항암제도 되도록 적게 쓰는 흐름으로 바뀌고 있다. 현대의학의 최첨단을 걷고 있는 그들이 왜 수술을 꺼리고 항암제를 적게 쓰려고 하는 것일까? 그들이 항암제에 대해 몰라서 그런 것일까? 그들은 항암제에 따른 몸의 면역체계 손상을 되도록 줄여보려는 생각인 것이다.

세계암학회가 밝힌 바에 따르면 암세포가 커져서 죽는 것은 25%

에 지나지 않으며, 거의 항암제나 수술, 방사선과 같은 것들로 힘이 떨어지거나 면역력이 떨어져 죽는다고 한다.

　자연건강법을 바르게 배워 늘 가까이하면 말기 암이라 할지라도 이길 수 있다. 그런데 여기서 걸림돌이 되는 것은 면역력이 바닥난 사람이다. 말기 암이라는 판정은 받았으되 항암제나 방사선을 쏘이지 않아서 면역력이 떨어지지 않는 사람이 있는가 하면, 항암제나 방사선으로 면역력을 송두리째 흔들어 놓은 사람이 있다.

　자연의학으로 이길 수 있는 사람은 말기암이라 할지라도 항암제나 방사선 으로 면역력을 바닥내지 않는 사람이다. 자연의학은 몸속에 잠들어 있는 자연치유력(저절로 낫는 힘)을 깨워 스스로 암과 같은 고치기 힘든 병을 이겨내게 한다. 안타깝게도 자연의학 전문가들을 찾는 환우들은 거의가 '해 볼 것은 다 해 본 사람'들이어서, 그들의 몸속에는 깨워놓아야할 자연치유력이 거의 없는 사람들이다.

1) 알아보는 것은 현대의학으로 낫는 것은 자연의학으로

　우리 주위만 보더라도 몸에 탈이 난 것이 느껴져 암이라는 것을 알게 된 사람보다는 검사를 받다가 우연히 알게 되는 사람이 더 많다. 암세포가 온몸에 가득 퍼진 상태로 건강하게 살았던 사람이 교통사고와 같은 것들로 죽어 주검을 갈라보다 말기 암이 밝혀지는 때가 가끔 있다.

　암이라는 것을 모르고 살던 때는 아무렇지 않던 사람이 암이라는 것을 알게 되면 거의가 한두 해 사이에 죽는다. 우리 몸에 암이 생겨도 현대의학의 첨단진단장비 조차도 10~20년이 지나서야 알아낼 수 있다. 10년이 넘게 암인 줄도 모르고 살던 사람이, 어찌하여 암이란 것을 알게 되면 한두 해도 버티지 못하고 죽는 것일까? 자신이 암이라는 것을 모르고 살았다 하더라도 한두 해만에 죽었을까?

사람이 암에 걸렸더라도 바로 알 수만 있다면, 거의 모든 암은 목숨을 잃지 않고 건강을 되찾을 수 있다. 암은 그 크기가 $1cm^3$가 넘게 자라야만 알 수 있다. 암세포의 크기가 $1cm^3$로 자라기까지 10~20년이 걸리므로, 암에 걸려있으면서도 암이라는 것을 알지 못한 채 오랜 나날을 보내게 된다. 다만 백혈병과 같은 소아암은 어린이들의 세포만큼이나 빨리 자라기 때문에 그만큼 빨리 알아낼 수 있다.

'알아보는 것(진단)은 현대의학으로 낫는 것(치유)은 자연의학으로'라는 말이 있듯이, 비록 현대의학에 많은 걸림돌이 있긴 하지만 암의 진단은 현대의학에 도움을 받는 것이 좋다.

암이라는 진단을 받았다면 그 기록을 꼼꼼히 챙겨두는 것이 좋다. 그래야 지나친 진료를 막을 수 있기 때문이다. CT(컴퓨터단층촬영) 한 번 찍는데 X-Ray 100번 찍는 것과 같은 방사능에 노출된다면 이 말을 귀담아 들어야 한다. 우리 의료법에는 환우나 그 가족이 원하면 검사기록이나 방사선 필름들을 베껴 주도록 되어 있다. 또한 모든 것은 한글로 쓰게 되어 있으며 부득이한 의학용어만 외래어를 쓸 수 있도록 하고 있다. 따라서 검사기록을 달라고 할 때는 반드시 '한

글로 알아보기 쉽게 써 달라'고 해야 한다.

2) 의사나 이웃의 말을 너무 믿어서는 안 된다

암에 걸렸다는 것을 이웃사람들이 알면, '암에는 무슨 약이 다더라.', '이것을 먹고 나았다더라.'는 말을 참 많이 들을 것이다. 그럴 때마다 '그것만 먹으면 낫겠지.'하는 생각이 들어 따르지만, 대부분 실망하고 만다. 때로는 돌이킬 수 없는 화를 당하기도 한다. 암에 대해서 알아보지도 않고 무조건 남의 말만 듣고 따라서 하다가는 거의 낭패를 보기 마련이다.

암에 좋다는 여러 가지 약초나 치료법들이 지금까지 알려진 것만 해도 수백 가지가 넘는다. 그런 것을 일일이 구해 먹기도 어렵거니와, 설령 모두 먹는다 해도 낫기는커녕 오히려 더 큰 화를 당할 수 있다. 사람에 따라 몸바탕도 다르고 환경도 다를 뿐만 아니라, 암을 일으킨 뿌리들도 모두 다르기 때문이다.

따라서 암을 다스리기 위해서는 특효약이나 비법을 찾아다닐 것이 아니라, 먼저 암의 특성에 대해서 잘 알아본 뒤에 자신에게 맞는 낫는 길(치유법)을 골라도 늦지 않다. 이웃이나 의사의 말만 믿고 허둥대다가 돌이킬 수 없는 길로 들어서게 되면 그 때는 후회한들 아무 소용이 없기 때문이다.

3) 겪어본 사람들의 말을 들어 보는 것도 좋다

암과 싸워 온 환우나 그 가족들의 말을 듣는 것은 도움이 된다. 그 가운데는 암을 이겨낸 사람이 있는가하면, 암과의 싸움에서 돌이킬 수 없는 실수를 저지른 사람도 있을 것이다. 암을 이겨낸 사람에게서는 암과의 싸움에 쓰일 전술을 배울 수 있을 것이며, 암과의 싸움에서 진 사람에게서는 왜 질 수밖에 없었는가를 알고 싸워 나간다면 같은 실수를 저지르지 않을 것이다.

그러나 암을 이겨낸 사람들이 겪었던 것이 나에게도 같이 나타나리라고 생각하는 것은 잘못된 생각이라는 것을 잊지 말아야 한다. 사람마다 많은 것이 서로 다를 수밖에 없는데 무턱대고 따라서 하는 것은 돌이킬 수 없는 화를 부를 수 있기 때문이다. 병은 환우 스스로가 낫는 것이지 누구도, 어떤 약도 낫게 해주지 못한다.

우리 몸은 자기 스스로를 알아내고 낫는 '자연치유력'을 가지고 있다. 이런 자연의 법칙을 무시하고 살아간다는 것은, 그 어마어마한 잠재능력을 잠재우고 있는 것이나 다름없는 일이다.

약도, 수술도, 방사선도 스스로 낫는 힘을 건드리지 않아야 한다. 스스로 낫는 힘을 망가뜨리면서까지 다른 사람이 겪은 일만 따르려 한다면 좋지 않은 일을 겪을 수 있기 때문이다

4) 당신은 돈보다 목숨을 먼저 생각할 수 있는가?

어렸을 적 눈밭에서 토끼몰이를 한 적이 있다. 그런데 어떤 때는 두세 마리의 토끼를 한꺼번에 만날 때가 있었다. 그럴 때면 어느 한 마리만 쫓아야 하는데도 사람인지라 이 토끼를 쫓으려하면 저 토끼

가 더 큰 것 같고, 저 토끼를 쫓으려하면 이 토끼가 더 큰 것 같아 망설이다가 한 마리의 토끼도 잡지 못하고 말았다.

토끼 한 마리도 그러하거늘 어찌 이제까지 모아온 돈을 모두 버리고 목숨을 지키는 것이 쉬울 수가 있겠는가? 건강까지 잃어가며 모아온 돈을 버리면서 목숨을 지키자니 아까워서 못 버리겠고, 그렇다고 목숨을 버리고 돈을 지키자니 그것 또한 쉬운 일은 아닐 것이다.

토끼몰이와는 달리 목숨과 돈의 갈림길은 다르다. 삶의 길로 가면 돈은 잠시 놓아두었다가 다시 붙잡을 수 있다. 그러나 삶의 길을 버리고 돈을 지키려 한다면 안타깝게도 목숨을 버리는 순간 돈을 쥐었던 손도 놓을 수밖에 없다.

따라서 암에 걸린 사람이 암을 이기고 건강을 되찾으려면 그 무엇보다 돈에 대한 집착부터 버려야 한다. 여기서 머뭇거린다면 암과의 싸움은 힘들어 질 수밖에 없지만, 생각을 바꾼다면 이미 암과의 싸움에서 반은 이기고 들어가는 것이나 다름이 없게 된다.

2. 암의 특성과 자연건강법

우리는 차를 한 대 사더라도 이모저모를 꼼꼼히 따져보고 산다. 하물며 목숨을 걸고 싸우는 암과의 싸움에서 암의 특성도 모른 체 특효약과 특효처방부터 찾는다는 것은 바늘허리에 실을 묶어 쓰는 것이나 다름없다. 암과의 싸움에서 이기려면 무엇보다 암의 특성부터 알아야 한다. 그것은 기본 중의 기본이다.

암은 다음과 같은 7가지의 특성을 갖고 있다.

1) 암의 첫 번째 특성

암은 몸과 마음이 차가워지고 굳어 가는 것을 좋아한다. 따라서 암과 싸워 이기려면 먼저 마음속에 남아있는 응어리진 생각들을 떨쳐버리고 암이 싫어하는 쪽으로 가야한다. 그런 다음 몸을 따뜻하고 부드럽게 하는 특수요법과 운동요법을 하면 된다.

암은 뼈나 돌 조각이 아닌 딱딱한 살덩어리이다. 그래서 암은 주변조직이나 근육 같은 것들이 굳어있는 것을 좋아한다.

몸은 마음의 거울이다. 마음이 차갑고 원망과 미움, 시기, 질투, 분노에 가득 찬 사람의 몸은 차갑게 굳어진다. 바보가 암에 걸리지 않는 까닭이 여기에 있다. 바보는 미움도 시기도 질투도 분노도 원망도 모른 채 늘 웃기만 한다. 그러니 암이 들어왔다가도 깜짝 놀라서 도망가 버린다.

그렇다고 암에 걸리지 않기 위해 바보가 될 수는 없는 노릇이다. 그렇다면 길은 오직 하나이다. 돈에 대한 탐욕을 버리고 늘 가족과 이웃에 대해 고마워하고 베푸는 마음을 갖는 것이다. 그렇게 되면 가족과 이웃이 모두 내편이 되어 그들에게서 뿜어져 나왔던 독기와 경계심 그리고 미움, 시기, 질투, 원망, 분노가 사라지고, 그곳에 사랑과 믿음이 자리하게 되니 어찌 암과의 싸움에서 질 수가 있겠는가?

그런데 안타깝게도 많은 암 환우가 이 첫 번째 걸림돌을 넘지 못하고 있다. 목숨 대신 돈과 명예, 탐욕, 미움, 시기, 분노의 검은 사슬로 스스로를 옥죄고 있기 때문에 가족과 이웃이 내편이 되기 힘들다. 이런 마음으로는 암과의 싸움에서 결코 이기기가 힘들다.

암과의 싸움에서 이길 마음의 보따리를 푼 사람은 몸을 따뜻하게 하고 부드럽게 하는 아래와 같은 운동과 특수요법을 하도록 한다.

첫째, 운동이다

운동은 어떤 것이든 도움이 되지만, 붕어운동, 모관운동, 개구리운동, 등배운동, 발목펌프운동, 허리베개요법이 아주 좋다. 그러나 이 운동들은 직접 배우지 않고는 단 한 가지도 바르게 할 수 없기 때문에 해독 수련과정에 들어가 눈으로 보고 배워서 해야 한다.

둘째, 특수요법이다

암은 열을 싫어하므로 '열을 내는 요법'을 끊임없이 해야 한다. 그 으뜸은 '갯벌황토찜질'이다. 갯벌황토찜질만 꾸준히 한다면 암의 첫 번째 특성은 거의 빈틈없이 억누를 수 있다. 이에 못지않게 좋은 것이 '겨자찜질'과 '된장찜질'이다. 간암은 '온곤약찜질'이 큰 도움이 된다.

그 밖에도 약손을 만들어 직접 암이 있는 곳에 '암시요법'과 '약손요법'을 해주어도 좋다. 이 또한 직접 눈으로 보고 배워야만 제대로 된 '약손'을 만들 수 있다.

2) 암의 두 번째 특성

암은 고름(염증)을 일으킨다. 암이 고름을 일으키는 까닭은 전쟁터를 만들어 면역세포들이 그곳에서 싸우는 동안에 몰래 커가려는 것이다.

염통(심장)에는 암이 거의 없다. 왜일까? 가장 짜고 미네랄을 가장 많이 지니고 있기 때문이다. 죽어있는 무기미네랄은 좋지 않다. 암에 걸리지 않은 사람은 암을 막기 위해, 암에 걸린 사람은 낫기 위해서라도 반드시 살아있는 유기미네랄을 먹어야 한다. 바다풀소금에는 엄청난 미네랄이 들어있는데, 그것도 100% 유기미네랄이다. 뿐만 아니라 바다풀소금에는 씨 폴리페놀이 들어있는데, '국제암저널'(International Journal of Cancer)에서 스토너 박사는 '씨 폴리페놀의 고름(염증)을 다스리는 힘은 이제껏 본 어떤 물질보다도 뛰어나다'고 하였다. 씨 폴리페놀이 들어있는 소금은 바다풀소금밖에 없다.

사랑지기 가족 가운데는 암에 걸리지 않았는데도 바다풀 소금을 먹는 사람들이 많다. 하물며 암에 걸려서도 값이 싸다고 암을 일으키는 소금이나 먹고 있는 사람들이 많으니 이를 어찌하랴?

고름을 일으키는 물질 가운데 으뜸가는 물질은 찌꺼기와 넘치는 영양, 그 가운데서도 남아도는 지방이다. 따라서 고름이 퍼져나가는 것을 막기 위해서는 고름의 뿌리가 되는 찌꺼기와 넘치는 지방을 줄이거나 없애야 한다. 넘치는 영양을 줄이고 몸속에 쌓여있던 찌꺼기들을 빼내기 위해서는 가장 좋은 것이 밥 굶기와 아침밥 안 먹기이다. 창자 속 묵은찌꺼기를 없애기 위해서는 자연건강 특수요법인 된장찜질과 자연의학 관장이 좋으며, 보푸라기(식이섬유)와 발효효소를 꾸준히 먹는 것도 큰 도움이 된다.

고름을 빨아내고 암을 녹여내는 것으로 '토란고약'이 있다. 토란고약은 토란과 묵은 생강, 구운소금, 통밀가루로 만든 자연요법 보조제다. 이것을 환부에 잠들기 전에 붙여두었다가 아침에 일어나 떼어 내면 된다. 고름을 억누르는데 빼놓을 수 없는 것 가운데 하나가 프로폴리스다. 프로폴리스는 소금과 함께 고름을 막는 힘이 세서 잘 쓰면 큰 도움을 받을 수 있다.

고름에 좋은 약이 되는 풀(약용식물)로는 느릅나무와 약모밀, 손바닥선인장, 민들레가 좋다. 느릅나무는 주로 뿌리의 껍질을 쓰는데 이를 유근피라 하여 약으로 팔고 있다. 그러나 이는 사람이 살기 위해 자연을 망가뜨리는 짓으로, 하늘의 뜻을 거스르는 것이라 할 것이므로 느릅나무 뿌리껍질을 쓰는 것은 삼가야 한다. 느릅나무 뿌리껍질보다는 약모밀과 손바닥선인장, 민들레가 좋다. 고름의 뿌리가 되는 찌꺼기들을 빨아들이는 자연요법 보조제로는 목초시트가 좋다.

그러나 고름과 독을 없애는데 으뜸은 뭐니 뭐니 해도 갯벌황토찜질이다.

3) 암의 세 번째 특성

암은 신경전달체계를 교란시킨다. 암 세포와 같은 적이 나타나면 우리 몸의 면역세포들은 지각신경을 통해 이를 뇌로 보고하고, 뇌는 적절한 명령을 내려 적을 물리치도록 한다. 이것을 신경 전달체계라 하는데, 이 신경 전달체계가 톱니바퀴처럼 움직이면 암이 늘어나기가 매우 힘들게 된다. 그래서 암은 스스로 편하게 자라나려고 신경을 흐트러뜨리려 한다.

신경은 척수라는 신경다발에서 온몸으로 퍼지는데, 이러한 신경다발인 척수는 우리 몸의 기둥에 해당하는 뼈기둥(척주)을 타고 흐른다. 그런데 이 척수를 싸고 있는 뼈기둥이 틀어지면 척수에서 나뉘어 나오는 신경이 눌리게 되어 신경이 제구실을 못하게 된다. 따라서 신경의 흐름을 좋게 하려면 뼈기둥을 바로잡아서 신경이 나오는 구멍을 열어주어야 한다.

① 붕어운동, 개구리운동, 등배운동

신경은 뼈마디끼리 만나는 곳에 만들어진 뼈마디구멍으로 빠져

나와 말초신경이 되어 오장육부를 비롯한 각 기관 및 세포에 정보를 보내거나, 거꾸로 정보를 모으는 일을 한다. 따라서 신경의 흐름을 바르게 하기 위해서는 이 구멍을 크게 해야 하며 그러려면 무엇보다 뼈기둥을 바르게 하여야만 한다. 뼈기둥을 바르게 하는 것으로는 붕어운동, 개구리운동, 등배운동이 좋다.

② 목 베개, 허리베개

붕어운동, 개구리운동, 등배운동은 뼈기둥을 바로잡기에는 너무나 오래 걸린다. 허리베개나 목 베개는 보다 빠르게 뼈기둥을 바로잡아 신경의 흐름을 좋게 한다. 그러므로 이것을 바르게 배워서 늘 가까이하여야 한다. 이미 암에 걸린 사람은 물론, 암이라는 말을 듣지 않은 사람들도 이것을 늘 가까이하여 소 잃고 외양간 고치기 전에 '건강이라는 외양간'을 미리 갈무리해야 할 것이다.

③ 다나아, 내림 붕어운동기

나는 자연의학을 연구해오면서 기계전자부문에 네 개의 특허를 얻었다. 그 가운데 하나가 파스칼의 원리를 따른 뼈기둥 자동교정기이다. 이것의 가장 큰 도움을 받을 사람은 아무래도 암에 걸린 사람이 아닐까 한다.

튼튼한 사람이나 고혈압, 당뇨와 같은 병을 앓고 있는 사람들은 목숨을 걸고 싸우는 암 환우와는 달리 굳이 '다나아'의 도움을 받지 않고도 위에서 밝힌 건강법만 따라 해도 뼈기둥을 바로잡을 수 있다. 그러나 목숨을 걸고 싸우는 암 환우는 다르다. 목숨 줄이 길지 않기 때문이다. 이런 이들을 위해 새롭게 만들려는 것이 바로 '다나아'와 내림 붕어운동기이다.

'다나아'는 가만히 매달려있기만 해도 저절로 틀어진 뼈기둥을 바로잡아 신경과 핏줄의 흐름을 좋게 해준다. 내림붕어운동기는 '다나아'처럼 빈틈없이 빠르게 뼈기둥을 바로잡지는 못하지만, 값이 싸 누구나 쓸 수 있어 그 나름의 구실은 할 것으로 생각된다.

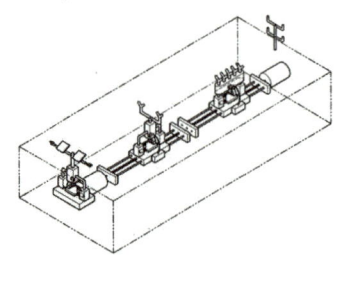

그림0 (다나아)

④ 뼈기둥 늘이기, 뼈기둥 맞춤

뼈기둥의 틀어짐을 바로잡기 힘들 때는 '다나아'로 뼈기둥을 늘이는 것이 좋다. 뼈기둥을 잘 맞추는 사람이 있다면 그를 찾아 뼈기둥을 바로잡는 것도 좋다.

⑤ 합장(합장합척)수행

마음을 가라앉히고 신경의 흐름을 바로잡기 위해 자연건강법에는 합장(합장합척)수행이 있다. 합장(합장합척)수행을 꾸준히 하면 마음만 다스려지는 것이 아니라 약손도 만들 수가 있다. 이 '약손'으로 아픈 곳에 약손요법을 해주면 암이 사라지고 튼튼한 세포로 바뀌기도 한다.

4) 암의 네 번째 특성

암은 주위환경이 나빠지면 잠을 잔다. 암의 이런 네 번째 특성은 암만이 지니고 있는 특성이기도 하다. 이것을 알게 된다면 암을 죽이기 위한 항암요법이 얼마나 어리석고 허무한 일인지 깨닫게 될 것이다.

오장육부를 비롯한 모든 기관은 힘들다고 해서 잠을 잘 수가 없다. 염통이 힘들다고 잠들면 우리는 죽게 될 것이며, 간이 힘들다고 잠들어 버리면 우리는 목숨을 잃게 된다. 암은 항암제가 들어오면 아주 적은 것들만이 항암제로 죽고 나머지 암세포들은 항암제가 찾지 못하는 깊고 깊은 곳으로 꼭꼭 숨어버린다. 그리고 이때부터 항암제의 힘이 사라질 때까지 약 4주 동안 깊은 잠을 자면서, 좋은 세포와의 한바탕 싸움을 기다린다. 마침내 이 4주가 지나면 암은 그 동안 쉬면서 품었던 독을 바탕으로 닥치는 대로 세포를 죽이면서 영양을 빨아들인다. 이 때문에 항암제를 쓴 암 환우가 다시 항암제를 쓰지 않으면, 그 4주 뒤부터는 온몸에 암세포가 퍼져나가는 것이다.

지금까지 우리는 암세포만 골라 죽이고, 정상세포는 죽이지 않는다는 '기적의 항암제'가 나왔다는 얘기를 숱하게 들어왔다. 그러나 그 기적의 항암제들이 다 어디로 사라졌는지, 암에 걸린 사람들은 이 기적의 항암제의 도움을 받지 못하고 죽어가고 있다. 그 까닭은 기적의 항암제란 처음부터 없었기 때문이다. 항암제란 살아가는 모든 세포를 죽여 버린다. 이 때문에 항암제가 들어오면 암 세포들은 살아남기 위해 깊은 잠에 빠져든다. 그런데 정상세포들은 잠들 수 없기에 항암제의 칼날에 쓰러지고 만다.

기운이 넘치는 세포일수록 먼저 죽는다. 기운이 가장 센 것은 면역세포(백혈구, T세포, NK세포…)와 골수세포이며, 이들이 가장 먼저 죽임을 당하게 된다. 이 때문에 항암제를 단 한 번이라도 맞는 사람은 면역력이 급격하게 떨어져 무기력하게 된다. 그래서 암에 대해 가장 앞서있는 독일이나 스위스 같은 나라에서는 항암제를 거의 쓰지 않는다. 이런 나라에서 약이나 수술, 방사선 대신 자연요법으로 치료하고 있는 것도 이 때문이다.

그렇다면 현대의학의 발상지인 그곳 의사나 병원들이 우리보다 뒤떨어져 있기 때문에 약이나 수술, 방사선을 멀리하는 것일까? 그들이 현대의학에 의한 약물이나 수술, 방사선 대신 자연요법을 택한 것은 현대의학에 대해 우리보다 몰라서가 아니다. 현대의학에 의한 약이나 수술, 방사선이 얼마나 무서운지를 너무나 잘 알기 때문에 두려워서 이런 것을 멀리하는 것이다.

위와 같은 화학요법으로서의 항암제의 부작용을 걱정하지 않아도 되는 것이 바로 천연 항암물질이 들어있는 먹거리들이다. 지금까지 널리 알려진 것은 '버섯'과 '천연비타민C'이다.

① 버섯: 버섯은 그 성질이 암과 비슷하여, '자연계의 암'이라고 할 만큼 암에 좋은 약용식물이다. 버섯은 암을 억누르는 힘도 세지만 그와 함께 독도 지니고 있기 때문에 버섯에 따라서는 목숨을 앗아갈 수 있는 것도 있다.

때문에 남의 말에 너무 빠져들지 말고 되도록 독이 적은 버섯을 쓰는 것이 좋다. 독이 적은 버섯은 우리가 지금까지 밥상에서 흔히 먹어온 버섯, 곧 표고버섯이나 송이버섯, 또는 아마존 원주민들이 먹어온 아가리쿠스버섯(신령버섯)을 들 수 있다. 이러한 버섯은 약으로만 먹을 수 있는 영지나 상황버섯보다 독이 훨씬 적을 뿐만 아니라, 암을 억누르는 힘도 큰 차이가 없기 때문에 값도 싸고 맛도 좋은 표고나 아가리쿠스버섯을 먹는 것이 좋다.

암을 억누르는 힘의 차이는 버섯의 종류에 있는 것이 아니라, 버섯의 먹는 곳에 따라 그 차이가 크다. 버섯 중에서 눈에 보이는 부분, 곧 우리가 먹는 부분을 '자실체'라 한다. 이는 나무에 비하면 꽃과 같아서 '열흘 가는 꽃이 없다'는 말이 있듯이 삶의 기운이 아주 약하고, 약성 또한 별 볼일이 없다.

이와는 달리 버섯이 우리 눈에 보이기 앞서의 것, 곧 땅속에 묻혀 있는 곳을 균사체라 한다. 이 균사체야 말로 나무로 말하면 뿌리와 줄기, 잎과 같아서 약성 또한 자실체의 50배나 된다. 따라서 버섯의 암을 억누르는 힘은 바로 '균사체'에 있다 해도 지나침이 없다.

② 비타민C: 나는 그 동안 많은 강연에서 '합성 비타민이나 정제된 비타민'이 얼마나 나쁜가를 널리 알려왔다. 그러던 차에 KBS '생로병사의 비밀'에서 내가 말해왔던 것과 같은 임상결과가 나와 무척이나 다행스러웠다.

이 프로그램이 밝힌 바에 따르면, 오후 3시만 되면 지쳐 잠을 자야했던 택시기사가 비타민제를 끊고 나서 4주 뒤부터는 그러한 일이 없어져서 쉬지 않고 운전을 하게 되었다. 아침마다 늦을까봐 조마조마하던 회사원은 비타민제를 끊고 나서는 아침에 일찍 일어나 아침운동까지 하고 집을 나설 만큼 느긋해졌다.

이는 천연과 인공의 차이다. 요즘 '천연비타민C'라며 파는 것들이 많다. 그런데 안타깝게도 그것들은 천연비타민C가 아니다. 천연이라고 하는 것은 비타민C와 엽산, β-카로틴, 엽록소, 수지와 같은 것들이 빠짐없이 어우러진 것을 말한다. 사람의 손을 거쳐 '비타민C'만 뽑아내게 되면 그것은 천연비타민C라 해서는 안 된다.

천연비타민C는 감잎에 엄청나게 들어있다. '천연비타민'하면 떠오르는 세 가지는 레몬과 오렌지, 사과이다. 감잎에는 레몬의 11배, 오렌지의 39배, 사과의 100배나 되는 천연비타민C가 들어 있으며, 녹차보다도 3~10배나 들어 있으니, 감잎이야말로 천연비타민C의 보물창고가 아닐 수 없다.

천연비타민C는 암에 걸린 사람에게 아주 좋다. 암을 일으키는 활성산소를 억누르는 힘이 가장 센 것이 천연비타민C이기 때문이다.

하지만 안타깝게도 요즘 떠돌고 있는 감잎은 서리 맞아 떨어진 불쏘시개나 다름없는 것들이 많다. 많은 것이 아니라 거의 모두가 그렇다고 보아도 지나침이 없다. 더욱이 티백에 들어있는 것은 보이지 않기 때문에 더욱 그러하다. 사랑지기에서 만드는 감잎은 한여름의 햇빛을 듬뿍 받은 짙푸른 감잎으로 만든다. 빛깔만 보아도 짙푸르기 때문에 누구나 알 수 있다. 서리 맞아 떨어진 감잎은 푸른 빛깔과 누른 빛깔이 섞여있다.

여기에 감잎의 열배가 넘는 천연비타민C를 지닌 쉬뽀브닉을 함께 넣었다. 쉬뽀브닉은 시베리아의 세찬 눈보라를 이겨내고 살아남은 열매로서 비타민C뿐만 아니라 비타민P도 많이 들어있다. 비타민P는 비타민C가 콜라겐으로 바뀌는데 도움을 주는 비타민이다.

③ 항암성분이 센 자생약초: 버섯이나 천연비타민C 외에도 항암성분이 센 자생약초들로는 짚신나물, 애기똥풀, 뱀딸기, 까마중, 갯고들빼기, 꾸지뽕나무와송, 겨우살이와 같은 것들이 있다.

이러한 약초들은 깊은 산속이나 신비스런 동굴언저리에 있는 것이 아니라, 우리가 늘 가까이하는 들판이나 낮은 언덕배기, 또는 강둑에서 흔히 만날 수 있는 것들이다.

5) 암의 다섯 번째 특성

암은 산소가 모자랄 때 커간다. 암이 새로운 핏줄을 만드는 것도, 산소를 덜 받고 영양을 더 받으려는 것이다. 그렇다면 암과의 싸움에서 이기려면 암이 좋아하는 곳에서 벗어나 암이 싫어하는 곳이 되도록 하지 않으면 안 된다.

그렇게 하려면 암이 완치될 때까지 만이라도 암을 일으켰던 곳에서 벗어나, 맑고 깨끗한 곳에서 암과 싸워야 한다. 이와 함께 살갗과 허파를 튼튼하게 하여 몸속에 산소를 되도록 많이, 그리고 빨리 끌어들일 수 있게 해야 한다. 밥 굶기와 창자 속 묵은찌꺼기를 내보내는 일은 피 속으로 나쁜 찌꺼기와 독이 녹아 들어가는 것을 막는 길이다. 힘들더라도 적어도 사나흘은 암을 굶겨야 힘을 잃는다.

이와 함께 무릎아래찜질, 모관운동, 발목펌프운동과 같은 것들로 피를 빠르게 돌림으로서 산소를 보다 빨리, 보다 많이 보내주어야 한다.

① 풍욕: 풍욕은 살갗을 통하여 찌꺼기와 독을 내보내고, 산소와 질소를 빨아들이는 가장 좋은 항암요법으로서, 암에 걸린 사람이라면 반드시 하루에 일곱 번 남짓은 풍욕을 하여야 한다.

② 언저리(환경): 적어도 목숨을 걸고 싸워야 하는 사람이라면 모든 걸 버리고 암을 일으켰던 곳에서 벗어나야 한다. 더러운 것들로 찌든 곳에서는 아무리 풍욕을 한들 암의 다섯 번째 특성을 잠재울만

한 것을 얻기는 참으로 힘들다. 더욱이 3층이 넘는 높은 곳에서 산다면 땅의 기운이 미치지 못하며, 지은 지 다섯 해가 지나지 않은 집이라면 암을 일으키는 포름알데히드와 같은 것들이 우러나오니 이를 어찌하랴!

③ 밥 굶기, 묵은찌꺼기 빼기: 아무리 공기가 맑고 물 맑은 곳으로 옮겨 풍욕을 힘껏 한다고 하더라도 창자에 찌꺼기와 독이 많고 피가 더러워져 있다면, 암의 다섯 번째 특성을 억누르기는 힘들다.

따라서 밥 굶기로 암이 좋아하는 독과 찌꺼기들을 털어 내고, 암이 싫어하는 미네랄, 비타민, 효소, 보푸라기, 물을 많이 보내주면 아무리 고약한 암이라 할지라도 두 손을 들 것이다.

밥 굶기는 암에게 영양을 빼앗기고 있는 사람들은 오래하기가 힘들다. 이 때문에 먼저 몸을 보아가면서 자연건강법 전문가의 도움을 받으면서 짧게는 사흘에서 길게는 이레까지 할 수 있다. 그런 다음에는, 미네랄식이섬유와 발효효소를 꾸준히 먹으면서 된장찜질과 자연의학 관장을 이레에 한두 차례 해 나가면, 독과 찌꺼기들에 의해 피가 더러워지는 것은 막을 수가 있다.

그러나 몸속의 묵은찌꺼기보다 더한 것은 '마음속의 묵은찌꺼기라는 것'을 잊지 말아야 한다. 지금까지 사랑지기 연수원을 찾은 암 환우들 가운데 돌아올 수 없는 길로 떠난 사람들의 거의가 마음속의 묵은 때를 빼내지 못했기 때문이다. 다시 말하지만 돈과 명예에 대한 집착과 탐욕, 시기, 질투, 원망, 분노, 복수심과 같은 마음속의 묵은 때를 빼내지 않고서는 암과의 싸움에서 결코 이길 수 없다.

④ 무릎아래찜질, 모관운동, 발목펌프운동: 밥 굶기와 묵은찌꺼기를 빼내 피를 맑게 하고, 풍욕으로 피 속에 산소를 많이 넣어주어도, 피의 흐름이 더디면 암세포를 이기기 힘들다. 피를 잘 돌게 하는 으뜸은 무릎아래찜질과 모관운동, 발목펌프다. 그 가운데서도 발목펌프는 피를 잘 돌게 하는 것은 물론 발목까지 튼튼하게 하니 꿩 먹고 알 먹는 셈이다.

6) 암의 여섯 번째 특성

암의 또 다른 특성은 정상세포와 달리 암세포는 끝없이 커간다는 것이다. 사람이 암에 걸리면 죽는 것은 이 때문이다.

우리 몸의 세포는 DNA의 아데닌(A), 시토신(C), 구아닌(G), 티민(T)이라는 염기 속에, 수 백 만년 동안 살아오면서 겪고 먹어왔던 영양소며 언저리와 같은 것들에 대한 정보를 갈무리하면서 우리 몸을 바꾸어 왔다. 그 정보의 양은 엄청나서 그 어떤 컴퓨터에도 넣을 수 없다. 그 가운데 으뜸인 세 가지를 들자면, '자람을 돕는(성장촉진) 유전자'와 '자람을 억누르는(성장억제) 유전자', 그리고 '스스로 죽게 하는(자살유도) 유전자'이다.

자람을 돕는 유전자는 정자와 난자가 만나 수정체를 만들기만 하면 그때부터 세포를 늘려나가 어른이 될 때까지 자람을 돕는 구실을 한다. 뿐만 아니라 다치거나 다치면서 살점이 떨어져 나가면, 그것을 되돌리기 위해 자람을 돕는 유전자가 떨어져 나간 곳을 빠르게 되돌린다.

쭉 자라면 혹처럼 되어 살아가기 힘들어지거나 때론 죽을 수도 있기 때문에 더 자라는 것을 막아야 한다. 이때 일을 하는 것이 자라는 빠르기나 크기를 다스리는 억누름 유전자이다. 자라는 것을 억누르는 유전자가 일을 하게 되면 알맞은 크기까지 자라다가 자람을 멈추게 한다. 이 때문에, 사람은 코끼리나 기린만큼 큰 사람이 없고, 다쳐서 살점이 떨어져 나가도 뼈만 남지 않으며, 다친 자리에 살아가기에 힘들만큼 큰 혹이 생기지도 않는다.

사람 사는 세상에는 어린이와 젊은이 그리고 어르신들이 알맞게 어울려 살아가고 있다. 그러나 우리 몸의 세포는 어린 세포나 자라나고 있는 튼튼한 세포는 많지만 병든 세포나 늙은 세포는 아주 적다. 이것은 스스로 죽도록 하는 유전자 때문으로, 병든 세포나 잘못된 세포, 늙은 세포는 스스로 죽게 만든다.

암세포도 잘못된 세포 가운데 하나로서 암세포가 생기더라도 스스로 죽게 만드는 유전자가 움직이면 곧 부서져 없어진다. 이 유전자가 제구실을 하지 못하면 그때부터 암세포는 좋은 세포와 견줄 수 없을 만큼 엄청나게 늘어난다. 이렇게 늘어나다 10년 내지 20년이 지나면 수십 억 개의 암세포로 자라게 되며, 첨단 의료기술을 자랑하는 현대의학에서조차 그 때서야 비로소 암이라는 것을 알 수 있게 된다.

안타깝게도 암세포는 좋은 세포들과는 달리 자람을 멈추지 않는다. 자신이 먹고살아야 할 밥상이나 다름없는 암 환우의 몸을 차가운 주검으로 만들고, 종국에는 스스로도 주검이 될 때까지 닥치는 대로 먹고 마시며 벼랑으로 달리기만 한다. 마치 너 죽고 나죽자는 듯이 말이다.

따라서 암의 여섯 번째 특성을 잊지 않는다면 결코 암을 가볍게 보지 말고, 처음 가졌던 마음을 암과의 싸움이 끝나는 그날까지 놓치지 말아야 한다. 많은 사람들이 사랑지기 연수원에 들어와서 좋아진 뒤에 집으로 돌아간 뒤 다시 나빠져 죽는 것도, 바로 암의 여섯 번째 특성을 얕잡아 봤기 때문이다.

7) 암의 일곱 번째 특성

암은 어울림을 싫어한다. 적어도 암의 일곱 번째 특성을 안다면, 왜 우리보다 의료기술이 월등히 앞서있고 서양의학의 전통과 뿌리도 훨씬 깊은 독일이나 스위스와 같은 나라에서 수술을 꺼리는가를 미루어 알 수 있을 것이다.

수술은 어울림이 아니라 가름이고 부숨이다. 이렇게 해서는 싸움을 좋아하는 암과의 싸움에서 이기는 것이 힘들 수밖에 없다. 싸움을 좋아하는 놈에게 싸움을 걸었으니 이기기 힘든 것이다. 그런데도 수술만 받으면 다 나을 것처럼 생각하는 사람이 있는가하면, 수술만이 오직 살 길이라고 믿는 사람들이 한 둘이 아니니 안타까운 마음이다. 콩 심은 데 콩 나고 팥 심은 데 팥 난다고 했다. 수술이라는 이기기 힘든 길을 간다면 그 끝이 좋을 리 없다.

8) 몸바탕은 대물림(유전)되지만 암은 대물림되지 않는다.

위에서 밝힌 바와 같이 암에 걸렸다고 해서 곧바로 알 수 있는 것은 아니다. 안타깝게도 10~20년은 암에 걸려 있으면서도 암이라는 것을 모르고 살아가는 사람들이 많다. 따라서 가족 가운데 암에 걸린 사람이 있거나 암으로 목숨을 잃은 사람이 있다면, 암에 걸리기 쉬운 몸바탕(체질)을 타고난 것이라고 할 수 있다. 이런 사람들은 암에 걸리거나 이미 걸려있을 수 있다.

하지만 몸바탕은 대물림되어도 암은 대물림되지 않는다. 비록 암에 걸리기 쉬운 몸바탕으로 태어났다고 할지라도 미리 자연건강법을 바르게 배워 꾸준히 한다면 암에 걸리지 않고 튼튼하게 살아갈 수 있다. 암에 걸렸다 하더라도 특효약이나 찾을 것이 아니라, 위에서 배운 암의 7가지 특성을 올바로 알고, 암이 싫어하는 것들을 꾸준히 하면 암으로부터 벗어날 수 있을 것이다.

3. 단백질과 암

지난 1977년 발표된 미 상원 영양문제 특별위원회의 '영양문제 보고서'는 사람이 무엇을 먹느냐에 따라 생각이 달라지고 성격이 달라질 수 있다고 밝히고 있다.

채식위주로 먹는 무리는 차분하고 어울림을 좋아하며 암과 같은 무서운 병도 없지만, 육식위주의 무리는 싸우기 좋아하고 내키는 대로 하였으며 고치기 힘든 병이 득실거렸다고 한다.

위원회는 '우리 몸의 저항력을 길러주는 항체는 단백질로 만들어지지만 암세포 또한 단백질로 만들어지고 단백질을 먹고 살아간다. 어떠한 단백질을 먹느냐에 따라 암이 되기도 하고 항체가 되기도 한다.'고 밝혔다. 이는 단백질이 몸속에서 나뉘면서 밥통(위) 속에서 질산염과 만나 만들어지는 '아민'이 발암물질인 '니트로사민'으로 바뀔 수 있기 때문이다.

또한 동물성 단백질은 당뇨병을 일으키거나 당뇨병을 악화시킬 수 있다. 비타민 B_6를 넉넉히 먹는다면 당뇨병은 걱정하지 않아도 된다. 비타민 B_6는 하루 $2mg$이 들어와야 하는데 현미씨눈이나 밀의 씨눈에 많이 들어 있다. 동물성 단백질에 많이 들어있는 아미노산인 트립토판은 비타민 B_6의 도움으로 세로토닌이 된다. 비타민 B_6가 모자라면 크산투렌산이라는 나쁜 찌꺼기가 만들어져서 인슐린을 내보내는 랑거한스섬 베타세포를 망가뜨린다.

식물성 단백질이라고 할지라도 단백질은 소화가 매우 어렵기 때문에, 단백질을 소화하려고 우리 몸은 몸부림치게 된다. 이렇게 되면 암과의 싸움에서 이길 수 없다. 그렇다고 항체를 만들고 면역력을 높이는 데 반드시 있어야 할 단백질을 먹는 것을 꺼릴 수는 없는 일이다.

콩은 '밭에서 나는 쇠고기'라는 말이 있을 만큼 식물성 단백질이 많이 들어있지만, 밥통과 창자를 힘들게 한다. 콩이 세계인의 밥상에 오르기 시작한 것은 겨우 2백년 남짓밖에 되지 않는다. 이처럼 오랫동안 사람들로부터 버림받아온 먹거리도 드물다. 그 까닭은 앞에서 말한 바와 같이 밥통과 창자를 힘들게 하기 때문이다. 콩을 날 것으로 많이 먹게 되면, 세 사람 가운데 한 사람 꼴로 설사를 한다. 그 까닭도 바로 우리 밥통과 창자에서는 콩을 영양덩어리가 아닌 독으로 느끼기 때문이다.

그렇다면 왜 밥통은 콩을 먹게 되면 영양덩어리가 아닌 독으로 생각해 몸밖으로 내보내는 것일까? 그 까닭은 바로 넓은 뜻에서 항원항체의 그릇된 겨루기 때문이다.

우리 몸속에는, 지금도 수 백조의 세균이 살고 있으며, 하루에도 수억 수십 억 마리의 세균들이 몸속으로 들어오고 있다. 세균의 세포가 단백질로 이루어져 있기 때문에 단백질이 아미노산으로 모두 나뉘지 않고 들어오면, 세균으로 알고 항원항체 겨루기와 비슷한 일들이 벌어진다. 우리는 이것을 '자가면역' 또는 '알레르기 반응'이라 한다.

　동물성 식품이나 콩과 같은 먹거리들은 단백질이 많은 먹거리여서 우리 몸, 더욱이 밥통은 우리 몸이 단백질 때문에 망가지는 것을 막으려 단백질을 아미노산으로 모두 나누려 안간힘을 쓴다. 단백질은 소화가 매우 어려운 물질이다. 밥통에 단백질이 다스리기 힘들만큼 너무 많이 들어오면, 밥통은 몸부림을 치다가 도저히 혼자서 다스릴 수 없게 되면 그냥 몸밖으로 내보내버린다. 그것을 우리는 '설사'라 한다.

　우리 전통식품인 된장이나 청국장, 고추장, 간장들은 이러한 콩의 나쁜 점을 속속들이 풀어낸 발효식품이다. 우리 민족뿐만이 아니라 그 누가 먹어도 아주 소화가 잘된다. 이는 좋은 단백질의 도움을 받아야하는 암 환우에게도 더없이 좋은 보약이다. 따라서 암이 낫기를 바란다면 고단백 고지방식품을 멀리하고, 우리의 자랑스런 전통문화가 살아 숨 쉬는 된장, 청국장, 고추장, 간장을 듬뿍 먹어야 한다.

　동물성 지방이나 단백질이 암을 일으키지만, 식물성 지방이나 단백질은 암을 막는다. 사람은 고기 먹는 동물이 아니라 풀 먹는 동물이기 때문이다. 암에 걸리는 것을 막으려 한다면, 지금부터라도 밥상을 김치와 된장, 청국장, 고추장과 같은 전통 발효식품으로 바꾸어보자.

4. 물찬 배의 자연요법

물찬 배란 뱃속에 물이 괸 것을 말한다. 물찬 배는 피 속의 묽은 것이 조금씩 핏줄 벽으로부터 새어나온 것으로서, 새어나온 물은 단백질이나 세포가 적게 들어있는 맑은 물이지만 병에 따라서는 피가 섞인 때도 있다.

배에 물이 차게 되는 까닭은 여러 가지다. 염통의 움직임에 말썽이 생겨 온몸이 부으면서 배에 물이 차오르기도 하고, 콩팥이 나빠져 나트륨을 다스리지 못하면 온몸이 부어오르기도 하며, 간이 제구실을 못해도 물이 차오른다. 배에 물이 차오르면 물이 가슴을 밀어 올리기 때문에 숨이 찬다. 물이 뱃속의 장기들을 누르기 때문에 소화흡수가 잘 되지 않으므로 환자는 차츰 악해진다. 그러므로 암을 나스릴 때 배에 찬 물을 빼내는 것은 그 무엇보다 먼저 해야 할 일이다.

① 갯벌황토찜질: 배에 물이 찬 사람은 물론 배에 물이 차지 않았다 하더라도 간이나 콩팥이 좋지 않은 사람은 갯벌 황토찜질을 하여 배에 물이 차는 것을 막아야한다.

② 된장찜질, 메밀찜질: 된장찜질을 하면 열이 빠지고 똥이 잘나오며 숨쉬기가 쉬워지고 오줌이 잘 나오며, 물찬 배가 빠진다. 그래서 복막염, 뇌일혈, 중풍, 허파결핵, 결핵성 복막염, 콩팥결핵, 늑막염, 부푼 배, 변비, 발열과 같은 것에 좋다.

③ 토란고약, 쇠무릎지기, 아주까리: 토란고약을 배에 찜질을 하는데, 두툼하게 해서 3~5시간마다 갈아붙이면서 쇠무릎지기 뿌리와

아주까리 열매를 짓찧어서 발뒤꿈치에 바르고 붕대를 감아 두면 배에 물이 찬 것이 빠지기도 한다.

④ 파 찜질, 옥수수수염 찜질: 옥수수수염 1kg을 찐 다음 아픈 곳에 대고 찜질한다. 오줌을 잘 나오게 하고 독을 없애며, 고름을 삭인다. 고름을 없애기 때문에 가슴막염(늑막염)으로 가슴막안(늑막강)에 물이 차있을 때에 좋다. 간경변성 물찬 배, 콩팥염, 염통병으로 몸이 부었을 때에도 좋다.

파 찜질도 해볼 만하다. 파의 하얀 밑둥을 짓이겨 배꼽에 대고 찜질한다. 또한 파의 흰 부분을 50~60g을 넣어 국을 끓여 먹어도 좋다. 땀을 나게 하고, 독을 없애며 오줌을 잘 나가게 한다.

⑤ 목초시트: 목초시트를 붙여 발과 다리에 고인 물과 찌꺼기들을 뽑아낸다면 한결 수월하게 배에 찬 물을 뽑아낼 수 있다. 이때 보다 빨리 뽑아내려면 여러 개를 함께 쓰는 것이 좋다. 곧, 발바닥 모두를 목초시트로 틈이 없게 가득 붙인다.

이불이 젖을 만큼 나쁜 찌꺼기가 많이 나오기도 한다. 이렇게 많이 나올 때는 돌보는 사람이 옆에 있다가 자주 바꿔 붙여서 되도록 빨리 배에 찬 물이 빠지도록 하여야 한다.

⑥ 푸성귀 죽, 푸성귀스프: 배에 물이 차게 되는 까닭은 여러 가지가 있지만 칼륨과 나트륨의 어울림(길항작용)이 깨지면서 생기기도 한다. 푸성귀 죽이나 푸성귀스프는 푸성귀 속에 들어있는 칼륨으로 나트륨을 몸밖으로 끌고 나가도록 하는 자연건강특수요법이다. 배에 물이 찼을 때 좋으며 소금을 조심하여야 하는 환우에게도 참 좋다.

⑦ 다리자루(각대요법), 발목털기: 물이 배에만 머무르면 그나마 더 괜찮다. 그런데 이것이 다리나 발로 내려오면 아주 큰 걸림돌이 된다. 다리나 발까지 물이 차오르면 발이나 다리가 썩게 되어 죽음으로부터 벗어나기 어렵기 때문이다. 그래서 배에 찬 물이 발로 내려오면 죽음의 그림자로 생각하게 되는 것이다. 이럴 때는 다리를 자루로 감싸거나 모관운동기로 발목 털기를 해 주는 것이 좋다.

⑧ 납두(청국장), 양조효모, 아우름밥상: 배에 물이 차오르면 단백질이 모자라게 된다. 콩은 단백질을 많이 지니고 있다. 그러나 콩은 소화가 매우 어렵기 때문에 암환우는 소화가 잘되는 납두나 양조효모를 먹어야 한다.

⑨ 율무가루와 현미가루: 콩팥이 좋지 않아 배에 물이 찰 때는, 율무가루와 현미가루를 50g씩 섞어 죽을 쑤어 한 번에 먹는다. 콩팥염으로 배에 물이 차오를 때 먹으면, 오줌이 잘 나가고 부은 것이 가라앉는다. 배에 물이 많이 차오를 때에는 율무쌀과 산앵두나무씨(욱리인)를 15g씩 섞어 가루 내어 하루 3번에 나누어 먹는다.

⑩ 칠면초, 날푸성귀, 토종오이, 개머루덩굴, 수세미: 배에 물이 차오를 때에는 소금을 먹으면 더 차오를 수 있으므로 가라앉을 때까지 조심을 하여야 한다. 그러나 소금에는 신진대사에 도움을 주는 철분이나 칼슘, 구리, 아연, 마그네슘과 같은 여러 가지 미네랄이 많이 들어 있기 때문에 물이 빠지면 소금을 알맞게 먹어야 한다. 그래서 물찬 배를 다루기가 가장 힘들다.

물도 마찬가지여서 배에 찬 물이 빠질 때까지는 물을 적게 마셔야 한다. 물이 빠지면 물을 조금씩 자주 마셔야 한다. 물은 미네랄과 함께 신진대사를 돕는 도우미다. 물이 모자라게 되면 피가 끈끈해지고 창자에 묵은찌꺼기가 쌓이며, 신진대사가 더디게 되어 암이 가장 좋아하는 언저리가 된다. 물은 함부로 먹는 것보다는 푸성귀 물이나 수세미 물, 개머루 물 따위를 먹는 것이 좋다. 개머루 물은 3월에서 5월 사이에 줄기를 자르면 나오는 물을 마시면 된다. 개머루 물을 받을 수 없을 때에는, 가을에 잎이 지고 난 뒤 뿌리를 뽑아 잘 씻어 그늘에서 말려 두었다가 쓴다.

수세미도 물을 받을 수 없는 때는 푸른 줄기를 말렸다가 써도 된다. 잘게 썬 것 50~60g을 물 한 되에 넣고 물이 반으로 줄때까지 달여서, 건더기는 버리고 냉장고에 넣어두고 입이 마를 때마다 조금씩 나누어 마신다.

오이나 미나리, 돌나물, 엉겅퀴, 민들레와 같은 푸성귀 속의 물이 들어있는 대롱에는 물찬 배에 가장 좋은 물인 벌집물(육각수)이 들어 있다. 이것들을 씹어 먹거나 물을 짜서 먹는 것이 배에 찬 물을 빼는데 가장 좋은 길이다. 이러한 것을 생각할 때 들풀이나 날푸성귀로 물을 짜서 그 물을 마시면서 토종오이나 열매 따위를 바다풀소금(해초소금)에 찍어 먹는 것이 좋다. 토종오이는 농약을 뿌리지 않아도 잘 자라기 때문에 오이보다 훨씬 좋다.

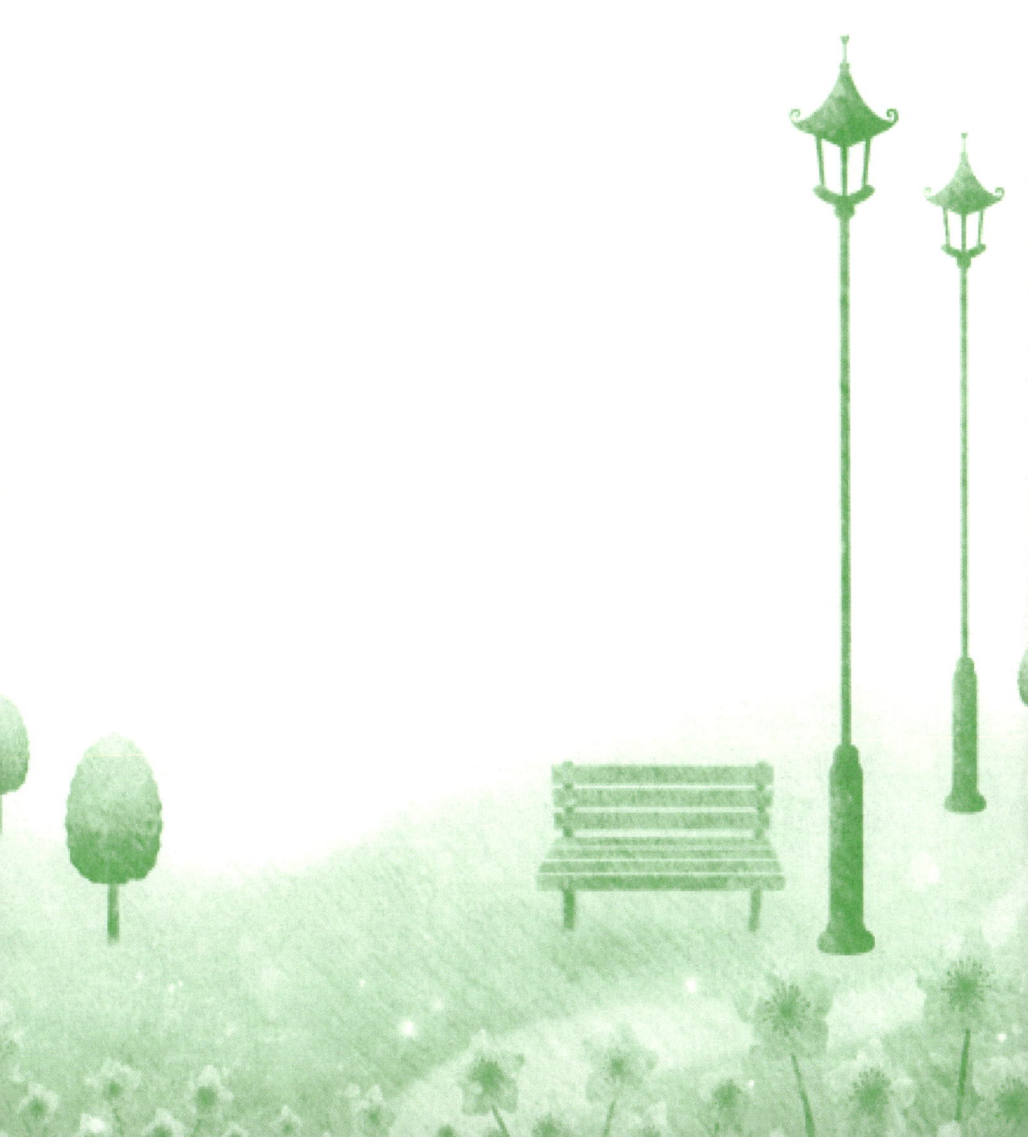

제2장
암도 이기는
자연건강법 및 특수요법

1. 암을 이기는 디딤돌 목 베개

암의 세 번째 특성이 '신경을 저리게 하거나 신경의 고름(염증)을 일으킨다.'는 것이므로, 뼈기둥을 바로 잡아 신경의 흐름을 좋게 해야 암을 이길 수 있다.

사람은 늘 무거운 머리를 목뼈 위에 얹고 있기 때문에 목뼈가 눌려서 어긋나기 쉽다. 목 베개는 목뼈가 어긋난 것을 고쳐 주고 피를 잘 돌게 한다. 목 베개는 숨골(연수)의 구실을 높여준다. 숨골은 목숨 줄이다. 목 베개를 쓰면 네 번째 목뼈가 바로잡힌다. 목뼈가 바르게 되면 이 목뼈의 다스림을 받는 눈, 안면신경, 허파, 가로막, 간, 곁콩팥(부신), 염통, 비장, 코, 이, 목, 머리아픔, 잠 못 이룸과 같은 것들이 모두 좋아진다.

또한 뇌척수성 뇌막염, 뇌암, 신경쇠약, 빈혈, 이 아픔 및 귀 아픔은 목뼈 2~6번이 어긋나서 생긴다. 벌레 먹은 이는 어깨가 엉키는데서, 어깨가 엉키는 것은 목뼈 3~4번이 어긋나는 데서 생긴다. 목뼈 3~4번은 갑상선을 다스린다. 갑상선과 부갑상선, 부갑상선과 칼슘, 칼슘과 잇몸 고름(치조농루)도 이 뼈가 다스린다. 이 모든 것을 목 베개로 바르게 할 수 있다.

1) 목 베개의 바른 쓰임새

① 그림과 같이 높낮이 맞춤이(조절판)를 써서 자신의 목에 맞는 높이를 맞춘다.

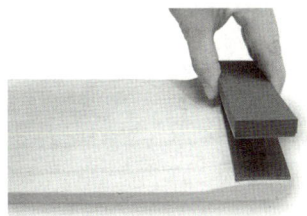 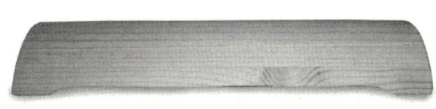

그림1 (목베개)

② 아래 그림과 같이 수건을 가지런히 목 베개 위에 올려놓는다. 수건은 살갗에 바로 닿기 때문에, 결이 고운 수건을 쓰는 것이 좋다.

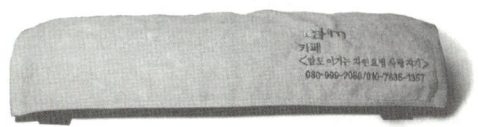

그림2 (수건 올리기)

③ 그림과 같이 뒤통수 밑에 뒤통수 받침을 고이고, 목 베개를 베고 그대로 자면 된다.

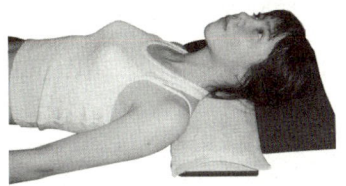

그림3 (탄력판 고이기)

2) 굳어진 목과 아픈 목을 풀어주는 운동법

암이 깊어지면 몸이 굳어가면서 목이 뻣뻣해지거나 아픔 때문에 목을 가누기 힘들어질 때가 있다. 조금이라도 더 빨리 목을 바로잡고 지친 목을 풀려면 아래와 같은 운동을 하면 좋다.

이렇게 하면 목이 부드러워지고 목이 망가지는 것을 막을 수 있다. 잘못된 자세로 잠자다 목이 아파서 돌리기 힘들 때도, 아래와 같이 목을 부드럽게 돌려주면 한결 부드러워진다.

① 먼저 그림과 같이 목 베개를 베고 누워 20~30분간 기다린다. 이렇게 하면 목뼈가 짓눌렸던 것이 풀리면서 제자리를 되찾게 된다.

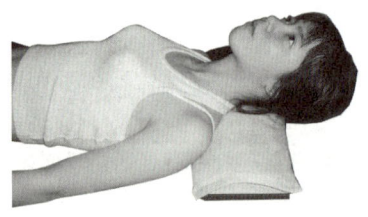

그림4 (목베개 고이고 눕기)

② 그런 다음 시간이 지나면 이번에는 그림과 같이 목뼈를 좌우로 조금씩 돌린다. 이 때 너무 큰 동작으로 움직이는 것은 좋지 않다. 너무 빨리 돌려서도 안 되며 1초에 한두 번의 빠르기로 돌리는 것이 좋다.

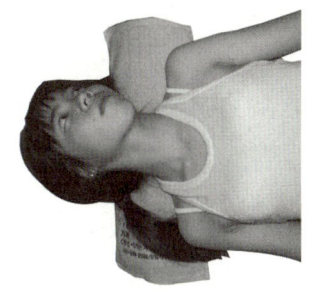 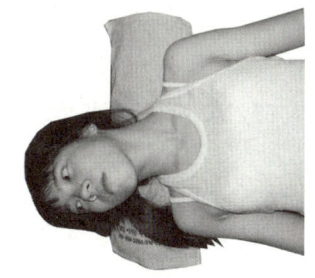

그림5 (목베개 고이고 돌리기)

③ 1분 운동하고 1분 쉬는 식으로 목의 피로가 풀릴 때까지 한다. 너무 많이 하면 오히려 목이 뻣뻣해지고 아플 수 있다. 서두르지 말고 천천히 해야 한다. 또한 너무 크게 흔들지 말고 조금씩만 흔들어서, 목 뒤에서 목을 감싸듯이 흐르고 있는 등세모근(승모근)이 꼬이지 않게 하는 것이 좋다. 그러기 위해서는 흔드는 것을 가운데에서 30°를 넘지 않아야 한다.

4) 바른 쓰임새

사람은 다른 동물과 달리 뇌를 지키려고 뼈기둥이 휘어 있다. 땅과 부딪쳐 생길 수 있는 팅기는 힘(충격)이 발과 뼈마디(관절), 그리고 뼈기둥의 휨 때문에 줄어들어 뇌에 미치는 힘이 줄어든다.

목과 허리는 들어가고 등과 엉덩이는 나오게 해서 스프링처럼 팅기는 탄력을 얻을 수 있는 것이다. 이 뼈기둥의 휨이 바른 사람은 뼈에 아픔이나 병이 없다. 뇌도 받는 힘이 줄어들어 머리는 늘 맑게 된다. 또한 뇌암은 물론 기억력이 떨어지거나 우울증, 잠 못 이루는 것과 같은 여러 가지 정신병에 걸리는 일도 없게 된다.

목 베개의 쓰임새를 높이는 길은 그림과 같이 허리에 허리베개를 넣고 다리를 탄력이 좋은 다리띠로 묶고 목 베개를 베고 자면 된다. 이렇게 하면 목뼈를 바르게 할 뿐만 아니라 엉덩뼈와 다리의 어긋남도 막을 수 있다.

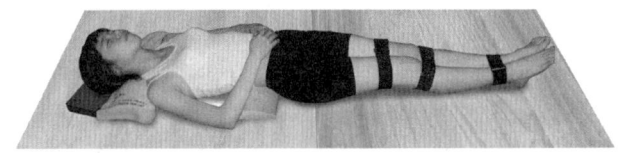

그림6

해보지 않는 사람들은 '저런 모습으로 어떻게 잠을 잘 수 있겠느냐?'고 생각하지만, 이렇게 허리베개를 허리에 넣고 다리를 탄력이 좋은 끈으로 묶은 뒤 목 베개를 베고 누워있으면 얼마나 편한지 모른다.

이 밖에도 사랑지기의 목 베개는 발목펌프운동, 가슴이 좁아지면서 오는 병을 막는 것, 틀어진 엉덩뼈를 바로잡고 엉치뼈의 굳어짐을 막는 운동, 살갗 밑 기름(피하지방)을 없애고 뱃살을 빼며 굵은 허리를 가늘게 하는 운동과 같은 여러 가지가 있다.

5) 가슴이 좁아지면서 오는 병을 막는 운동

등이 굽은 사람들이 많은데, 등이 굽게 되면 새가슴(pigeon breast)과 같이 된다. 이렇게 되면 가슴속에 들어있는 틀(장기), 다시 말해, 염통과 허파를 눌러 염통과 허파가 제구실을 하지 못하게 된다. 따라서 허파암에 걸린 사람은 이 운동을 바르게 배워 꾸준히 해야 한다. 등에도 신경과 핏줄의 흐름이 나빠지면서 등에 찌꺼기들이 쌓이고 살(근육)이 뭉치며 살갗이 거칠어지는데, 그대로 두면 거북등이 되어 목까지 망가질 수 있다.

① 그림과 같이 무릎을 꿇고 앉아서 목 베개의 둥근 쪽이 등뼈에 닿도록 두드려준다.

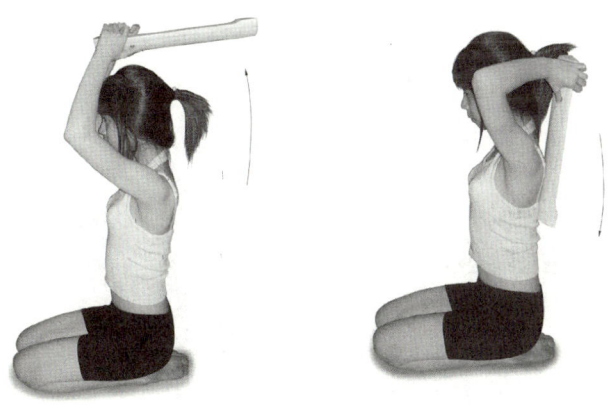

그림7 (등 두드리기)

② 염통과 허파를 튼튼하게 하는 운동으로 그림과 같이 등에 목 베개를 넣고 손을 위로 뻗어 몸에 힘을 빼고 발끝을 밀었다 당기기를 5분 동안 한다.

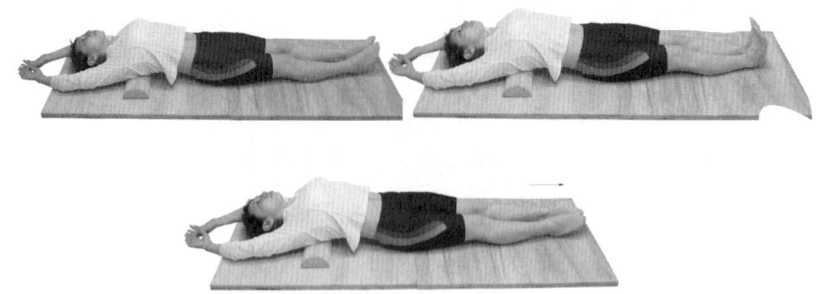

그림8 (목베개 고이고 발끝 밀었다 당기기)

③ 다음으로는 다리를 그림과 같이 띠로 묶고 구부려 왔다 갔다 한다. 이렇게 하면 등을 보다 손쉽게 풀 수 있을 뿐만 아니라, 허리도 부드러워져 허리가 다치는 것까지 막을 수 있어 꿩 먹고 알 먹기가 된다.

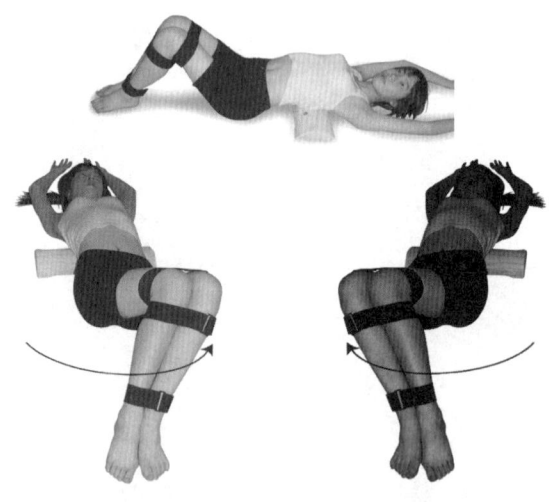

그림9 (목베개 고이고 무릎굽이고 왔다갔다하기)

6) 살갗아래 기름을 없애고 뱃살을 빼는 운동

뱃살이 찌고, 허리가 두꺼워지기 시작하면 뼈마디와 발목에 견디기 힘든 무게가 실려 뼈마디와 발목은 늘 지치게 된다. 지친 뼈마디와 발목은 언제든지 탈이 날 수 있다. 더욱이 발목에 탈이 잘난다.

발목이 망가지면 콩팥에 고름(염증)이 생기고 이어 간과 염통까지 망가뜨리므로, 발목은 건강의 주춧돌이 아닐 수 없다. 따라서 뱃살을 빼고 허리를 가늘게 한다는 것은 아름다움을 넘어 퇴행성관절염이나 좌골신경통, 앉은불(성기능 장애)과 같은 여러 가지 고치기 힘든 병을 막는 디딤돌이 된다. 뱃살을 빼고 허리를 가늘게 하는 운동은 다음과 같다.

① 그림과 같이 목 베개의 둥근 쪽을 아랫배에 넣고 엎드려 숨을 깊이 들이마신다. 이렇게 하면 아랫배를 누르면서 뱃살을 빼는데 도움을 주게 된다.

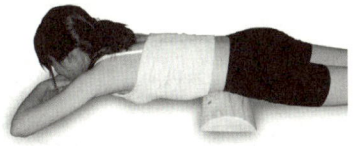 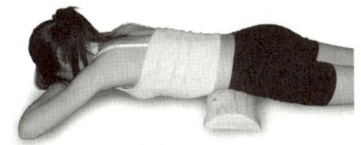

그림12(목베개 배에 고이고 엎드리기)

② 다음으로 목 베개의 둥근 쪽이 아랫배에 닿게 허벅지에 올려놓은 다음, 머리가 땅에 닿을 만큼 온몸에 힘을 빼고 그림과 같이 윗몸

을 구부린다. 이 모습으로 아랫배로 숨을 쉰다.

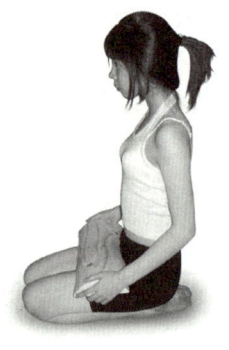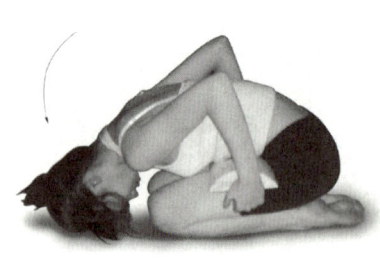

그림13(목베개 배에 넣고 수그리기)

2. 변비, 묵은찌꺼기, 뱃살 빼는 붕어 운동

창자 속의 묵은찌꺼기는 암을 비롯한 여러 가지 병의 뿌리로서 암으로부터 벗어나려면 묵은찌꺼기와 변비를 없애야 한다. 묵을 찌꺼기와 변비를 없애는 데 가장 좋은 운동은 붕어운동과 무릎 붕어운동이 으뜸이다.

붕어운동은 먼저 등뼈가 어긋난 것을 바로잡는 운동이다. 목뼈나 등뼈, 허리뼈가 앞뒤로 어긋난 것은 평상, 목 베개, 허리베개, 따로 바로잡아야 하고, 옆으로 어긋난 것은 붕어운동으로 바로 잡아야 한다.

붕어 운동은 창자가 처지는 것을 바로잡는 운동이기도 하다. 사람은 서서 다니므로 누구나 창자가 조금씩은 늘어진다. 네발 달린 짐승은 걸을 때에 뼈기둥이 늘 'S자'로 움직이고 배는 출렁거리기 때문에 늘어지지 않는다.

그러나 사람은 서 있는 시간이 많고, 너무 많이 그리고 너무 빨리 먹기 때문에 창자가 아래로 처지거나 아랫배가 나오는 사람이 많다. 나온 배를 껴안고 하루 내내 움직이고도 그대로 잠자리에 들어가기 때문이다. 이에 따른 바람직한 길잡이로 자연의학에서는 평상에서 목 베개와 허리베개를 쓰면서, 띠로 다리를 묶고 자도록 하고 있다. 또 붕어운동이나 개구리운동, 모관운동으로 창자를 움직이게 해서 제자리를 찾아가도록 한다.

붕어운동을 하면 창자가 처지는 것도 바로잡아준다. 창자가 바르게 되면 변비도 생기지 않으며, 창자가 꼬이는 것이나 창자가 달라 붙는 것을 막는 것과 같은 창자가 제구실을 할 수 있게 한다. 붕어운동으로 창자가 제구실을 하게 된다면 밥통암이나 큰창자(대장)암을 막을 수 있다. 뿐만 아니라 창자가 좋아지면 뇌가 좋아지게 된다. 뇌가 제구실을 하면 손발이 저리는 것도 막을 수 있게 된다. 손발이 좋아지면 콩팥이 제구실을 하게 되고, 이렇게 되면 염통이나 핏줄도 제구실을 하게 되므로 우리 몸 모두가 튼튼해진다.

신진대사에 탈이 난 가운데 으뜸이 바로 암이다. 신진대사가 잘 되지 않게 되는 것은 그 무엇보다 변비와 묵을 찌꺼기다. 그래서 암에 걸린 사람은 붕어운동과 무릎붕어운동을 바르게 배워 꾸준히 하지 않으면 안 된다. 붕어 운동은 그림과 같이 바로 누워서 베개를 빼고 몸을 쭉 편 다음 발끝을 바싹 무릎 쪽으로 젖히고, 팔꿈치는 바닥에 닿도록 벌리고 손을 깍지 끼어 목 뒤에 넣는다.

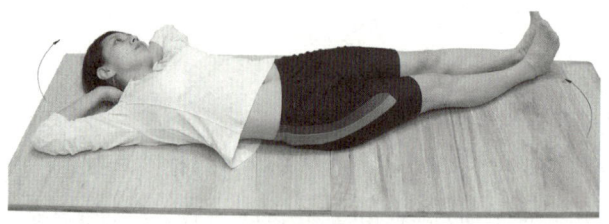

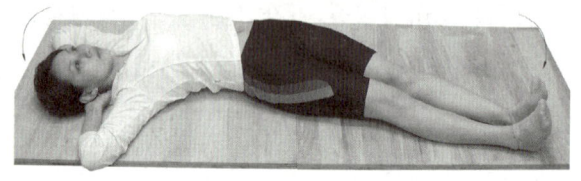

그림14 (붕어운동)

물고기가 헤엄치는 것처럼 옆으로 움직여서 뱃속을 고르게 하고 뼈기둥을 바르게 하는 운동이다. 한번에 2~3분씩 하루 두세 번을 해 주면 1만 보를 걷는 것보다 좋다. 염통병, 뇌 막힘(경색), 간질과 같은 끔찍한 병도 막을 수 있다.

3. 피를 잘 돌게 하는 모관운동

모관 운동은 실핏줄의 빨아올리는 힘을 세게 한다. 평상에 목 베개를 베고 바로 누워서 두 팔과 두 다리를 어깨 폭만큼 들고 가볍게 떨어주는 운동이다. 손발을 터는 것이 아니라 팔과 다리를 떨어주어야 한다.

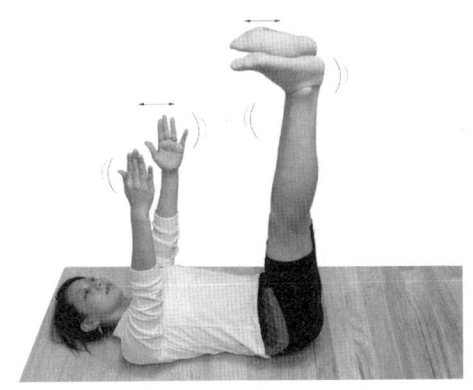

그림15 (모관운동)

붕어운동처럼 발목을 바싹 당겨서 다리 뒤쪽의 들핏줄(정맥)이 펴지도록 한다. 팔은 손바닥이 마주 보게 편다. 떨 때는 다리와 팔을 떨듯이 한다. 다리를 들기 어려울 때는 끈으로 발목을 걸어 올리고 떨어도 좋다.

① 모관운동은 손발을 위로 들게 되니까, 들핏줄의 피가 쉽게 내려오므로 피의 흐름이 좋아진다.

② 모세관 운동은 고름이 생기는 것을 막는다. 100조나 되는 우리 몸의 세포는 51억 개의 실핏줄로부터 영양을 받아들인다. 실핏줄이 닫히게 되면 피가 가지 않으므로 세포는 영양을 받을 수 없다.

③ 손발이 찬 것이나 저리는 것이 좋아진다. 피가 제대로 돌지 않아 생기는 모든 병은 팔다리를 들고 떨면 저리는 것이 풀리면서 병

이 낮게 된다. 겨울에 발뒤꿈치가 시린 것, 얼음 든 것, 늙어서 손등에 검버섯이 생기는 것도 없어진다.

④ 모관운동은 혈압을 다스리고 나아가 머리도 맑게 한다. 모관운동으로 실핏줄과 글로뮈를 좋게 하여 피를 잘 돌게 하면 혈압이 맞춰져, 고혈압은 내리고 저혈압은 올라간다.

실핏줄과 글로뮈에는 뇌척수신경과 자율신경이 있어 서로 어울림 구실을 한다. 이러한 구실은 말초신경에서 바로 중추신경으로 이어진다. 모관운동을 하면 실핏줄과 글로뮈가 좋아진다. 이렇게 되면 말초신경과 중추신경이 제구실을 하게 되어 뇌도 제구실을 하게 된다. 실핏줄과 글로뮈의 건강이 바로 그 사람의 건강인 셈이다. 실핏줄과 글로뮈는 알코올이 지나치면 굳어지고, 당분이 지나치면 무르게 된다. 살아있는 물을 하루 3리터 남짓 마시면서 날푸성귀를 먹으면 글로뮈가 되살아난다. 물을 마시고 날푸성귀를 먹으면서 모관운동을 곁들이면 아주 좋다.

4. 개구리운동과 약손

개구리운동은 그림처럼 손바닥과 발바닥을 붙이고 개구리처럼 오므렸다 펴기를 되풀이하는 운동이다. 약손은 40분간 앉아서 손을 모으고 수행 하거나, 25분간 합장합척 수행을 한 손으로 탈이 난 곳을 만져서 병을 고치는 자연건강특수요법이다.

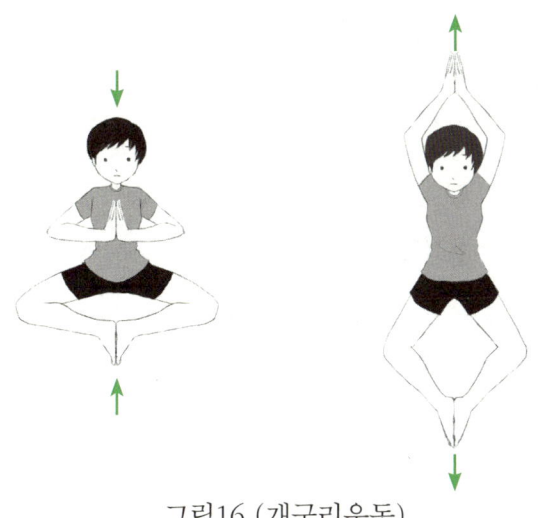

그림16 (개구리운동)

이 운동은 팔 다리의 근육과 신경을 고르게 하는 운동으로써, 엉덩뼈 속, 배, 넓적다리, 아랫다리, 발들의 근육과 신경을 좋게 하고 피를 잘 돌게 한다. 자궁암이나 난소암, 전립선암과 같은 여러 가지 생식기계통의 암과 여성 병 곧 자궁발육부전, 자궁후굴, 생리통, 생리불순, 불임증, 냉증, 불감증, 난소낭종, 자궁근종, 자궁내막염, 질염 따위를 막거나 낫게 한다. 아이를 잘 낳게 하고 잘못 들어선 아이를 바로잡는다. 또한 정력을 세게 하며, 조루나 발기부전, 전립선염 따위를 막는데도 으뜸이다.

5. 운명을 바꾸고 감성지수를 높이는 등배운동

등배운동은 몸과 마음을 하나로 모으는 운동이다. 이 운동을 꾸준히 하면, 몸과 마음이 하나가 되고 감성지수가 높아진다. 마음을 바로 잡고 감성지수를 높이면, 암이나 아토피로 만신창이가 될 운명도 바꿀 수 있다.

이 운동은 등과 배를 같이 움직이는 운동으로 등을 흔들고 있으면 굽어지거나 틀어졌던 뼈기둥이 바로잡히게 되며, 배를 움직이면 태양총이 제구실을 하게한다. 배의 움직임으로 창자를 움직여 흡수를 잘 할 수 있도록 도움으로서, 창자가 제 구실을 하게 한다. 그렇게 되면 자율신경 또한 좋아진다.

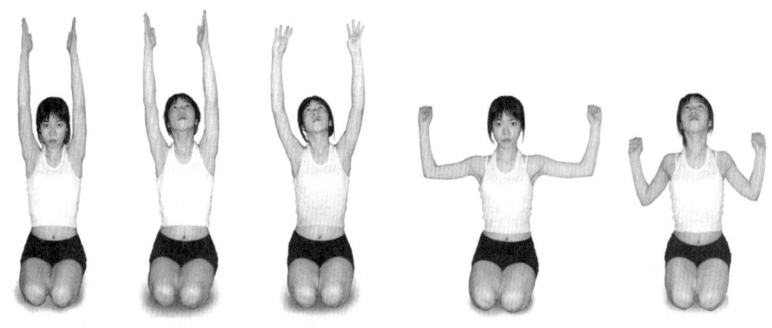

그림17 (등배운동)

등 운동을 30분하고 체액을 재보면 산성이 되고, 배 운동을 30분하고 재어보면 알칼리성이 된다. 그러므로 등과 배의 운동, 곧 등배운동을 하면 체액의 치우침을 바로잡을 수 있다.

등 운동을 하면 교감신경이 좋아지고, 배 운동을 하면 부교감신경인 미주 신경이 좋아진다. 등과 배를 같이 움직이면 교감신경과 부교감신경의 어울림이 알맞게 되어 우리 몸은 건강해 진다. 등배 운동을 할 때는 좋은 물을 조금씩 자주 마셔야 한다. 또한 늘 옳고 좋은 생각 곧, '좋아진다.' '할 수 있다.' '바르게 살자.'를 마음에 새기는 것이 좋다.

6. 피를 잘 돌게 하는 무릎아래찜질

무릎아래찜질(각탕)은 손발의 피를 잘 돌게 하여 손발이 차고 머리가 뜨거운 병든 몸을, 손발이 따뜻하고 머리가 찬 튼튼한 몸으로 바꾸어 준다.

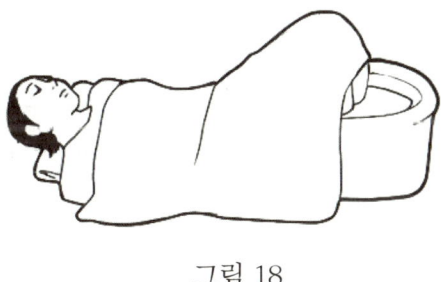

그림 18

낮 3시가 지나서 20분씩 무릎아래찜질을 하면 고혈압은 물론 감기나 콩팥병, 당뇨병, 통풍, 아토피와 같은 고치기 힘든 병을 막거나 낫게 한다. 암도 피의 흐름이 좋지 않아 생기는 병으로, 몸이 차고 굳어지는 냉증이라고 볼 수 있기 때문에 무릎아래찜질은 도움이 될 수 있다. 무릎아래찜질을 한 뒤에는 반드시 땀과 함께 빠져나간 소금과 비타민C와 미네랄을 먹어주어야만 한다. 그러므로 무릎아래찜질 뒤에는 감잎과 바다풀소금을 꼭 먹어야 한다.

발에 탈이 나면 심장, 핏줄, 콩팥이 망가진다. 발이 차가워지면 코에 고름이 생겨서 기관지염과 허파고름(폐렴)이 된다. 손에 탈이 나면 허파가 나빠져서 이산화탄소를 비롯한 여러 가지 찌꺼기들을 내보내는 것이 어려워지고 산소와 질소를 받아들이는 것도 힘들게 된다.

무릎아래찜질을 하면, 감기나 당뇨병, 콩팥병, 심장병, 손발냉증, 통풍과 같은 것들에 좋다. 그 밖에도 두통, 고열, 모든 열병, 허파결핵, 허파고름, 늑막염, 뇌염, 요독증, 생리통, 밥통(위장)병, 간의 병, 마취제의 부작용에 좋다.

또한 임산부, 불면증, 피돌림 더딤, 심근경색, 약물중독, 호흡곤란, 홍역, 천연두, 성홍열, 장티푸스, 수두, 풍진, 신경통, 류머티즘, 빈혈, 골연화증, 생리불순, 선병질, 발육부진, 산 중독과 같은 거의 모든 병에 좋다.

1) 무릎아래찜질과 전자파 그리고 누전 위험

무릎아래찜질은 발목펌프건강법과 함께 피를 잘 돌게 하는 가장 좋은 건강법이지만 무릎아래찜질은 전자파나 누전위험에서 벗어나기 힘들다. 전자파와 누설전류는 전기를 쓰면 생긴다. 물을 쓰지 않는 무릎아래찜질기는 물을 쓰지 않기 때문에 누전에 따른 감전위험이 없을 뿐만 아니라 무릎아래찜질을 하면서 모관운동이나 붕어운동까지 할 수 있어 더욱 좋다.

2) 무릎아래찜질은 땀만 내면 되는가?

이미 나돌고 있는 무릎아래찜질기들은 무릎아래찜질의 원리조차 모르고 단순히 땀만 내기 위해 만든 것들이다. 언젠가 엉터리 무릎아래찜질기를 바로잡고자 만드는 사람을 만난 적이 있다. 이미 나돌고 있는 무릎아래찜질기의 잘못을 말해주었지만 '무릎아래찜질은 무조건 땀만 내면 된다.'며 못들은 척하였다. 그 때 도움말을 듣고 그 잘못을 바로잡았다면, 지금과 같은 엉터리 무릎아래찜질기들로 열성홍반과 같은 되돌리기 힘든 흉터를 남기는 죄를 짓는 일은 없었을 것이다.

무릎아래찜질은 단지 땀만 내는 것이 아니다. 그런데도 오로지 땀만 내면 된다는 생각으로 사람들에게 되돌리기 힘든 흉터를 남기면서도 이를 미안해 하거나 고치려 하지 않는다. 적어도 겨레의 건강을 생각하는 사람이라면 해로운 먹거리나 엉터리 건강기를 만들어서는 안 된다. 45℃가 넘어가는 무릎아래찜질기, 건강기가 아니라 건강손상기이다.

반신욕은 가로막(횡격막) 위쪽은 차게 하고 가로막 아래는 뜨겁게 하여 오장육부의 어울림을 일부러 깨뜨린다. 오장육부의 어울림이 깨지면 암을 비롯한 여러 가지 병을 일으킬 수 있기 때문에 암에 걸린 사람이나 암에 걸린 사람이 있는 가족은 반신욕을 해서는 안 된다.

7. 암을 이기는 겨자찜질

겨자찜질은 암을 비롯해 허파고름, 기침(늑막염, 허파결핵, 후두결핵, 감기), 신경통, 어깨가 뻐근할 때, 중이염, 충수염, 히스테리, 피로회복, 인후염, 염통병, 콩팥병에 아주 좋다.

55℃ 안팎 되는 따끈한 물에 겨자와 통밀가루를 7:3으로 섞어 반죽을 만든다. 살갗이 부드러운 어린이는 겨자와 밀가루를 5:5로 한다. 갓난아이는 밀가루 쪽을 많이 한다.

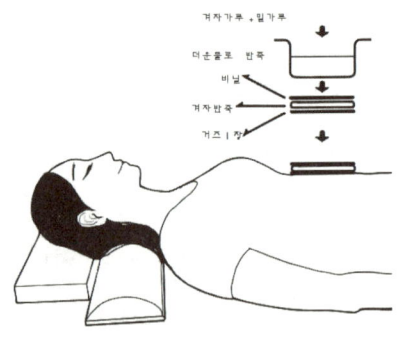

그림19 (겨자찜질)

그런 다음 천에 3mm 두께로 바른다. 크기는 가슴의 경우 가슴을 덮을 만큼이면 된다. 그 위에 천을 대고, 천 쪽을 살갗에 붙인다. 처음에는 따끔따끔하다가 차츰 화끈화끈 뜨거워진다. 얼마만큼 지나면 겨자반죽 천의 끝을 들어보고 살갗이 붉게 되어 있으면, 천을 떼어내고 더운물을 적신 수건으로 가볍게 닦아낸 뒤, 마른수건 네 겹을 덮어둔다.

5분 안에 빨갛게 되는 것은 좋은 것이고, 탈도 가벼운 것으로 볼 수가 있다. 20분이 지나도 빨갛게 되지 않거나, 빨갛게 되어도 곧 없어지면 큰 탈이 난 사람이다. 20분이 지나도 빨갛게 되지 않으면 멈추고, 살갗에 토종오이를 붙이고, 40~50분 지난 다음 다시 찜질을 해야 한다. 토종오이가 없으면 마그밀(수산화마그네슘 액)을 발라도 된다.

허파고름과 같은 것들은 빨갛게 되지 않으면 몇 번이라도 빨갛게 될 때까지 한다. 20분 동안 붙이고, 40분 동안 쉬었다가 다시 20분 붙여준다. 곧 한 시간에 한 번씩 해야 한다. 이때 빨갛게 되지 않는다고 해도 멈추지 말고 빨갛게 될 때까지 한다. 의사도 포기한 허파고름환자가 10여 차례 만에 빨갛게 된 뒤에 열이 내려가기도 하였다.

겨자반죽 때문에 살갗이 헐면 빨갛게 된 것이 사라진 뒤에 올리브유나 마그밀액을 섞어 바른다. 토종오이가 있으면 즙을 내서 바르면 더 좋다. 무릎아래찜질과 같이 할 때는 여름에는 무릎아래찜질을 한 뒤에 겨울엔 무릎아래찜질을 하기에 앞서 하는 것이 좋다.

8. 변비와 묵은찌꺼기를 없애는 자연의학관장

창자 속의 독을 없애고 창자 속 묵은찌꺼기를 없애 여러 가지 병을 막거나 낫게 한다. 창자의 고름이나 상처를 없애고 모자란 물을 채워준다. 어린아이가 갑자기 쓰러지거나 열이 오를 때, 관장을 하면 열이 내리고 아이는 금방 일어서게 된다. 뇌일혈이나 중풍과 같은 떨림이 생기는 병도 관장을 하면 바로 풀린다. 일사병이나 뇌염이 걱정될 때도, 바로 관장을 한다.

관장은 창자가 비어 있을 때 하면 더욱 좋다. 밥 굶기를 할 때는 반드시 관장을 해 준다. 현대의학에 의한 관장은 자칫 더 큰 탈이 날 수 있으므로 반드시 자연건강법에 의한 관장을 해야 한다.

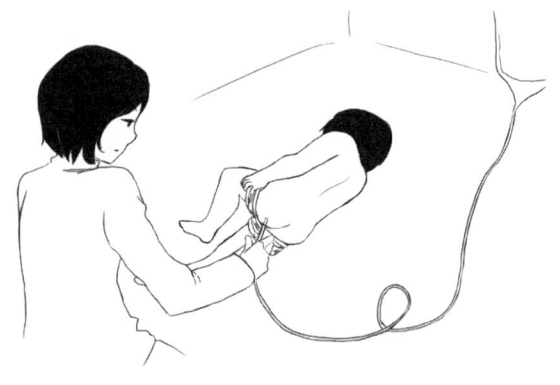

그림20 (관장)

① 물에 마그밀액 1%와 구운 소금 1~2 찻숟가락을 넣고 여기에 더운물을 부어 27℃의 온도로 만든다.

② 바로 누워 무릎을 굽힌 자세에서 다리를 자연스럽게 벌린다.

③ 똥구멍과 관장기 끝에 올리브기름을 바르고 똥구멍에 상처가 나지 않도록 천천히 집어넣는다. 어른은 5~7cm, 어린아이는 3~4cm

집어넣는다.

④ 입을 자연스럽게 벌리게 하고, 되도록 배의 힘을 빼도록 한다. 넣는 양은 사람에 따라 다르지만, 두 살까지는 30~60cc, 두 살에서 네 살은 100~300cc, 어른은 500~1000cc를 넣도록 한다.

⑤ 넣다가 똥이 마려우면 잠시 멈추었다가, 마려운 것이 가라앉으면 다시 넣는다. 되도록 1l가 넘지 않는 선에서 참을 수 있는 한 많이 넣는 것이 좋다. 똥이 나오려고 하면 그만 넣어도 된다.

⑥ 다 넣었으면 관장 물이 창자 속에 고루 퍼지도록 1~2분 쉰 다음 천천히 무릎붕어운동을 5분 남짓 한다. 이때에 배를 문질러주는 것이 좋다. 자세를 바꾸어 왼쪽이 아래로 가도록 돌아누워 3~5분간 천천히 흔들어 준다. 다시 자세를 바꾸어 오른쪽이 밑으로 가는 자세로 위와 같이 흔들어 준다.

⑦ 소형건강기가 있다면 붕어운동을 15분 남짓 한 뒤에 똥을 누는 것이 좋지만, 건강기가 없다면 무릎붕어운동을 10~15분 하고서 똥을 누면 된다. 물이 전혀 나오지 않을 수도 있는데, 이것은 관장 물이 창자에 빨려 들어간 것이기 때문에 걱정할 필요가 없다.

⑧ 바로누워하기가 부끄러울 때는 몸에는 덜 좋지만 다음과 같이 해도 된다. 오른쪽이 아래로 가도록 하여 베개를 베고 누운 자세에서, 오른쪽 다리는 펴고 왼쪽다리를 굽힌다. 뒤에서 똥구멍과 관장

기 끝에 올리브기름을 발라서 똥구멍에 천천히 관장기의 끝을 집어넣는다. 관장 물을 넣고 나면 왼쪽을 밑으로 가도록 자세를 바꾸고 똥구멍을 누르면서 3~5분 동안 천천히 흔들어 준다. 그 다음은 위와 같이 하면 된다.

9. 체액을 바로잡아 암을 이기는 냉온욕

냉온욕은 목욕을 할 때에 찬물과 더운물을 1분씩 들어갔다 나오는 것을 말한다. 냉온욕은 피를 잘 돌게 하고 체액을 바로잡음으로써, 여러 가지 병을 막거나 낫게 할 수 있다. 찬물은 살갗과 핏줄을 줄어들게 하며, 따뜻한 물은 살갗과 핏줄을 늘려 핏줄을 부드럽게 한다. 핏줄이 늘어나고 줄어들어 핏줄과 염통이 부드러워지면 피의 흐름도 좋아진다. 피가 잘 돌면 뭉친 피나 피떡도 풀린다.

찬물에 들어가면 산성으로 기울고, 따뜻한 물에 들어가면 알칼리성으로 기울기 때문에, 체액을 바로잡아 튼튼한 몸이 되게 한다. 따뜻한 물에만 있으면 체액이 알칼리로 기울고, 땀과 함께 소금과 비타민C를 잃게 되어, 위궤양, 밥통암 따위를 일으키게 된다.

고혈압, 당뇨, 아토피, 암, 감기, 피로, 신경통, 류머티즘, 천식, 편두통에 매우 좋다. 신경통, 류머티즘, 두통, 저혈압, 간의 병, 콩팥병, 염통병, 천식, 감기, 말라리아, 빈혈, 여러 가지 순환기병, 피로회복에도 좋다. 미열이 있는 사람도 냉온욕을 하면 곧 낫는다. 살갗의 숨 쉬는 것이 잘되므로 결핵이나 천식 따위를 낫게 한다.

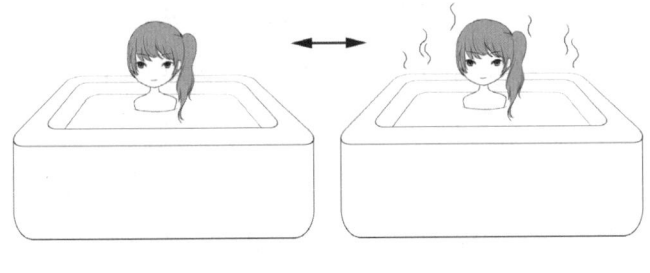

그림21 (냉온욕)

① 찬물에서 시작하여 찬물에서 끝낸다. 처음부터 찬물에 들어가는 것이 힘들 때는 익숙해질 때까지는 더운물에 먼저 들어가 몸을 따뜻하게 한 뒤에, 찬물에 들어가도 된다. 끝날 때는 반드시 찬물에서 끝내야 한다.

② 병약자는 처음에는 서서 무릎까지만 들어가는 것으로 해서, 다음에는 무릎을 꿇고 아랫배까지 들어가고 다음에는 가슴까지 들어가는 식으로 차츰 적응해 나가다가 목까지 들어가도록 한다.

③ 머리는 차고 손발은 따뜻한 튼튼한 몸을 만들려면 더운물에서는 쇄골까지만 들어가고 찬물에서는 될수록 깊게 들어가는 것이 좋다.

④ 더운물의 온도는 41~43℃, 찬물의 온도는 14~15℃가 가장 좋지만 익숙해질 때까지는 찬물의 온도를 견딜 수 있을 만큼 올렸다가

익숙해지면 조금씩 온도를 내려 바람직한 온도로 해도 된다.

⑤ 냉온욕을 하고 난 뒤 몸이 떨리거나 피로를 느끼는 사람도 찬물의 온도를 조금 높여서 하다가 차츰 낮추어 14~15℃가 되게 한다.

⑥ 살갗호흡을 위해 냉온욕을 한 뒤에는 바로 옷을 입지 말고 5~10분 동안 몸을 말린 뒤 옷을 입는다.

⑦ 냉온욕을 할 때, 화난 마음, 초조한 마음, 약한 마음은 냉온욕에 좋지 않다. 평온한 마음, 기쁜 마음으로 하는 것이 좋다.

⑧ 냉온욕을 한 뒤에는 바로 몸을 따뜻하게 하지 말고, 바람을 넉넉히 쏘인 뒤 서서히 몸을 따뜻하게 하는 것이 좋다.

⑨ 밥을 먹고 나서는 2시간 남짓 지나서 하고, 밥 먹기 전이면 30분 남짓 사이를 두고 해야 한다.

⑩ 운동을 할 때는 운동을 먼저하고 냉온욕을 한다.

⑪ 동맥경화가 걱정되는 사람, 고혈압이 심한 사람은 온도차를 적게 시작하여 차츰 늘려간다.

⑫ 매독성 간의 병이나 간경화, 간경변, 위축성신부전증, 동맥경

화, 심장병이 심한 사람은 풍욕을 적어도 석 달 남짓 한 다음에 서서히 하도록 한다.

⑬ 더운물에 들어가면 살갗이 늘어나고 찬물에 들어가면 살갗이 줄어들어 때가 저절로 떨어져 나간다. 비누는 살갗을 병들게 하고 뼈를 약하게 하므로 써서는 안 된다.

⑭ 따뜻한 물에서 하는 목욕은 땀과 함께 소금, 비타민C를 잃게 되고, 산과 알칼리의 어울림을 깨뜨린다. 찜질방이나 사우나도 마찬가지다. 그러나 냉온욕은 오히려 깨진 어울림을 바로잡는다.

⑮ 찬물에 들어가서는 운동을 하거나 탈난 곳을 주물러주고, 더운물에 들어가서는 가슴을 펴고 자세를 바르게 하여, 넉넉히 허파꽈리(폐포)를 늘리는 것이 좋다.

⑯ 냉온욕으로 신진대사가 잘되게 한 다음에는, 날푸성귀를 먹어 세포가 잘 자라게 도와주어야 한다.

⑰ 43℃보다 높은 더운물은 살갗의 단백질을 망가뜨리고 효소가 제구실을 하지 못하게 한다. 따라서 무릎아래찜질이나 냉온욕을 할 때, 따뜻한 물의 온도가 지나치게 높지 않도록 하여야 한다.

⑱ 냉온욕을 할 때 목초액을 넣어주면 살갗이 약산성이 되어 부드러워지고 튼튼해진다. 목초액은 양날의 칼과 같다. 정제가 제대로

되지 않는 것을 쓰면 타르나 페놀과 같은 암을 일으키는 것들이 털구멍에 들어가 살갗을 상하게 함은 물론 건강까지 나빠질 수 있다. 반드시 정제가 잘 된 좋은 목초액을 써야 한다.

25분 냉욕법

몸을 한 번 뒤집어 묵을 때를 없애려면, 한 달에 한번쯤 14~15℃의 찬물(높게는 18℃ 이하)에 25분간 들어갔다가, 그 뒤에 8~10회의 냉온욕을 하는 것을 말한다. 처음의 20분간은 가만히 있다가 마지막 5분 동안 손발을 움직인다. 겨울에는 더욱 좋다.

25분 냉욕이 끝난 뒤에 하는 냉온욕은 몸이 떨리지 않을 때까지만 해도 된다. 몸이 벌벌 떨리는 것은 몸속의 설탕이나 알코올을 태우는 것으로서, 이런 것을 많이 먹은 사람일수록 더 떨린다. 찬물에서 25분이 넘도록 있는 것은 산성으로 기울어 좋지 않다. 당분이나 알코올을 태우는 자연건강법으로서, 당뇨병이나 알코올의 지나침 때문에 생기는 병에 더욱 좋다.

25분 냉욕은 한 달에 한 번 또는 계절에 한 번만 하여야 한다. 열흘 동안 계속해서 25분 냉욕을 시키는 용감한(?) 사람이 있다고 한다. 몸의 생리를 모르는 무지에서 비롯된 위험하기 그지없는 짓이다. 이틀이 넘게 25분 냉욕을 하면 몸바탕(체질)이 산성으로 바뀌어 만병의 뿌리가 된다. 병 고치러 갔다가 병을 부르는 몸바탕만 얻어 온 셈이 된다. 제주의 한 환우의 경우 그 사람 밑에서 열흘 동안 25분 냉욕을 하고서 몸의 털들이 모조리 빠져버리고 뇌경색까지 이르게 되었는데도 가해자 피해자 모두가 그 까닭을 모른다. 무지를 다행이라 해야 할까, 불행이라 해야 할까? 하물며 목숨을 걸고 싸우는 암 환우라면 잘못된 지도자를 만난다는 것, 그것은 불행이 아니라 재앙이다.

10. 변비, 묵은찌꺼기, 물찬 배에 좋은 된장 찜질

된장찜질은 열을 내리게 하고 변비를 없애주며, 숨쉬기 편해지고 오줌을 잘 나오게 하는 자연건강 특수요법이다. 된장찜질을 하면 배에 찬 물이 빠진다. 창자의 움직임이 좋아지기 때문이다. 그래서 복막염, 뇌일혈, 중풍, 배에 물이 찬 것, 허파결핵, 장결핵, 결핵성 복막염, 콩팥결핵, 늑막염, 기타 배가 부푼 것, 똥이 잘 안 나오는 것, 열이 나는 여러 가지 병에 매우 좋은 자연건강특수요법이다.

똥을 한꺼번에 많이 누고 난 다음에는, 묽은 미음이나 미네랄식이 섬유로 창자를 채워주는 것이 좋다.

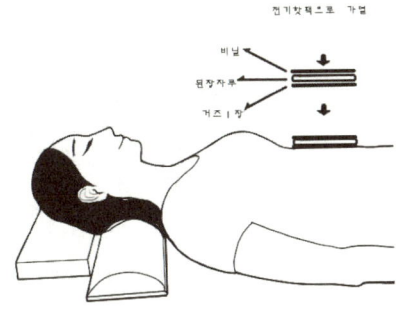

그림22 (된장찜질)

천으로 배 크기의 된장을 담을 자루를 만든 뒤, 여기에 된장을 넣어 5mm 두께가 되도록 골고루 편다. 이렇게 만든 된장을 배 위에 올리고 그 위에 비닐을 덮는다. 비닐 위에 찜질팩을 올리고 띠로 묶는다.

된장찜질을 하기에 앞서 50~100cc의 관장 물을 만들어 예비관장을 한 다음, 된장찜질이 끝나고 본 관장을 하면 변비와 묵은찌꺼기를 없애는데 아주 좋다. 관장을 하고 나서 배가 아파 올 때 붕어운동을 하면 많은 똥을 누게 된다.

예비관장은 100cc를 넘게 넣으면 창자가 늘어나 만병의 뿌리가 된다. 당뇨나 고혈압과 같은 고치기 힘든 병의 뿌리는 많지만 그 가운데 으뜸이 창자이다. 창자 속에 묵은찌꺼기를 비롯한 여러 가지 독과 찌꺼기들이 쌓이면 병이 된다. 창자가 늘어나면 창자의 움직임이 줄어들면서 묵은찌꺼기를 비롯한 여러 가지 독과 찌꺼기들이 쌓인다. 예비관장은 50~100cc가 넘어서는 안 되는 까닭이 여기에 있다.

자연요법 지도자들 가운데는 예비관장을 한다며 500cc가 넘게 넣도록 하는 이들이 있다고 한다. 이런 지도자를 만나는 것, 그것 또한 불행의 실마리가 될 수 있다. 더욱이 창자가 약한 사람은 열흘 동안의 지나치게 많은 예비관장만으로도 한살이(평생) 동안 돌이킬 없는 화를 입을 수 있다. 재앙이 아닐 수 없다.

만약 된장찜질 팩이 뜨거워 살갗에 탈이 난 사람은, 마그밀액이나 올리브유를 바른다. 된장찜질이 싫다면 메밀범벅을 붙여도 되는데, 메밀 범벅은 메밀 한 홉에 구운 소금 5g을 넣고 물을 조금 부어 잘 갠 다음, 55℃ 안팎의 뜨거운 물을 부어 범벅처럼 만들어 천에 펴서 배에 붙인다.

11. 목뼈 큰 돌기 두드리기

1) 머리의 디딤돌 목

목에 탈이 나 병이 생긴 것을 바로잡으려면 목뼈를 바로잡아야 한다. 그러나 목뼈를 바로 잡는다는 것은 하루아침에 이루어지는 일이 아니다. 목뼈를 바로 잡을 때까지 기다릴 수 없을 때 요긴하게 쓸 수 있는 것이 '목뼈 큰 돌기 두드리기'다.

2) 쓰임새

① 뇌암이나 후두암, 갑상선암, 혀암과 같은 머리나 목, 어깨 쪽에 탈이 난 것을 바로 잡는데 쓰인다. 허파암, 밥길암, 밥통암과 같은 염통이나 허파의 탈, 밥통과 밥길(식도) 쪽의 탈까지도 바로잡을 수 있다.

② 딸꾹질도 멈추게 할 수 있으며, 더욱이 코피가 멎지 않고 흐를 때, 허파가 힘을 되찾으면서 피를 빨아들이므로 코피가 멎게 된다. 이처럼 허파가 힘을 되찾기 때문에 감기나 천식도 좋아진다.

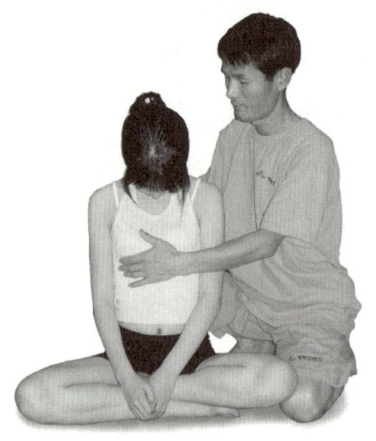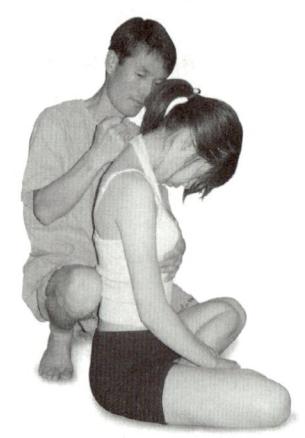

그림23 (목뼈 큰돌기 두드리기)

3) 따라 하기

① 환우에게 앉은 자세에서 목에 힘을 빼고, 머리를 가볍게 숙이도록 한다. 환우는 온몸의 긴장을 풀고, 몸을 부드럽게 해야 한다.

② 환우의 등뼈 10번에 무릎을 고이고 왼손은 명치에 댄 다음, 오른손으로 주먹을 가볍게 쥔 채 새끼손가락 쪽의 두툼한 곳으로 환우의 목뼈 가운데 가장 큰 돌기를 1초에 3~5회의 빠르기로 1~3분 동안 두드린다.

③ 두드리는 빠르기와 세기는/되도록 같아야 한다.

12. 배나 다리에 찬 물을 빼주는 발목떨기

배에 물이 차는 것도 걸림돌이지만, 더 큰 걸림돌은 배에 차올랐던 물이 다리나 발까지 차오르는 것이다. 이렇게 되면 다리나 발의 피 흐름이 더디게 되어 나중에는 다리나 발이 썩게 된다. 그래서 배에 물이 찬 사람이 다리나 발까지 부어오르면 죽음의 어귀에 들어선 것으로 받아들인다. 따라서 건강을 되찾기 위해서는 다리나 발까지는 부어오르지 않도록 하여야 한다. 다리나 발까지 부어오르면 되도록 빨리 빼내야 한다.

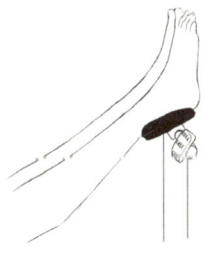

그림24 (발목떨기)

물찬 배 때문에 다리나 발이 부어오르는 것을 막거나 빼내는 것으로 가장 좋은 것이 발목떨기이다. 그림과 같이 소형건강기 위에 발목을 올리고 떨어주면 된다.

따라 하기는 쉬워 보여도 몸에는 아주 좋다. 한 번에 5~30분씩 하루에 3~5차례 해준다. 이미 다리나 발이 부어올랐을 때는 빠질 때까지 꾸준히 하여야 한다.

13. 수천 가지 병을 고치는 발목펌프 건강법

옛날에는 못 먹어서 생기는 병이나 돌림병이 많았지만 요즘은 피가 더럽거나 피의 흐름이 더뎌서 생기는 병이 훨씬 많다. 피를 잘 돌게 하는 운동으로 발목펌프운동만한 것은 없다. 피만 잘 도는 것이 아니라 발목도 튼튼해지므로 발목이 약해져 가는 암 환우들이 꼭 해야 할 운동이다. 한 번에 10분씩 아침저녁으로 하면, 2만 보 걷는 것보다 좋다.

발목펌프운동은 다리의 들핏줄 피를 잘 돌게 한다. 이렇게 되면 들핏줄 피와 함께 떠돌던 찌꺼기들을 내보내는 것이 빨라져 암을 비롯한 여러 가지 순환기 병을 막거나 낫게 한다.

1) 따라 하기

① 먼저 그림과 같이 발목펌프기에 가장 높은 높낮이 맞춤이(조절판)를 붙인다. 그러면 목 베개가 발목펌프운동기로 바뀐다. 그림과 같이 발목의 아킬레스건 바로 위쪽을 올려놓는다. 앉아서 발목펌프운동을 하는 사람들이 있는데, 이는 아주 잘못된 것으로서 반드시 누워서 염통의 높이보다 발목을 높게 하여야 한다.

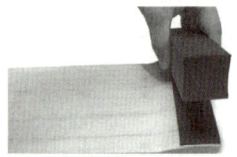 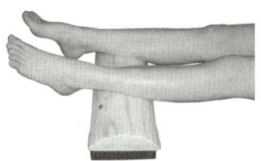

그림25 (발목펌프운동)

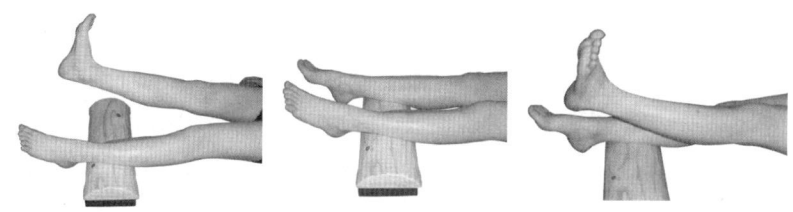

그림26 (발목펌프운동2)

② 이처럼 누운 자세에서 그림과 같이 오른쪽 발끝을 무릎 쪽으로 바짝 당기면서 30cm 들어 올렸다가, 힘을 모두 빼고 툭 떨어뜨린다. 발끝을 바짝 당기는 까닭은 들핏줄(정맥)을 열어 실핏줄의 피가 발목의 들핏줄 속으로 빨려 들어오게 하기 위함이다.

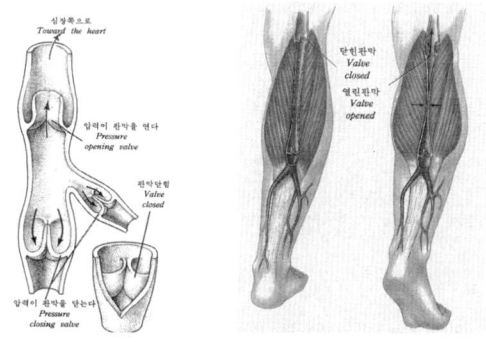

그림27 (들핏줄 그림)

이 같은 따라 하기로 열 번을 되풀이한 다음에, 이번에는 다리를 바꾸어 왼쪽 다리를 같이 10번을 되풀이한다. 처음에는 할 수 있는 만큼만 하다가, 다음에 힘이 붙고 아픔을 이겨낼 만큼 튼튼해지면 서서히 늘려 익숙해지면 한 번에 500번씩 하루 두 번, 곧 아침저녁으로 500번씩 하루에 1,000번을 하도록 한다.

이 운동은 1회에 1초의 빠르기로 하므로, 1천 번이라야 20분밖에 안 된다. 하루 20분을 들여 암이나 고혈압, 당뇨, 간의 병과 같은 무서운 병을 막거나 나을 수 있다면 이만한 것이 어디 있겠는가!

2) 쓰임새

발목펌프운동은 거의 모든 병에 좋지만 몇 가지를 간추려보면, 암, 늘 고단함(만성피로), 당뇨, 고혈압, 무릎아픔, 어깨 결림, 요통, 발의 부어오름, 손발 저림(수족냉증), 무좀, 치질, 시력감퇴, 눈의 피로, 불면증, 두통, 좌골신경통, 아토피성피부염, 간의 병, 백내장, 정맥류, 신경 저림, 전립선비대증, 통풍, 천식 따위를 들 수 있다.

① 여러 가지 암: 우리나라 사람들이 잘 걸리는 일곱 가지 암인 간암, 밥통암, 젖암, 큰창자암, 허파암, 자궁암, 갑상선암을 비롯한 여러 가지 암은 피가 더럽혀지고 흐름이 느려지기 때문에 생긴다. 따라서 발목펌프운동을 꾸준히 한다면 암을 막는데 그 어떤 운동보다도 큰 도움이 된다. 이미 암에 걸린 사람이라면 낫는데 큰 도움이 될 것이다.

② 다리의 부어오름: 발목 상하운동을 하면 온몸에 피가 잘 돌기 때문에 부었던 다리가 빠진다. 발목을 두들기면서 손목을 두드리거나 흔들흔들 굴리면 똥이 나오고 부은 다리가 빠지면서 가볍게 된다.

③ 변비, 묵은찌꺼기, 창자 속 독 빼내기: 발목 상하운동은 창자 속의 흐름과 피의 흐름을 좋게 한다. 따라서 발목펌프운동을 꾸준히 하면 창자와 세포 속의 독이나 찌꺼기들을 재빨리 내보내 병의 뿌리를 자름으로서 몸을 건강하게 한다.

④ 그 밖에도 발목의 건초염, 통풍, 염통발작, 백내장, 무좀, 치질과 같은 무려 5천 여 가지의 병을 막거나 낫게 한다. 목숨을 걸고 싸워야 하는 암 환우라면 발목펌프운동을 꾸준히 해야 한다.

14. 암도 이기는 풍욕

1) 풍욕이란

풍욕이란 살갗으로 암의 뿌리가 되는 찌꺼기들과 이산화탄소를 내보내고, 산소와 질소를 받아들여 암을 이기는 으뜸의 자연건강 특수요법이다.

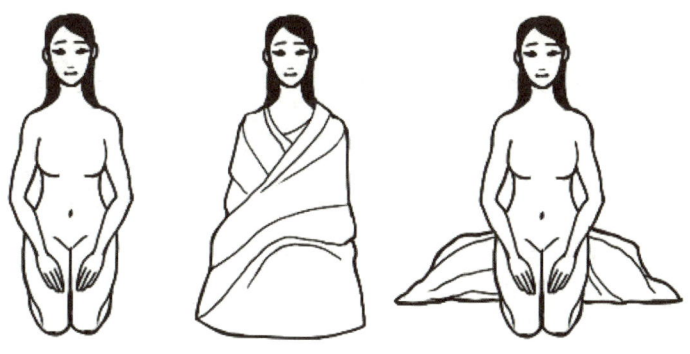

그림28 (풍욕)

옷을 모두 벗고, 이불을 덮었다 벗었다 하면 된다. 이불을 벗고 있는 동안에는 몸속에 남아도는 지방이나 당분을 태우는 거센 산화작용이 일어나므로 체액이 잠시 산성으로 기울게 된다. 또 이불을 덮고 있는 동안에는 체온이 서서히 올라가므로, 산화작용이 멈추면서 체액이 알칼리성으로 기울게 되어 풍욕을 하는 동안에 체액이 바르게 된다.

이불을 덮고 있을 때는, 땀과 함께 찌꺼기들이 빠져 나온다. 이불을 벗고 있는 동안에는 공기 중에 있던 산소가 살갗의 땀구멍으로 몸속에 들어와서 암을 일으키는 일산화탄소(CO)를 산화시켜 독성이 없는 이산화탄소(CO_2)로 만든다.

일산화탄소(CO)는 연탄가스와 같아서 세포와 조직을 굳어지게 하여 암을 비롯한 여러 가지 고치기 힘든 병의 뿌리가 되기 때문에 풍욕이야말로 암을 이기기 위한 가장 좋은 요법이 아닐 수 없다.

풍욕은 창문을 열어 공기가 잘 통하게 한 뒤에 하는 것이 좋다. 그러나 겨울처럼 날씨가 추워서 견디기 힘들 때는, 창문을 열어 공기를 통하게 한 다음 창문을 닫고 해도 된다. 풍욕을 할 때는 옷을 모두 벗고 잠깐 동안 공기를 쏘인 다음, 이불을 덮고 1분 남짓 기다리다가 풍욕 DVD를 보면서 따라 하면 된다.

2) 지켜야 할 것

① 젖먹이는 벗고 있는 때로 보면 90초까지, 열 살 까지는 100초

까지만 하는 것이 좋다.

② 기운이 없어 누워서 해야 할 때는 벗고 있는 때로 보면 40초까지는 바로 누운 자세로, 50초에서 70초까지는 오른쪽을 위로하고 누운 자세로, 80초에서 100초까지는 왼쪽을 위로하여 누운 자세로, 그리고 100초부터는 다시 바로 누운 자세로 하는 것이 좋다.

③ 처음의 벗고 있는 동안을 20초로 한 것은, 우리 몸속의 피가 몸 구석구석을 한 바퀴 도는데 20초 남짓이 걸리기 때문이다. 그리고 벗고 있는 동안과 덮고 있는 동안을 1:3으로 한 것은 체액을 바르게 하여 암을 비롯한 만병을 물리치려함이다.

④ 풍욕은 해 뜰 무렵과 해질 무렵에 하는 것이 가장 좋다. 해 뜰 무렵에는 자외선을 받아들이고, 해질 무렵에는 적외선을 받아들인다.

⑤ 암이나 당뇨, 간의 병, 위궤양과 같은 고치기 힘든 병을 앓고 있는 환우들은, 차츰 횟수를 늘려야 한다. 풍욕은 많이 하면 할수록 좋다. 암과 같은 고치기 힘든 병은 하루에 일곱 번 남짓 해주는 것이 좋으며 열한 번 하는 것이 가장 좋다. 도시에 사는 암 환우라면 적어도 열 번은 해야 암을 이길 수 있다.

⑥ 밥 먹기 앞이나 밥 먹은 뒤에는 30~40분 사이를 두는 것이 좋다.

⑦ 풍욕 뒤에 목욕을 하는 것은 괜찮지만 목욕을 하고 나서는 1시간 남짓 지난 뒤에 풍욕을 해야 한다. 목욕을 하고 바로 풍욕을 하면 효과가 없다.

⑧ 튼튼한 사람은 처음 한 달 동안은 하루도 쉬지 말고 하고, 한 달을 한 뒤에는 이틀이나 사흘 쉬며 석 달 동안 꾸준히 한다. 고치기 힘든 병이 있는 사람들은 이것을 네 번 되풀이하여 한 해 동안 한다. 쉬지 않고 꾸준히 하면 더욱 좋다.

⑨ 풍욕을 하다가 두드러기가 돋거나 열이 나거나 기침, 신경통과 같은 없던 것들이 나타나기도 하고 옛날에 앓았던 것들이 더 세게 나타나기도 한다. 이것은 좋아지려는 것이므로 걱정하지 말고 한다. 그러나 너무 세게 앓게 되면 잠시 멈췄다가 다시 하는 것이 좋다.

⑩ 벗고 있는 동안에는 몸의 굳어진 곳을 주무르거나 달마조심법을 따라서 하고, 덮고 있는 시간에는 가만히 앉아 좋은 것을 생각하는 것이 좋다.

15. 물찬 배에 참 좋은 푸성귀 죽

1) 쓰임새

죽은 보름에 하루 먹는 것이 좋다. 콩팥병, 물혹, 물찬 배, 소금 넘침(염분 과잉)에 좋다.

2) 따라 하기

죽을 쑬 때에 쌀 속에 무, 당근, 시금치, 상추, 배추, 번행초, 순무 따위를 넣는다. 때에 따라서는 토란, 고구마, 우엉 따위를 작고 가늘게 썰어서 넣어도 좋다. 간장이나 소금을 비롯해 아무 것도 넣지 않아야 한다.

죽을 먹는 날에는 늘 먹던 때에 죽을 먹고, 그 밖에는 아무 것도 먹어서는 안 된다. 이렇게 하면 소금 없는 날과 단것 없는 날을 곁들이는 것이 된다. 죽에 들어가는 푸성귀는 쌀과 비슷한 만큼 넣는 것이 좋으며, 푸성귀가 많을수록 그 날은 오줌을 자주 싸게 된다. 한 시간 사이보다 더 자주 싸는 사람은 푸성귀를 좀 줄이면 된다.

오줌이 많은 것은 몸속의 넘치는 소금이 한꺼번에 빠져나가기 때문인데, 죽 먹는 날이 지나면 몸속에서 소금을 빨아들이는 힘이 아주 좋아지기 때문에 소금이 넘치거나 모자라는 일이 없게 된다.

나이 지긋한 분들이나 영양이 모자란 사람은 영양맞춤의 뜻으로도 한 달에 두세 번 푸성귀 죽을 먹는 것이 좋다. 튼튼한 사람이라도 자연건강법을 늘 가까이하면서 3주에 하루 꼴로 하는 것이 바람직하다. 더욱이 소금을 삼가야 할 사람, 20분 목욕을 하고 있는 사람은, 소금 먹는 것에 지나침과 모자람을 다스리기 위하여 2~3주에 하루는 반드시 죽 먹는 날을 두어야 한다.

제3장
암을 이기는 자연건강법

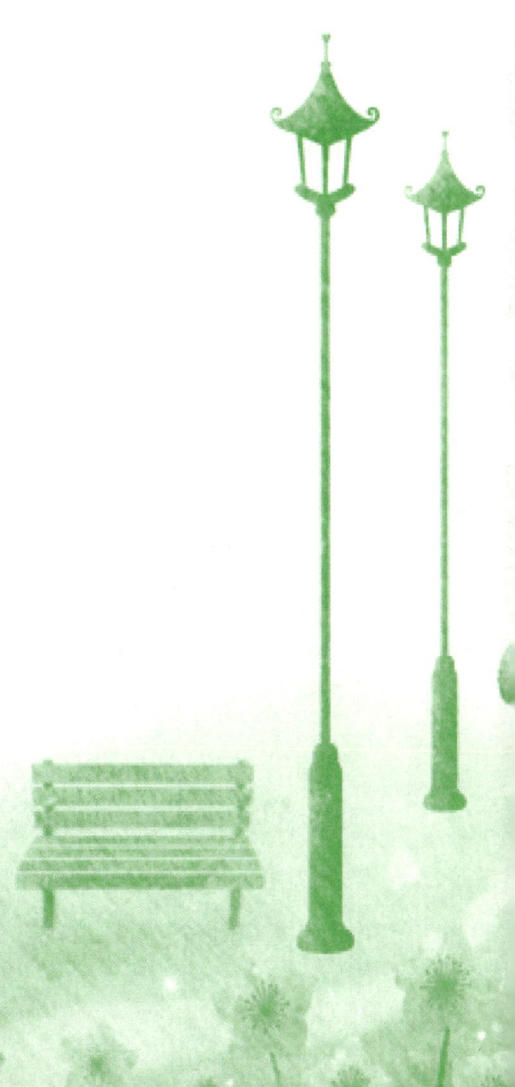

1. 밥 굶기(자연건강 식이요법)

암이나 아토피와 같은 고치기 힘든 병에서 벗어나기를 바란다면 밥 굶기와 날푸성귀 먹기에 함께하는 것이 좋다. 밥 굶기와 날푸성귀 먹기야말로 암을 비롯한 만병을 낫는 자연건강법의 든든한 디딤돌이기 때문이다.

1) 쓰임새

밥 굶기는 몸속에 남아돌아 병이 되는 넘치는 영양을 덜고, 모자라서 병이 되는 신진대사의 다섯 가지 기둥인 미네랄, 비타민, 효소, 보푸라기, 물을 넉넉히 마셔 영양의 어울림을 바르게 하는데 있다. 만병의 뿌리가 되는 묵은찌꺼기도 밥 굶기를 할 때 가장 잘 빠진다.

밥을 굶는 동안은 우리 몸의 모든 것들이 쉬면서 스스로 낫는 힘을 기르는 때이기도 하다. 스스로 낫는 힘이 좋아지면 흉터나 군더더기와 같은 병의 뿌리를 뽑으려고 탈이 났던 곳을 덧나게 하는데, 이것을 '명현반응'이라 한다.

덧나면 피가 났던 곳이나 흉터, 군더더기가 있었던 것들이 떨어져 나가면서 피를 흘린다. 이 때 비타민C가 모자라면 교원질이 모자라 되살림이 더디게 되며, 이 때문에 피를 많이 흘리거나 세균이 몸속으로 들어갈 수 있다. 그래서 밥 굶기를 할 때는 반드시 감잎을 먹어야 한다. 소금과 미네랄이 모자라면 신진대사가 나빠지고, 세균이 제멋대로 움직일 수 있기 때문에 바다풀소금(해초소금)을 먹어주는 것이 좋다. 바다풀소금은 유기미네랄과 효소가 많이 들어있는 가장 값진 소금이다.

2) 여러 가지 밥 굶기

밥 굶기는 물 단식, 포도단식, 요구르트단식, 고기단식과 같은 많은 밥 굶기가 있다. 그 가운데 자연의학에서 쓸모가 있다고 생각되는 것은 한천단식과 장국단식, 효소단식이다. 가장 쉽고 탈이 없는 밥 굶기는 '사랑지기 밥 굶기'를 들 수 있다.

① 물 단식

하루 2,500cc 남짓의 물을 마시는 것으로 가장 탈이 많은 단식 가운데 하나이다. 반드시 예비단식과 본단식, 그리고 마무리 밥 굶기를 빠짐없이 하지 않으면 안 된다.

② 한천 단식

한천 단식이란 수용성 보푸라기인 한천을 쓴 밥 굶기다. 한천 단식은 창자 막힘이나 창자 꼬임이 생기는 것을 막을 수 있고 배고픔을 그다지 느끼지 않을 만큼 든든하기 때문에 밥 굶기에 대해 두려움을 느끼는 사람들에게 좋다.

③ 장국 단식

맛도 좋고 배고픔이 덜하며 묵은찌꺼기를 없애는 데도 좋다. 조금의 수고로움을 참아낸다면 이 밥 굶기도 할만하다.

3) 가장 쉽고 탈이 없는 밥 굶기, 다이어트

사랑지기 밥 굶기는 비타민과 미네랄, 효소, 보푸라기가 많이 들어있는 미네랄식이섬유와 발효효소 및 감잎을 먹으면서 하는 밥 굶기이다. 몸속에 남아돌아 병을 일으켰던 지방, 단백질, 탄수화물은 줄이면서도, 모자라 병을 일으켰던 비타민, 미네랄, 효소, 보푸라기, 물을 많이 먹어 영양어울림을 바로잡으며, 밥 굶기의 목적을 바람직하게 이루고자 하는 새로운 생각의 밥 굶기이다.

이 밥 굶기가 가장 좋은 것은 밥을 굶는 동안 보푸라기와 물을 많이 먹어주기 때문에 배고픔을 별로 느끼지 않는다는 것이다. 또한 창자가 비어있지 않고 창자를 깨끗하게 해줄 보푸라기와 물이 늘 넉넉하게 창자 속을 들락거리기 때문에, 창자가 늘 움직이고 있어서 창자가 힘을 잃어 나타나는 창자 막힘이나 창자 붙음을 걱정하지 않아도 된다.

밥 굶기의 가장 큰 걸림돌은 밥을 굶는 동안에 힘을 잃은 창자 속에 먹거리가 갑자기 들어가면, 창자 막힘이나 창자 붙음 더 나아가 창자 뚫림이라는 큰 걸림돌까지 불러올 수 있다는 것이다. 밥 굶기는 만병을 다스리는 놀라운 힘을 지니고 있지만, 이처럼 때에 따라서는 목숨까지 위협할 수 있는 양날을 가진 칼이 될 수 있다. 한 마디로 밥 굶기를 잘못하면 빈대 잡으려다 초가삼간 다 태우는 꼴이 될 수도 있다는 것이다. 그러나 사랑지기 밥 굶기는 밥을 굶는 동안에도 창자가 비어있지 않고 늘 보푸라기와 물이 얼마만큼은 차있어서, 창자가 힘을 잃을 걱정을 하지 않아도 된다.

변비나 묵은찌꺼기가가 없는 사람은 거의 없는데도 사람들은 거의 '나는 변비도 아니고 묵은찌꺼기도 없다'는 잘못된 생각을 가지고 살아간다. 바로 이것이 암이나 고치기 힘든 병으로부터 벗어나지 못하도록 발목을 잡는 걸림돌이 된다. 이는 변비와 묵은찌꺼기에 대한 잘못된 생각 때문이다.

사람이건 동물이건 먹는 횟수만큼 똥이 생긴다. 다시 말해 '세 번 먹게 되면 세 번 똥이 만들어 진다'는 뜻이다. 똥은 세 번 만들어지는데 한번만 싼다면 먼저 만들어지 똥들은 몸밖으로 빠져나가지 못하고 큰창자 속에 남아있게 된다. 그러므로 이 땅에 살아가는 거의 모든 사람들은 몸속에 똥을 담고 걸어 다닌다고 볼 수 있다.

똥은 우리 몸밖으로 내보내려고 만들어 진 것이지, 담고 다니라고 만들어진 것은 아니다. 바로 여기에 묵은찌꺼기와 변비라는 걸림돌이 도사리고 있다. 변비를 사전에서 찾아보면 '똥이 나오지 않는 병'이라고 되어 있다. 누구나 하루에 세 번 먹고 한두 번밖에 똥을 누지 않는다면 변비인 것이다.

이렇게 똥이 몸밖으로 나가지 못하고 쌓여있게 되면, 창자 속에서 썩으면서 나쁜 가스를 비롯한 독을 만들어 내게 된다. 이러한 독이 창자벽을 파고들어 피를 더럽힌다. 그렇게 되면 더러워진 피를 받아먹고 사는 오장육부가 탈이 나면서, 암이나 비만을 비롯한 여러 가지 신진대사장애를 불러일으킨다. 따라서 사랑지기 밥 굶기로 변비와 묵은찌꺼기를 없애 영양의 어울림을 바로잡는다면, 암을 비롯한 여러 가지 고치기 힘든 병에서 벗어나 건강을 되찾을 수 있다.

밥 굶는 곳(단식원)이나 상업적 다이어트카페에 빠지지 않고 나오는, 포도, 요구르트, 식초, 토마토, 곤약과 같은 한 가지 먹거리만 먹고 하는 밥 굶기, 다이어트에 마음을 빼앗긴 사람은 아직도 밥 굶기에 대해 잘 모르거나 생각이 짧은 사람이다.

말로는 '편식을 하면 영양의 어울림이 깨져 갖가지 병이 생기니 편식을 해서는 안 된다'고 하면서도, 영양의 어울림이 크게 치우치는 '편식 밥 굶기'나 '편식 다이어트'를 하려는 것은 큰 잘못이다. 이는 몸의 생리를 무시한 매우 비과학적이고 비합리적인 생각이 아닐 수 없다. 이 같은 밥 굶기, 다이어트 후유증은 편식의 후유증과 다르지 않다는 것을 알아야 한다.

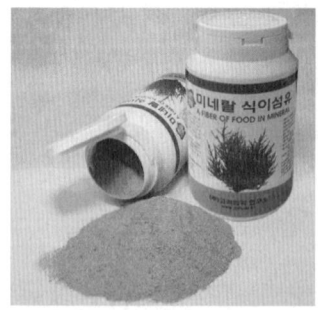

그림29 (미네랄 식이섬유)

(1) 따라 하기

물 단식이나 효소 단식들과는 달리 사랑지기 밥 굶기에 의한 밥 굶기는 먹는 것을 줄이지 않고, 곧바로 밥 굶기에 들어가면 된다.

① 미네랄식이섬유, 발효효소: 미네랄식이섬유 한 숟가락과 발효효소 30cc를 300cc 남짓의 물에 넣어 잘 흔들어 마신다. 이렇게 아침점심저녁을 먹는다. 보푸라기(식이섬유)는 물을 많이 끌어들이므로, 하루 3리터 남짓의 물을 마셔야 한다. 물을 적게 마시면 오히려 보푸라기에게 물을 빼앗겨 변비나 묵은찌꺼기가 생길 수 있다.

② 붕어운동, 된장찜질, 마그밀관장: 만병의 뿌리인 묵은찌꺼기를 빼내는 데는 밥 굶기를 할 때가 가장 좋다. 밥 굶기를 할 때 붕어운동과 된장찜질, 마그밀 관장 따위를 하면 묵은찌꺼기가 잘 빠진다.

붕어운동은 하루에 2~3분씩 3~5차례를 하고, 된장찜질은 자기 나이만큼 한다. 다만 관장은 지나치면 창자가 힘을 잃으므로, 이레 동안은 이어서하고, 그 뒤에는 이레에 한두 번만 하면 된다.

③ 감잎, 칠면초, 아우름밥상: 암의 뿌리가 되는 활성산소를 없애려면 천연비타민C가 많이 들어있는 감잎을 밥 굶기 하는 동안 하루 5g 안팎 먹어야 한다. 소금과 미네랄이 모자라면 신진대사가 떨어져 기운이 없고 메스꺼워진다. 이것을 막는다며 죽염을 먹기도 하지만 죽염은 먹기도 힘든데다가 먹고 난 다음 30분간 물을 마시면 안 된다. 칠면초는 그럴 필요도 없고 미네랄도 죽염보다 훨씬 풍부하다. 밥 굶기 하는 동안 하루 10~20g의 칠면초를 먹도록 한다.

암이나 간의 병과 같은 신진대사가 안 되어 생긴 고치기 힘든 병들은 넘치는 영양도 걸림돌이지만 더 큰 걸림돌은 영양의 어울림이 깨진 것이다. '미, 비, 아, 식 아우름밥상'은 미네랄, 비타민, 아미노산, 보푸라기(식이섬유)가 많이 들어있는 것들로만 만든 순수 자연식품이다. 영양 어울림이 깨져 생긴 신진대사가 안 되는 것을 바로잡는데 큰 도움이 된다.

더욱이 암에 걸린 사람은 암에게 단백질을 많이 빼앗기고 있으므로, 꼭 아우름밥상을 하루 10~20g을 먹도록 한다. 밥 굶기 할 때는 효소에 타서 먹고 밥 굶기가 끝나면 국물에 타서 먹으면 된다. 가루가 싫다면 알맹이(환)로 된 것을 먹으면 된다.

(2) 되돌아가기(회복식)

물단식이나 효소단식, 장국단식과 같은 것들은 밥 굶는 동안에 창자가 힘을 잃기 때문에 밥 굶는 기간의 두세 배가 넘는 되돌아가기를 해주어야 한다. 그러나 사랑지기 밥 굶기는 창자가 튼튼한 그대로이기 때문에 밥 굶기의 반만 해주어도 된다. 뿐만 아니라 물단식이나 효소단식과 같은 것들이 미음으로부터 시작하여야 하지만, 사랑지기 밥 굶기는 죽으로 바로 들어가도 된다. 사랑지기 밥 굶기는 다른 밥 굶기와 달리 조금만 참아낼 수 있다면 누구나 이레 남짓은 할 수 있다.

이레 밥 굶기의 경우:

① 첫날

쌀 한 숟가락을 300㏄의 물에 넣어 죽을 쑤어 점심과 저녁에 나누어 먹는다. 반찬은 먹지 않아야 하며, 미네랄식이섬유나 아우름밥상, 칠면초도 먹지 않는 소금 안 먹는 날을 갖는다. 곧, 이날은 짠맛이 들어간 것은 아무 것도 먹어서는 안 된다.

효소와 같은 단맛이 나는 것도 먹지 않는 설탕 안 먹는 날을 같이 하는 것이 더 좋다. 죽을 끓일 때는 센 불로 끓이다가 끓기 시작하면 약한 불로 오래 끓여서 잘 퍼지게 하여야 한다.

② 이틀째

쌀 두 숟가락을 350㏄의 물에 넣어 죽을 쑤어 점심과 저녁에 나누어 먹는다. 반찬은 된장과 묵과 같은 아주 부드러운 반찬만 먹는다. 미네랄식이섬유나 아우름밥상, 칠면초, 발효효소와 같은 밥 굶기 동안에 먹었던 것들은 늘 먹던 것만큼 먹는다. 다시 말해, 아침에 일어나 아침밥 대신에 미네랄식이섬유 한 차 숟가락과 발효효소 30㏄를 300㏄의 물에 타서 잘 흔들어 먹고, 밤에 잠들기 한 시간 전에 위와 같이 먹는다.

③ 사흘째

쌀 세 숟가락을 400㏄의 물에 넣어 죽을 쑤어 점심과 저녁에 나누어 먹는다. 반찬은 된장과 묵과 같은 아주 부드러운 반찬과 무생채나 두부, 흰살 물고기와 같은 되도록 부드러운 반찬을 먹도록 하며, 된장과 청국장 섞은 것에 오이를 찍어 먹도록 한다. 된장이나 청국장과 같은 것들에 건더기를 넣지 않고 국을 끓여, 여기에 납두(청국

101

장)가루나 아우름밥상을 한 숟가락 풀어서 먹어도 좋다. 국을 끓일 때 넣으면 안 된다. 반드시 먹기 좋게 식은 다음 넣어야 효소나 미생물이 살아있는 체로 먹을 수 있다. 미네랄식이섬유나 아우름밥상, 칠면초, 발효효소들은 늘 먹듯이 먹는다.

④ 나흘째

쌀 네 숟가락을 400cc의 물에 넣어 죽을 쑤어 점심과 저녁에 나누어 먹는다. 반찬은 사흘째 날 먹던 것에 좀 더 질긴 반찬을 먹는다. 아직은 김치와 같은 질긴 반찬과 고등어와 같은 기름기가 많은 물고기는 먹지 않는 것이 좋다. 미네랄식이섬유나 아우름밥상, 칠면초, 발효효소들은 늘 먹듯이 먹는다.

⑤ 닷새째

되돌아가기가 끝나고 늘 먹던 끼니로 되돌아오는 때이지만, 이때까지도 되돌아가기와 같다고 생각하는 것이 좋다. 쌀 다섯 숟가락을 400cc의 물에 넣어 죽과 같은 밥을 만들어서 점심과 저녁에 나누어 먹는다.

반찬은 오징어 같은 아주 질긴 것을 빼고는 김치와 같은 조금 질긴 반찬을 먹어도 되며, 고등어와 같은 기름기가 많은 물고기도 조금씩 먹는다. 국을 끓일 때도 시래기 국과 같은 보푸라기가 많은 국을 끓여 먹어도 된다. 국이 먹을 만큼 넉넉히 식었을 때, 납두(청국장)가루나 아우름밥상을 한 숟가락 넣어 먹도록 한다. 미네랄식이섬유나 아우름밥상, 칠면초, 발효효소들은 늘 먹듯이 먹는다.

⑥ 엿새째

늘 먹던 끼니로 돌아가는 때이다. 이때가 되면 오징어채와 같은 질긴 반찬을 먹어도 되며, 고등어, 정어리, 꽁치와 같은 기름기 많은 등 푸른 물고기도 괜찮다. 밥은 늘 먹던 것의 $\frac{2}{3}$만 먹는 버릇을 들여간다. 백 살 남짓 오래사신 분들을 보면 '골골 백 살'이 아니라 병 없이 오래 사신 것을 볼 수 있다. 이 분들은 한결같이 적게 드셨으며 몸무게 또한 우리가 생각하는 것보다 적게 나갔음을 잊어서는 안 된다.

열흘 밥 굶기는, 되돌아가기 첫째 날은 이레 밥 굶기의 되돌아가기 첫째 날을 따르고, 이틀째엔 쌀 한 순가락 반을 300cc의 물에 넣어 죽을 쑤어 점심과 저녁에 나누어 먹고, 반찬은 된장과 묵 같은 아주 부드러운 반찬만 먹는다. 그리고 사흘째부터는 이레 밥 굶기의 되돌아가기 날짜를 하루씩 미뤄서 생각하면 된다. 곧, 열흘 밥 굶기의 사흘째 되돌아가기는 이레 밥 굶기의 이틀째 되돌아가기를 따르고, 열흘째 밥 굶기의 나흘째는 이레 밥 굶기의 사흘째를 따르면 된다.

암이나 아토피, 간경화와 같은 고치기 힘든 병에 걸린 사람이라면, 혼자서 함부로 하기보다는 해독수련에 함께하여 지도를 받으면서 하는 것이 좋다.

2. 푸성귀 날로 먹기

생식이란 익히지 않고 그대로 먹는 것을 말한다. 날로 먹는 것(생식)은 날푸성귀는 물론 열매나 날물고기, 날고기, 소젖, 달걀 들이 들어가지만 '푸성귀 날로 먹기'(생채식)는 날물고기, 날고기, 소젖, 달걀과 같은 것들이 들어가지 않음은 물론 열매도 적게 먹는 것이 좋다.

널리 알려진 푸성귀 날로 먹기는 열매가 들어가는 것은 물론, 몇몇 무리에서는 제독요법이라고 해서 열매소스까지 만들어 먹듯이 열매를 많이 먹으라고 부추기고 있으니 안타깝다. 그것도 모자라 여기에 마요네즈 따위를 찍어먹는 일까지 한다.

1) 푸성귀 날로 먹기

■ 서양의 날푸성귀 먹기
• 그리스의 피타고라스 · 플라톤 · 아포로니오과 같은 사람들이 고기를 먹지 말라고 하였다.

• 중세의 '그레고리오'나 '성아우구스틴'와 같은 사람들이 〈구약성서〉의 창세기에 나온 '하나님께서 말씀 하시되, 내가 온 지상의 씨 맺는 모든 푸성귀와 씨가진 열매 맺는 모든 나무를 너희에게 주노니, 너희 먹거리가 되리라'(1:29)는 글귀를 들어 고기를 먹지 말자고 하였다.

- 근세에 와서는 루소 · 실러 · 뉴턴 · 프랭클린 · 톨스토이 · 에디슨과 같은 온 누리에 널리 알려진 큰사람(위인)들이 고기를 먹지 않았다.

- 유럽에서는 이러한 흐름에 힘입어 1848년 맨체스터에 〈풀 먹는 사람들 모임(채식주의 협회)〉이 만들어져, 1868년 독일의 〈자연생활 동우회〉로 열매를 맺게 되었다.

- 그 후 프랑스 · 미국 · 오스트리아 · 덴마크 · 이탈리아 · 러시아에도 연이어 풀 먹는 사람들 모임이 만들어 졌다.

- 중국의 〈견문록〉엔 '사람이 만약 푸성귀와 뿌리를 먹으면 곧 모든 일을 이루리라'는 글귀가 있다.

2) 날푸성귀 먹기의 좋은 점

① 태양의 기운을 넉넉히 받아들인다.

생식요법의 권위자인 빌헤르벤너는 식품에 포함된 광선의 함유량으로 식품을 제1 · 제2 · 제3 등급으로 분류, 날푸성귀와 열매가 제1급이고 치유효과도 제일 좋다고 하였다. 푸성귀를 날로 먹으면 삶의 기운을 주는 태양의 기운을 넉넉히 받아들일 수 있다.

② 땅의 영양분을 받아들인다.

사람은 흙에 있는 칼슘이나 철분과 같은 미네랄을 바로 받아들일 수 없다. 또 받아들인다 해도 몸에 탈이 날 수 있다. 나무나 풀이 흙으로부터 영양분을 빨아들여 햇빛의 도움으로 살아있는 미네랄(유기미네랄)과 비타민, 효소, 당분, 기름, 단백질과 같은 것들을 만든다. 이런 것을 날 것으로 먹으면 나무나 풀이 만든 살아있는 미네랄과 같은 영양소 들이 푸성귀를 거쳐서 들어오게 된다.

③ 비타민을 넉넉히 먹을 수 있다.

비타민이 많이 들어있는 것은 살아있는 푸성귀와 열매다. 그러나 이것을 익히면 비타민은 없어지고 만다. 기름에 녹는 비타민인 비타민A와 D, E는 익혀도 괜찮지만, 물에 녹는 비타민인 비타민B와 C는 익히면 거의 모두 사라진다. 비타민을 넉넉히 먹고자 한다면 반드시 푸성귀와 열매를 날것으로 먹어야 한다. 우리 몸은 비타민C만 넉넉히 먹어준다면 다른 비타민은 크게 걱정하지 않아도 된다.

④ 소금이 적게 들어있다.

날푸성귀에는 살아있는 미네랄과 비타민은 많지만 소금은 아주 적다. 푸성귀를 날로 먹을 때 따로 먹는 소금은 하루 0.2~2g이면 된다. 또한 푸성귀를 날로 먹으면 병 때문에 생기는 목마름을 줄여준다. 소금이 적기 때문에 물주머니(수종)를 다스리고, 끈끈막에 생기는 고름을 삭인다.

⑤ 알칼리성 먹거리다.

푸성귀는 몸에 좋은 알칼리성 먹거리로서 자꾸 산성화되는 요즘 사람들에게 아주 좋다.

⑥ 단백질이 적게 들어있다.

푸성귀 및 열매에는 단백질이 적다. 단백질을 줄여야 할 병에는 날푸성귀를 먹는 것이 더욱 좋다.

⑦ 단백질을 적게 먹어도 된다.

푸성귀를 날로 먹으면 하루에 단백질은 30~40g이면 된다.

⑧ 좋은 물이 들어있다.

푸성귀나 열매는 70~90%의 물을 머금고 있다. 병에서 오는 목마름을 없애는 힘이 커지기 때문에 물을 마실 때 매우 조심해야 하는 병에 아주 좋다.

⑨ 촉매 작용이 센 효소를 먹게 된다.

날푸성귀에는 소화를 돕는 효소가 들어있다. 이 효소는 위산에는 강하나 열에는 매우 약해서 익히면 사라진다. 날푸성귀를 먹는 것은 어찌 보면 이 효소 때문이라고 보아도 지나침이 없다.

⑩ 저마다의 날푸성귀가 지닌 모자람을 서로 채워줄 수 있다.

날푸성귀 먹기를 할 때는 튼튼한 사람은 세 가지 남짓, 병을 고치고자 할 때는 다섯 가지 남짓을 곁들여 먹어야 한다. 이렇게 하면 저마다의 푸성귀가 가진 영양의 모자람을 채워줄 수 있다.

⑪ 배부름을 쉽게 느껴 영양의 지나침을 막아준다.

날푸성귀는 보푸라기(섬유질)가 많아 부피가 클 뿐만 아니라 거칠기 때문에 많이 씹어서 먹어야 한다. 이 때문에 적은 칼로리를 먹더라도 배부름을 느끼게 되어 넘치는 영양으로부터 벗어날 수 있다.

⑫ 창자의 움직임이 좋아진다.
식물성 보푸라기가 많아 창자의 움직임을 좋게 한다. 따라서 오래된 변비를 앓고 있는 사람에게 아주 좋다.

⑬ 병든 세포가 튼튼한 세포로 바뀐다.
병든 세포가 튼튼한 세포로 바뀌기 때문에 세포가 젊게 되어 늙는 것을 막고 젊음을 이어가게 된다.

⑭ 글로뮈를 되살리고 튼튼하게 한다.

3) 쓰임새
① 쓰임새는 많지만 그 가운데 몇 가지를 들자면 몸바탕개선 · 늙지 않음 · 피를 깨끗이 · 세포를 새롭게 · 글로뮈의 되살림 · 피를 잘 돌게 · 고름을 없앰 따위를 들 수 있다.

② 날푸성귀를 꾸준히 먹으면 당뇨병 · 눈병 · 편두통 · 잇병 · 간질 · 자간 · 콩팥병 · 부어오름 · 물찬 배 · 고혈압 · 동맥경화 · 뇌일혈 · 중풍 · 다한증 · 요붕증 · 지방과다증 · 탈수현상 · 난산 · 화농균의 고름 · 살갗의 고름 · 결핵성 병 · 뼈마디 류머티즘 · 통풍 · 신경통 · 설사 · 묵은찌꺼기 · 만성 변비 · 만성 위장카타르 · 위궤양 · 호흡기 병 · 열병 · 천식을 막거나 고칠 수 있다.

4) 따라 하기

쉽지 않는 길이지만 푸성귀를 날로 먹으면 당뇨나 고혈압 같은 고치기 힘든 병은 물론, 암이나 아토피와 같은 무시무시한 병도 이길 수 있게 된다.

① 다섯 가지 남짓의 날푸성귀와 해조류, 곡식가루를 먹는다.

② 한 끼에 날푸성귀와 해조류 250g, 뿌리푸성귀 250g, 곡식가루 70g을 먹는다.

③ 날푸성귀를 먹으면 물을 적게 마셔도 되므로 물을 하루에 1~2ℓ만 마셔도 된다.

④ 뿌리와 잎을 골고루 먹는데, 더운 몸바탕을 가진 사람은 잎을 더 많이, 찬 몸바탕을 가진 사람은 뿌리 쪽을 더 많이 먹는다.

⑤ 날푸성귀는 되도록 색깔이 서로 다른 것을 섞어 먹는 것이 좋다.

⑥ 열매는 먹지 않는 것이 좋지만 꼭 먹어야 한다면 10%가 넘지 않도록 한다.

⑦ 토마토 · 오이 · 가지 · 호박과 같은 열매푸성귀도 적게 쓰도록 한다.

⑧ 감자나 고구마와 같은 뿌리푸성귀도 지나치지 않게 한다.

⑨ 범벅을 만들어 먹을 때는 30분 안에 바로 먹는 것이 좋다.

⑩ 범벅으로 먹는 것은 환우는 45일 남짓, 튼튼한 사람은 2~3주가 좋다.

⑪ 한 번에 45일 남짓이 좋지만, 어렵다면 줄여도 좋다.

⑫ 날푸성귀를 먹으면 처음에 몸무게가 줄고, 변비나 설사를 일으

키기도 하며, 추위를 느끼기도 하지만 오래가지 않는다.

⑬ 날푸성귀를 먹을 때는 방안에 가스가 머무르지 않게 하고, 풍욕과 냉온욕으로 소화흡수를 좋게 해야 한다.

날푸성귀 전문가인 고다박사의 날푸성귀 먹기를 우리에 맞게 바꿔본다면 다음과 같다.

① 아침밥은 먹지 않는다.

② 점심
- 시금치, 상치, 돌나물, 쑥갓, 양배추와 같은 잎푸성귀 250g
- 무 100g, 당근 120g, 참마 30g을 비롯한 뿌리푸성귀
- 현미가루 70g~100g
- 칠면초 5g

③ 저녁은 점심과 같다.

④ 평상, 목 베개, 허리베개, 탄력다리띠: 날푸성귀 먹기를 하게 되면 몸의 굳어진 곳에서 찌꺼기나 독이 빠져 나오므로 몸이 한결 부드러워진다. 이때 띠로 다리를 묶고, 목과 허리에 목 베개와 허리베개를 고이고 자면 뼈기둥이 바로 잡혀 신경과 피의 흐름이 좋아진다.

⑤ 풍욕: 날푸성귀를 먹으면서 풍욕을 하지 않으면 창자 속에서

가스가 많이 생겨 피로 들어가 몸속을 떠돌면서 피를 더럽히기 때문에 살갗이 거칠고 어두워진다. 따라서 날푸성귀를 먹을 때는 풍욕을 하루 3회 남짓해야 하며, 냉온욕도 빠뜨리지 말고 해야 한다.

⑥ 붕어, 모관, 합장합척, 등배운동, 발목펌프: 날푸성귀 먹기를 하게 되면 몸이 부드러워져서 운동이 잘 먹힌다. 걷는 것도 좋지만 붕어운동이나 모관운동, 개구리운동, 등배운동, 발목펌프운동과 같은 운동을 하는 것이 좋다.

5) 날푸성귀 먹기를 끝낸 뒤 되돌아가기

(가) 되돌아가기(회복식) 첫날
① 아침밥은 먹지 않는다.
② 점심, 저녁
- 녹즙 한 잔(180cc)
- 350cc 남짓의 물에 쌀 한 숟가락을 넣고 죽을 쑤어 점심과 저녁에 나누어 먹는다.
- 반찬은 먹지 않아야 하며, 미네랄식이섬유나 아우름밥상, 칠면초도 먹지 않는 소금 안 먹는 날을 갖는다. 곧, 이날은 짠맛이 들어간 것은 아무 것도 먹어서는 안 된다.
- 효소와 같은 단맛이 나는 것도 먹지 않는 설탕 안 먹는 날을 같이하는 것이 더 좋다.

③ 저녁도 점심과 같이 먹는다.

(나) 되돌아가기(2~3일)

① 아침밥은 먹지 않는다.

• 아침밥으로 미네랄식이섬유 한 차 숟가락과 발효효소 30cc를 300cc의 물에 타서 잘 흔들어 마시고, 밤에 잠들기 한 시간 전에도 같이 먹는다.

② 점심, 저녁

• 녹즙 한잔(180cc)

• 쌀 한 숟가락 반을 300cc의 물에 넣어 죽을 쑤어 점심과 저녁에 나누어 먹는다. 반찬은 된장과 묵과 같은 아주 부드러운 반찬만 먹는다.

(다) 되돌아가기(4~5일)

① 아침밥은 먹지 않는다.

• 아침밥으로 미네랄식이섬유 한 차 숟가락과 발효효소 30cc를 300cc의 물에 타서 잘 흔들어 마시고, 밤에 잠들기 한 시간 전에도 같이 먹는다.

② 점심, 저녁

• 녹즙 한잔(180cc)

• 쌀 두 숟가락을 350cc의 물에 넣어 죽을 쑤어 점심과 저녁에 나누어 먹는다. 반찬은 된장과 묵과 같은 아주 부드러운 반찬만 먹는다. 된장이나 청국장과 같은 것들에 건더기를 넣지 않고 국을 끓여 반찬 먹듯이 한 숟가락씩 떠서 먹는다. 반 공기가 넘게 먹어서는

안 된다.

　미네랄식이섬유나 아우름밥상, 칠면초, 발효효소는 늘 먹듯이 먹는다.

　(라) 되돌아가기(6~7일)
　① 아침밥은 먹지 않는다.

　아침밥으로 미네랄식이섬유 한 차 숟가락과 발효효소 30cc를 300cc의 물에 타서 잘 흔들어 마시고, 밤에 잠들기 한 시간 전에도 같이 먹는다.

　② 점심, 저녁
　• 녹즙 한잔(180cc)
　• 쌀 세 숟가락을 400cc의 물에 넣어 죽을 쑤어 점심과 저녁에 나누어 먹는다. 반찬은 된장이나 묵 같은 아주 부드러운 반찬과 무생채나 두부, 흰 살 물고기와 같은 되도록 부드러운 반찬을 먹도록 하며, 된장과 청국장 섞은 것에 오이를 찍어 먹도록 한다. 된장이나 청국장과 같은 것에 건더기를 넣지 않고 국을 끓여 여기에 납두(청국장)가루나 아우름밥상을 한 숟가락 풀어서 먹어도 좋다.

　미네랄식이섬유나 아우름밥상, 칠면초, 발효효소는 늘 먹듯이 먹는다.

　(마) 되돌아가기(8~9일)
　① 아침밥은 먹지 않는다.

• 아침밥으로 미네랄식이섬유 한 차 순가락과 발효효소 30cc를 300cc의 물에 타서 잘 흔들어 마시고, 밤에 잠들기 한 시간 전에도 같이 먹는다.

② 점심, 저녁
• 녹즙 한잔(180cc) 또는 날푸성귀를 범벅으로 만든 것 한 잔 (180cc)
• 되돌아가기가 끝나고 늘 먹던 끼니로 되돌아오는 때이지만 이때까지도 되돌아가기가 이어진다고 생각하는 것이 좋다. 쌀 다섯 순가락을 400cc의 물에 넣어 죽과 같은 밥을 만들어, 점심과 저녁에 나누어 먹는다. 반찬은 오징어와 같은 아주 질긴 것을 빼고는 김치와 같이 질긴 반찬을 먹어도 되며, 고등어와 같은 기름기가 많은 물고기도 조금씩 먹는다.

국을 끓일 때도 시래기 국과 같은 보푸라기가 많은 국을 끓여 먹어도 된다. 물론 국을 먹을 때는 국이 먹을 만큼 넉넉히 식었을 때, 납두(청국장)가루나 아우름밥상을 한 순가락 넣어 먹는 것도 잊지 말아야 한다.

미네랄식이섬유나 아우름밥상, 칠면초, 발효효소들은 늘 먹듯이 먹는다.

(바) 늘 먹던 끼니로 돌아감
① 아침밥은 먹지 않는다.
• 아침밥으로 미네랄식이섬유 한 차 순가락과 발효효소 30cc를

300cc의 물에 타서 잘 흔들어 마시고, 밤에 잠들기 한 시간 전에도 같이 먹는다.

② 점심, 저녁
• 녹즙 한 잔 또는 날푸성귀를 범벅으로 만든 것 한 잔(약180cc).
• 늘 먹던 끼니로 돌아가는 때이다. 이때가 되면 오징어채와 같은 질긴 반찬도 먹어도 되며, 고등어, 정어리, 꽁치와 같은 기름기 많은 등 푸른 물고기를 먹어도 된다. 밥은 흰쌀을 넉넉히 넣은 현미오곡밥이 좋으며, 밥은 여느 때의 $\frac{2}{3}$만 먹는 버릇을 들여간다.

6) 삼가고 살필 것
날푸성귀 먹기가 끝나면 좋아하는 먹거리가 이것저것 머릿속에 떠오르면서 먹고 싶은 생각을 누르기 힘들게 되므로, 밥 굶기를 하였을 때와 같이 삼가야 한다. 지나치게 먹거나 과자나 술 따위를 마시는 것은 아주 위험하다.

날푸성귀를 먹을 때는 풍욕과 냉온욕 및 자연건강 6대 요법을 꾸준히 하여야 한다. 그렇지 않으면 소화와 흡수가 잘 되지 않아 오히려 건강을 해칠 수 있으므로 잘 살펴 자연건강법 전문가의 도움을 받으면서 하는 것이 좋다. 몸이 찬 사람이나 위궤양이 있는 사람이 함부로 날푸성귀를 그대로 씹어 먹게 되면 자칫 밥통과 창자를 더 다칠 수 있으므로, 되도록 이런 사람은 갈아서 먹도록 한다.

밥통과 비장이 약한 사람들은 입맛에 맞지 않아 갈아서 범벅으로 먹지 못하는 사람들이 많다. 이때는 부드럽고 맛이 괜찮은 것으로 먹다가, 조금씩 다른 것들도 넣어 먹으면서 서서히 몸의 바탕을 바꾸어 나가면 된다. 그래도 먹기가 힘들 때는 잘 씹어서 범벅이 되면 넘기도록 한다. 이렇게 씹어 먹으려면 튼튼한 이와 잇몸을 미리 만들어 두어야 한다. 그렇지 않으면 턱 뼈마디(관절)가 부어서 먹지 못할 수 있다. 따라서 처음에는 조금씩 먹다가 턱 뼈마디가 튼튼해지면 조금씩 늘려서 먹는 것이 좋다.

날푸성귀를 먹으면 변비가 없어지거나 좋아지지만 때에 따라서는 더 나빠지는 수가 있다. 이때는 물을 조금씩 꾸준히 마시면서, 된장찜질과 관장을 하면 좋아진다. 이런 사람은 더욱이 물 마시기와 붕어운동에 힘써야 한다.

3. 묵은찌꺼기와 병

1) 묵은찌꺼기

① 똥: 먹은 것이 소화되고 똥으로 되기 위해서는 거의가 12~14시간 이 걸린다. 작은창자에서 영양을 빨아들이고 똥이 되어 큰창자로 넘어오더라도 처음에는 죽처럼 묽다. 이것이 큰창자에서 물을 빨아들인 다음 똥구멍을 통해 밖으로 빠져 나가는 데는 하루가 걸린다. 창자가 굳은 사람은 무려 몇 주 동안이나 창자 속에 머무르는 때도 있다.

② 오줌: 물과 같은 것은 먹은 지 두세 시간이 지나면, 오줌이 되어 나온다. 똥은 때에 따라서는 몇 주 동안 창자 속에 머물러도 살아갈 수 있지만, 오줌은 하루만 머물러도 살기 힘들어진다.

③ 가스: 창자 속에서 소화되지·못하고 남은 찌꺼기는 많은 독가스를 만들어 낸다. 이 때 생기는 가스는 탄산가스를 비롯해서 메탄가스, 황화수소, 질소산화물, 일산화탄소와 같은 여러 가지 유해가스들이다.

가스는 오줌보다도 더 나빠서 몸밖으로 빠져나가지 못하고 몸속에 5분만 머물러도 목숨을 잃을 수 있다. 숨을 쉰다 하더라도 숨길로 모든 가스가 빠져나가지는 못하고 나머지는 방귀나 살갗으로 빠져나가야 한다. 살갗을 모두 감싸버리면 숨을 쉬더라도 나머지 가스가 머무르게 되어 일곱 시간이 넘으면 목숨을 잃을 수 있다.

2) 변비와 묵은찌꺼기의 뿌리

① 효소의 모자람: 효소는 잘 먹고(소화흡수) 잘 싸게(분해배설) 한다. 효소가 모자라면 소화를 제대로 할 수 없어, 소화가 안 된 것들은 창자 속에서 나쁜 가스를 만들고, 뿐만 아니라 부숴서 내보내는 것도 안 되어 묵은찌꺼기로 남아 암을 비롯한 고치기 힘든 병의 뿌리가 된다.

② 서서걸음(직립): 기어 다니는 짐승은 등뼈와 창자가 출렁거리기 때문에, 창자 속에 찌꺼기가 달라붙지 않는다. 그러나 사람은 서서 다니기 때문에 창자가 아래로 처져서 변비가 생기기 쉽다.

③ **먹보**: 짐승은 배가 부르면 더는 먹지 않는다. 그러나 사람만큼은 배가 불러도 먹는다. 너무 많은 먹거리가 들어오면 밥통에 먹거리가 가득 차서 움직이지 못한다. 밥통이 움직이지 못하면 먹거리와 위산이 섞이지 않아 소화가 어려워진다. 소화되지 못한 먹거리는 썩으면서 창자를 굳어지게 하여 변비나 묵은찌꺼기가 된다.

④ **부드러운 먹거리, 가공식품**: 보푸라기는 사람의 소화효소로는 소화가 안 되는 다당류로서, 창자를 거쳐 몸밖으로 빠져나가면서 창자 속의 독이나 찌꺼기들을 끌어안고 같이 빠져나간다. 보푸라기를 빼내버린 부드러운 먹거리나 가공식품을 먹게 되면 보푸라기가 모자라서 변비가 생긴다. 더욱이 가공식품에 들어가는 식품첨가물은 소화되지도, 몸밖으로 빠져나가지도 않고 차곡차곡 몸속에 쌓여 만병의 뿌리가 된다.

⑤ **물의 모자람**: 창자의 끈끈막은 미꾸라지의 껍질에 있는 미끈거리는 것과 같아서 물기가 넉넉하면 찌꺼기가 달라붙지 못한다. 하지만 물기가 모자라면 끈적이면서 찌꺼기를 달라붙게 한다. 따라서 물을 적게 마시면 변비가 된다.

⑥ **소금모자람**: 소금이 모자라면 소화불량을 일으킨다. 뿐만 아니라 미네랄 모자람까지 불러들여 신진대사장애를 일으켜 창자를 비롯한 몸의 여러 조직이 힘을 잃는다. 창자가 힘을 잃으면 변비가 생긴다.

⑦ 움직임 모자람: 사람은 서서 다니기 때문에 변비가 생길 수 있다. 그렇지만 알맞게 움직여주면 이러한 걸림돌을 없앨 수 있다. 움직이지 않으면 배가 굳으면서 처지기 때문에 똥이 머무르게 되어 변비가 생긴다.

⑧ 몸가짐 흐트러짐(자세불량): 몸가짐이 흐트러지면 창자가 한 쪽으로 쏠려 변비가 생기기 쉬워진다.

⑨ 좌변기: 좌변기는 엉거주춤한 자세가 되기 때문에, 똥구멍이 덜 벌어져서 변비나 묵은찌꺼기를 만든다.

⑩ 문명생활: 문명인은 자연과 멀어지면서 반 자연적인 삶을 살게 되고, 반 자연적인 삶은 어울림을 깨뜨려 변비를 생기게 한다.

3) 묵은찌꺼기의 여러 모습

묵은찌꺼기라고 하면, 흔히 끈적끈적하고 새까만 똥이라고 생각하는 사람들이 많다. 밥 굶기나 날푸성귀를 먹으면서 '나는 왜 묵은찌꺼기가 나오지 않을까' 하고 걱정하는 사람이 참 많다. 묵은찌꺼기는 끈적끈적하고 새까만 똥도 있지만, 똑똑 끊어져서 나오는 토끼똥 같은 것도 있고, 무르고 질편한 똥도 있다.

4) 묵은찌꺼기와 병

묵은찌꺼기가 어디에 쌓였느냐에 따라 병이 다르게 나타난다. 따라서 병을 보아가면서 묵은찌꺼기의 자리를 알아볼 수도 있고, 거꾸로 묵은찌꺼기가 쌓인 곳을 알아서 무슨 병이 올 수 있으며, 무슨 병을 앓고 있는지 미리 알 수도 있다.

① 위 창자(상행결장) 묵은찌꺼기: 맹장염, 눈과 귀의 병, 갑상선, 밥길암.
② 오른 쪽 굽은 곳: 간염, 지방간, 간경화, 간, 쓸개길 암
③ 옆 창자(횡행결장) 묵은찌꺼기: 입속, 밥통위염, 위궤양, 밥통, 쓸개, 허파암
④ 왼쪽 굽은 곳: 췌장염, 당뇨, 췌장암, 비장 병
⑤ 아래 창자(하행결장), 굽은 창자(S자결장) 묵은찌꺼기: 콩팥, 오줌보, 전립선, 자궁내막염, 자궁, 전립선, 난소암
⑥ 곧은창자(직장) 묵은찌꺼기: 큰창자, 곧은창자암, 치질, 탈항
⑦ 변비→묵은찌꺼기→피 더럽힘→고혈압, 염통, 간, 콩팥병…
⑧ 변비→묵은찌꺼기→피 더럽힘→뇌압 오름→뇌출혈, 뇌경색, 치매, 정신병, 기억력저하, 머리아픔…

5) 묵은찌꺼기 없애기

① 날푸성귀 먹기: 날푸성귀는 보푸라기가 많아서 변비와 묵은찌꺼기를 없앤다. 5가지 남짓의 뿌리푸성귀, 잎푸성귀, 들풀을 골고루 먹어야 한다.

② 발효효소: 잘 먹고 잘 싸면 건강하다는 말이 있다. 암도 효소가 모자란 때문이므로 암을 이겨내고자 한다면 발효효소를 넉넉히 먹어야 한다.

③ 밥 굶기: 변비나 묵은찌꺼기를 다스리는 데 가장 좋은 것은 밥 굶기다. 이때 관장과 된장찜질을 하면 더 좋다. 관장과 된장찜질은 밥을 굶을 때 가장 큰 보람을 얻는다.

④ 관장: 약국이나 병원에서 쓰는 관장 물은 창자의 끈끈막을 망가뜨려 자칫 목숨을 잃을 수도 있다. 반드시 자연건강법에 의한 관장을 해야 한다. 관장은 묵은찌꺼기를 없앨 뿐만 아니라 창자 속의 독을 없애고 모자란 물을 채워주며, 창자 속의 상처를 낫게 하고 고름을 삭이는 아주 좋은 건강법이다.

⑤ 된장찜질: 된장찜질은 살갗 및 기름(피하지방)을 삭이고, 배에 찬 물을 빠지게 하며, 뱃살을 빼주지만, 무엇보다도 창자의 움직임을 도와서 변비나 묵은찌꺼기를 빼내는데 좋다.

⑥ 미네랄식이섬유: 보푸라기는 창자 속의 찌꺼기와 독을 빨아들여 몸밖으로 밀어낸다. 발효효소와 함께 먹으면 창자의 소화흡수력을 도우면서 암을 일으켰던 독과 찌꺼기들을 내보내므로 더욱 좋다.

⑦ 많이 씹음: 오래 씹으면 침이 많이 나온다. 하루에 1.5l 남짓 나오면 소화가 잘 되어 묵은찌꺼기나 변비가 생기지 않는다.

⑧ 물: 사람은 땀이나 오줌 따위로 하루 3l 남짓의 물을 내보내면 몸 구석구석에 찌꺼기가 쌓이지 않는다. 이렇게 내보낸 만큼 채워준다면 몸이 튼튼해진다. 하루 3l 남짓의 물을 마시면 변비나 묵은찌꺼

기가 생기지 않는다. 물도 지장약수와 같은 좋은 물을 마셔야지, 끓이면 물속의 효소가 모조리 죽어버려 변비가 생길 수 있다.

⑨ **바다풀소금**: 정제소금은 혈압을 올리고 콩팥을 상하게 하므로, 반드시 바다풀소금을 먹어야 한다. 바다풀소금에는 살아있는 미네랄이 엄청나게 많이 들어있어서 신진대사를 돕기 때문에 변비나 묵은찌꺼기가 생기지 않는다.

⑩ **많이 움직임**: 붕어운동 5분은 만 보 걷는 것보다 좋다. 붕어운동이나 합장합척 운동, 발목펌프운동 따위를 꾸준히 하면 변비나 묵은찌꺼기 걱정을 하지 않아도 된다.

⑪ **적게 먹음**: 적게 먹으면 밥통이 넉넉히 쉴 수 있어 튼튼해진다. 튼튼한 밥통은 움직임이 멈추지 않으므로 변비와 묵은찌꺼기가 생기지 않는다.

⑫ **아침밥 안 먹기**: 아침에는 콩팥과 큰창자가 부지런히 움직여 잠든 사이에 창자 속에 쌓였던 찌꺼기를 밀어내야 한다. 찌꺼기를 밀어내야 할 때에 먹게 되면 찌꺼기도 밀어내지 못하고, 먹은 것도 제대로 소화시키지 못해 변비나 묵은찌꺼기가 더 쌓인다.

옛날에는 배고파서 병들고 죽는 사람이 많았다. 그러나 이제는 배고파서 병들거나 죽는 사람보다는 너무 먹어서 병들고 죽는 사람이 더 많다. 따라서 무엇을 먹느냐를 걱정하기보다 어떻게 빼낼 것인가를 걱정해야 한다. 더욱이 목숨을 걸고 싸워야 하는 암 환우가 몸속의 독과 찌꺼기들을 빼내지 않고 특효약이나 특효처방만 찾는다면, 결코 건강을 되찾기는 힘들 것이다.

4. 아침밥을 먹지 말자

1) 아침밥을 먹어서는 안 되는 세 가지 까닭

'아침밥을 꼭 먹어야 한다.'는 사람들이 참 많다. 그 까닭도 많고 말도 참 많지만 한 가지 비슷한 것이 있다. 아침밥을 먹어야 한다고 하는 그들 거의가 그다지 건강하지 못하다는 것이다. 왜냐하면 아침밥을 먹는 것은 독을 먹는 것과 같기 때문이다. 아침마다 독을 먹는데 어찌 건강할 수 있겠는가!

더욱이 암에 걸린 사람은 아침밥을 절대 먹어서는 안 된다. 미루어 짐작컨대 아침밥만 먹지 않았더라도 암에 걸린 사람의 절반 남짓은 암에 걸리지 않았을 것이다.

아침밥을 먹어서는 안 되는 세 가지 까닭은 다음과 같다.

첫째, 우리 몸이 들려주는 이야기를 들어보면 결코 아침밥을 먹어서는 안 된다. 아침에 우리 몸의 틀(장기) 가운데 어떤 틀이 가장 부지런히 일을 하는가 재보면 가장 부지런히 일을 하는 틀은 콩팥과 큰창자다. 그와는 달리 가장 더딘 틀이 밥통과 작은창자다. 밤 동안 몸속에 쌓였던 찌꺼기와 독을 아침에 빼내야 하기 때문에 내보내는 틀(배설기관)인 콩팥과 큰창자가 가장 부지런히 일을 하는 것이다.

하지만 아침밥을 먹게 되면 내보내는 것에 힘을 쏟아야 할 때에 먹거리가 들어와 밥통이 움직이게 된다. 그렇게 되면, 우리 몸은 소화에 모든 힘을 쏟아야 하기 때문에 찌꺼기와 독을 빼내는 것이 어렵게 된다. 밥을 먹게 되면 졸리는 까닭도 밥 먹은 뒤에는 밥통이 일하는 것에 모든 힘이 쏟아야 하기 때문에 다른 틀들은 쉬어야 한다는 뇌의 속삭임인 것이다. 아침에 밥을 먹는 것은 독과 찌꺼기들을 내보내는 것을 막아 몸을 독과 찌꺼기들이 가득하게 한다. 때문에 아침밥을 먹는 것은 암에 걸리기 좋은 몸을 만드는 것과 같으며, 암에 이미 걸린 사람이라면 암이 잘 자랄 수 있는 몸을 만드는 것이 된다.

둘째, 독 쪽에서 보아도 결코 아침밥을 먹어서는 안 된다. 아침밥과 점심 저녁을 모두 먹었을 때 하루 동안 만들어진 독과 오줌은 75%가 빠져나가고 25%는 몸속에 남게 된다. 이런 사람에게 아침밥을 먹지 않게 하였더니 100%가 빠져나갔다. 이를 볼 때 아침밥을 먹는 것이 얼마나 몸속에 많은 독과 찌꺼기들을 쌓이게 하는 지 알 수 있다.

저녁을 먹지 않아야 한다는 사람들의 말에 따라 아침밥과 점심만 먹였더니 그들 말과는 달리 오히려 독과 오줌이 고작 67%만 빠져나가고 무려 33%나 되는 찌꺼기들이 몸에 쌓였다. 아침밥을 먹는 것은 병들기 위한 가장 부지런한 몸부림 가운데 하나인 것이다.

셋째, 겨레나 무리를 견주어 보더라도 더더욱 아침밥은 결코 먹어서는 안 된다. 언젠가 참으로 웃기는 이야기가 나온 적이 있다. "아침밥을 먹은 아이들이 아침밥을 먹지 못하는 아이들보다 성적이 좋았다. 그러니 아침밥을 꼭 먹여야 한다."는 엉터리 이야기가 나온 것이다. 몸이 좋지 않아서 아침밥을 먹지 못하거나 하루가 멀다고 싸우기나 하는 어버이 밑에서 자란 아이들과 좋은 어버이 밑에서 자란 아이들을 견주었으니 그 다음에 나올 것은 불을 보듯 훤한 것이었다. 그런 하나마나한 것을 '연구'라는 이름으로 겨레의 피 같은 돈을 허튼 곳에 썼으니 참으로 못났다.

그러나 이런 엉터리 '연구'와는 달리 다른 나라에서는 아침을 먹지 않은 아이들과 아침을 먹는 아이들의 성적을 견주어보았다. 그랬더니 우리와는 거꾸로 아침밥을 먹지 않은 아이들이 아침밥을 먹는 아이들보다 훨씬 성적이 높게 나왔다. 왜냐하면 아침밥을 먹지 않은 아이들은 우리나라 아이들처럼 몸이 좋지 못해 아침밥을 먹지 못한 아이들이 아니라 몸을 생각해 일부러 아침밥을 먹지 않은 아이들이었기 때문에 우리나라와는 거꾸로 아침밥을 먹은 아이들의 성적이 좋지 않았던 것이다.

따라서 우리나라에서도 두 무리로 나누어 한 무리는 한동안 아침밥을 먹지 않게 하고 다른 무리는 아침밥을 먹게 하면 반드시 다른 나라와 비슷하게 나올 것이다. 아침밥을 먹지 않으면 독과 찌꺼기들이 빠르게 빠져나가 뇌는 물론 몸의 모든 틀이 좋아질 것이기 때문이다. 그러려면 적어도 석 달 남짓은 기다려야 잘못된 몸이 바로 잡힌다. 따라서 석 달은 아침밥을 먹지 않게 한 다음, 그런 뒤에야 아침밥을 먹지 않았던 아이들과 아침밥을 먹었던 아이들의 성적을 견주어야 한다. 그래야만 비로소 누구나 받아들일 수 있는 이야기가 나올 것이다.

암에 걸린 사람이 석 달만 아침밥을 먹지 않는다면 아침밥을 먹던 잘못된 버릇은 저절로 사라지고 어느새 자신의 몸이 차츰 좋아지고 있다는 것을 깨달을 수 있게 된다. 자신을 병들게 했던 아침밥에 마음을 둔다면 몸이 좋아지기는 그만큼 힘들어 질 수밖에 없다.

제4장
말기 암도 이기는 갯벌황토찜질

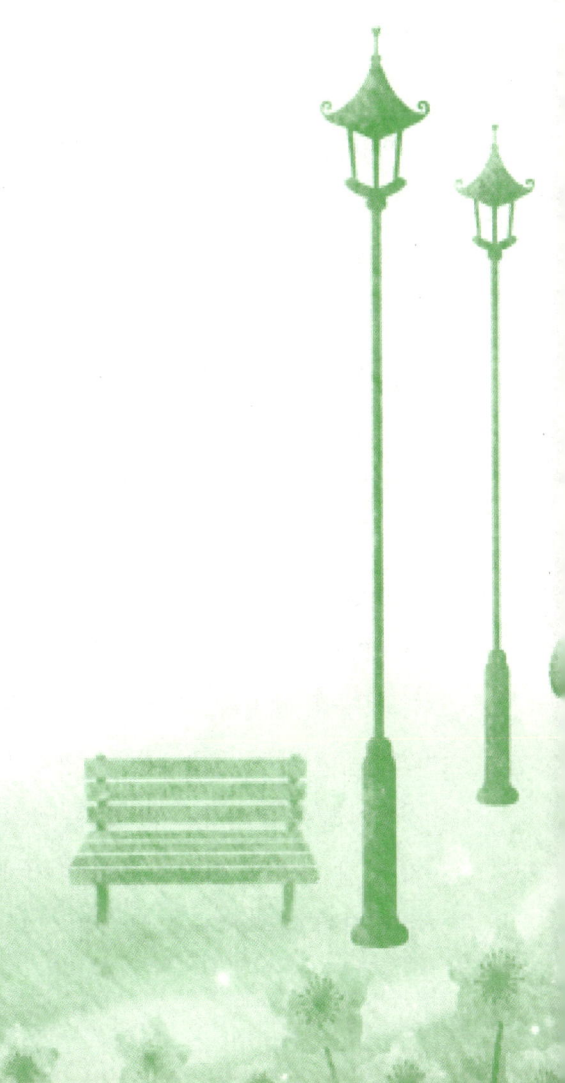

갯벌황토찜질이란

암은 분명 낫기 쉬운 병이 아니다. 그렇다고 해서 또 결코 못 고칠 병도 아니다. 암을 이기는 데는 한동안은 암과의 싸움에만 모든 것을 쏟아야 한다. 그 동안 귀가 닳도록 말했듯이 암을 고치려면 마음부터 바꿔야 한다. 목숨보다 돈에 마음을 빼앗긴다면 결코 목숨을 지키기 쉽지 않을 것이기 때문이다. 그 다음으로 암의 특성을 알고 그에 따른 전략과 전술을 써야 한다.

암의 특성을 7단계로 나누어 보았지만 암의 특성이 그 어떤 것이든 독을 없애고 피를 깨끗하게 하는 것이 가장 먼저 할 일이다. 암이 좋아하는 언저리, 곧 몸 안에 가득 찬 독을 없애지 않으면 암이 결코 몸으로부터 떠나지 않기 때문이다. 몸속에 찌든 찌꺼기를 없애는데 갯벌황토찜질만한 것은 없다.

갯벌황토찜질은 갯벌과 황토만을 쓴 것이 아니라, 갯벌과 황토에 게르마늄, 일라이트, 제오라이트, 맥반석, 목초액, 참숯 따위를 아우른 것이다. 갯벌황토찜질을 비롯해 게르마늄지장약수 및 맥반석, 일라이트, 소나무, 목초액을 쓴 황토방, 약수로 만든 발효효소와 같은 것들이 모두 모여 몸속의 갖가지 독을 없애고 암을 물리치는 도우미가 되게 하였다. 이러한 것들은 저마다 구실이 달라 서로 어우러지면 아무리 지독한 독을 뿜어내는 무서운 암이라 할지라도 풀이 꺾일 수밖에 없을 것이다.

 이 가운데 갯벌황토찜질은 온몸이 독을 담은 항아리나 마찬가지인, 간암이나 쓸개길 암, 콩팥암을 앓고 있는 사람들에게 큰 도움을 주리라 믿는다. 게다가 암이 열을 싫어한다는 것을 생각하면 암 환우에게 이보다 좋은 것은 없을 것이다. 따라서 암에 걸린 사람이라면 반드시 갯벌황토찜질을 해야 한다. 갯벌황토찜질을 하면서 공기 맑고 물 좋은 곳에서 하루 7번 남짓 풍욕을 곁들인다면 암을 물리치는데 더 없이 좋은 도우미가 될 것이다.

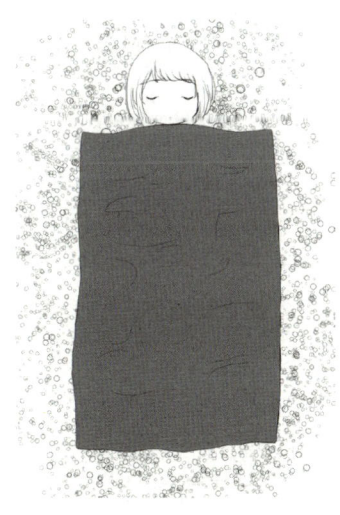

그림30 (갯벌황토찜질)

1. 암도 이기는 갯벌황토찜질

1) 갯벌황토찜질의 쓰임새

① **암세포 자람 억누르기**: 독을 없애는 힘이 세기 때문에 암세포가 내뿜는 엄청난 독을 빨아낸다. 이와 함께 온몸 구석구석에 아주 센 원적외선과 음이온을 불어넣어 열과 원적외선을 싫어하는 암세포를 뿌리부터 잘라버린다.

② **물찬 배 및 부은 것(부종) 빼기**: 된장찜질이나 푸성귀 죽은 배에 물이 차거나 부은 것에 좋지만, 끝(말기)에 가서는 그다지 효과가 없다. 갯벌황토찜질은 갯벌과 황토, 맥반석, 게르마늄, 일라이트, 제오라이트, 음이온볼, 항균볼과 같은 것들이 더러운 찌꺼기를 빨아들이고, 독을 없애며, 신진대사를 잘 되게 하고, 세포를 잘 자라게 하여 배에 물이 찬 것과 부은 것을 빠르게 빼준다.

③ **간암, 간경화, 간경변**: 간이 나빠지면 독을 없애는 일을 제대로 할 수 없게 된다. 이렇게 되면 모르는 사이 몸속에는 엄청난 독이 쌓이게 되는데, 이 같은 독에 의해 간은 물론 오장육부를 비롯한 모든 장기와 세포들이 독으로 굳어가면서 죽게 된다.

간은 죽음의 길목에 이르러서야 나빠진 것을 느낄 수 있어, 몸으로 느낄 때가 되면 이미 늦다고 보아야 한다. 간암으로 몇 달 살지 못할 사람들도 아직 아무런 느낌이 없다고 해서 함부로 사는 사람들이 많다. 그러다가 갑자기 나빠져 서너 달 사이에 죽음을 맞이하곤 한다. 당신도 그 길을 따라가겠는가? 간이 좋지 않은 사람들은 몸으로 느끼는 것에 마음을 두어서는 안 된다. 몸에 별다른 탈이 없다고 하더라도 언제든 목숨을 잃을 수도 있다는 것을 잊지 말고 갯벌황토찜질을 꾸준히 하여 미리 독을 없애야 한다. 그 길을 멀리한다면 당신도 언젠가는 가서는 안 될 길로 갈 수 있다는 것을 결코 잊지 말기를 바란다.

④ 자궁암, 자궁근종, 자궁내막염: 자궁암이나 자궁근종, 자궁내막염과 같은 자궁병도 6대 법칙을 꾸준히 하고, 미네랄식이섬유와 발효효소를 마셔서 신진대사를 잘되게 하면서, 갯벌황토찜질로 독과 고름을 빨아내면 좋아진다.

⑤ 변비, 묵은찌꺼기: 장이 좋지 않은 사람은 배가 차다. 갯벌황토찜질을 하게 되면 창자 속의 독이 빠져 나오고, 배가 따뜻해져 창자의 움직임이 좋아지므로 묵은찌꺼기가 빠지게 되고, 변비가 낫게 된다.

⑥ 우리 몸의 대청소: 갯벌황토찜질은 몸을 깨끗이 하는 쪽에서는 밥 굶기와 같은 도움을 얻을 수 있다. 누구나 할 수 있는 믿을 수 있는 찜질이며, 어떤 병에도 큰 도움을 주는 찜질이기도 하다.

⑦ 임신중독: 임신중독이 생기면, 바로 밥 굶기와 함께 갯벌황토찜질을 해주면 사나흘이면 좋아진다.

⑧ 고뿔: 고뿔이나 허파고름도 무릎아래찜질과 함께 갯벌황토찜질을 몇 차례 하면 쉽게 낫는다.

⑨ 살갗 가꾸기: 갯벌황토찜질로 몸속의 독을 뽑아내면 살갗도 깨끗해진다.

⑩ 티눈: 티눈도 목초액을 바르면서 갯벌황토찜질을 꾸준히 하면 없어진다. 티눈을 뽑아내기 위해서는 무릎 아래까지만 찜질을 하는 갯벌황토찜질도 좋다.

⑪ 식중독: 상한 먹거리나 복어 알에 중독되었을 때는 소금을 물에 짙게 탄 것을 한 사발 가득 마셔서 토해낸 뒤, 조금 옅게 다시 한 사발 가득 마시면 조금 있다가 설사와 같은 똥이 쏟아진다. 그렇게 한 뒤에 갯벌황토찜질을 하고 나면 개운해진다.

⑫ 요통, 견비통, 신경통: 신경통으로 허리나 어깨가 아파 견딜 수 없는 사람도 6대 법칙과 갯벌황토찜질을 꾸준히 하면 거의 낫는다.

⑬ 관절염: 허리베개와 특수 모관운동 및 토란고약을 쓰면서 갯벌황토찜질을 하면 어지간한 관절염은 한 달 남짓이면 개운해진다.

2) 갯벌황토찜질을 할 때 알아둘 일

① 찌꺼기 태움: 처음에 갯벌황토찜질을 하면, 발이나 배가 욱신거리면서 힘차게 맥이 뛰는 것을 느낄 수 있다. 배가 꿀꿀 하면서 방귀가 나오거나 트림이 나오기도 하고, 때로는 구역질이 나기도 하며 사람에 따라 여러 가지로 나타난다. 이런 것은 모두 몸을 대청소하기 위해 몸 안에 있는 찌꺼기들을 태워 없애면서 만들어진 가스가

나오는 것이다.

② 독 빼내기: 튼튼한 사람은 땀구멍이 열리기 쉽고, 살갗호흡도 잘되기 때문에 갯벌황토찜질을 하는 동안 기분 좋게 잠들 수 있다. 그러나 몸이 좋지 않은 사람이나 갯벌황토찜질에 익숙하지 않는 사람은 땀구멍이 넉넉히 열리지 않아, 몸에서 찌꺼기들을 내보내려고 애를 써도 내어보내지 못하기 때문에 첫날은 괴로워서 자지 못하는 사람도 있다.

③ 나아가는 길목: 병을 앓고 있는 환우나 병을 앓은 적이 있는 사람은 갯벌황토찜질을 하면 죽어가던 신경이 되살아나므로, 처음에는 아픈 곳에 더 큰 아픔이 생기기도 하고, 아토피성 살갗염과 같은 여러 가지 병이 도지는 명현현상이 일어나기도 한다.

④ 가려움, 두드러기: 갯벌황토찜질을 하면, 몸이 몹시 가렵기도 하고, 살갗병을 앓은 적이 없는 사람인데도 두드러기 같은 것이 돋아나기도 한다.

⑤ 두통, 구역질: 밥통이 나쁜 사람은 배가 슬슬 아프기도 하고, 머리가 아프거나 구역질과 같은 여러 가지 탈이 나타나기도 한다. 그것은 자신도 모르는 사이에, 몸속에서 빠져 나온 독이 코로 다시 몸속에 들어오면서, 역겨움에 머리가 아프고 구역질이 나는 것이다. 이때는 토종오이 짠물을 한 모금씩 마시면서, 즙을 짜고 남은 찌꺼기를 머리에 붙이고 있으면 머리가 맑아지고 구역질이 멈춘다.

⑥ 명현현상: 이러한 일들이 나타나면, 명현현상에 대해서 모르는 사람은 병이 오히려 커지는 것으로 잘못 알고, 갯벌황토찜질을 그만 두거나 약물에 손을 대기도 한다. 그러나 이것은 낫기 위한 몸부림으로서, 병의 뿌리가 되었던 몸속의 찌꺼기를 한꺼번에 내보내다가 나타나는 것이다. 살갗이 독을 한꺼번에 내보내는 것이 버거워 나타나는 탈이기도 하고, 독으로 저리던 신경이 풀리면서 나타나는 탈이기도 하다. 기뻐할 일이지 결코 걱정할 일은 아니다.

⑦ 긴장을 풀 것: 편안한 마음으로 긴장을 풀고 힘써 하다보면, 반드시 좋은 열매를 얻을 수 있을 것이다.

⑧ 생각의 틀을 깨자: 병은 무조건 나쁘다는 생각으로 병을 원수 보듯 하는 사람들이 참 많다. 환우가 하루 종일 병에만 매달려 생각의 틀을 벗어나지 못하면 결코 병을 이길 수 없다. 한발 비켜 되돌아보면 병을 불러들인 것도 당신이요, 병을 키운 것도 당신이다. 거기서 한 걸음을 더 비켜 되돌아보면 병은 원수가 아니라, 잘못된 나를 바른 길로 이끄는 스승이라는 것도 깨닫게 될 것이다.

이렇게 되면 끝없는 탐욕으로부터 한 걸음 비켜서게 되고 탐욕으로부터 멀어지면 마음은 가라앉게 되니, 온몸이 부드러워지고 가벼워져 모든 세포가 기운을 얻게 된다. 땀구멍도 자연스럽게 열려, 열린 땀구멍으로 묵은 때가 빠져나가 모르는 사이에 병은 멀어지고 건강은 가까워지게 된다.

⑨ 물, 감잎, 칠면초발효효소: 땀을 흘리게 되면 물이 빠져나가므

로, 피가 끈끈해져서 신진대사가 잘 안 되고, 몸이 나른해지면서 기운이 빠질 수 있다. 이때는 감잎과 칠면초효소(함초효소)를 시원한 물과 함께 조금씩 자주 마셔야 한다.

⑩ 빈혈, 병이 깊은 사람: 빈혈이 있거나 병이 깊은 사람은 너무 오래하지 않는 것이 좋다. 더욱이 고혈압이나 심장병이 깊은 사람은 열이 올라가면 숨쉬기 힘들어질 수 있어 큰일이 날 수 있다. 갯벌황토찜질이 좋다고 너무 무리해서는 안 된다.

⑪ 사람을 멀리 함: 갯벌황토찜질을 하면, 갯벌이나 황토, 게르마늄, 맥반석, 일라이트, 제오라이트와 같은 것들이 독을 빨아들이기 때문에, 몸속에 쌓였던 독이 한꺼번에 빠져 나오면서 지독한 냄새를 풍기기도 한다. 그러므로 밥 굶기를 할 때와 마찬가지로 되도록 말을 적게 하고 사람을 만나지 않는 것이 좋다. 환우 자신은 그다지 느끼지 못해도, 다른 사람들은 구역질이 나올 만큼 역겨운 냄새를 참아야 하는 때도 있기 때문이다.

⑫ 쉼: 갯벌황토찜질을 한 다음 날은, 잠이 쏟아진다. 몸이 지친 때에는 며칠 쉬었다 하거나, 이레에 한 번 남짓 하다가 익숙해지면 자주 하도록 한다.

⑬ 밥통병, 저혈압: 밥통이 탈이 난 사람은 갯벌황토찜질을 하다가 토하기도 하고, 때로는 갯벌황토찜질을 끝내고 목욕을 한 뒤에 머리가 무겁고 아찔해지면서 토하는 사람도 있다. 저혈압이 있는 사

람이 밥통이 나쁠 때, 밥통 속에 들어있는 찌꺼기를 토해내는 것이므로 좋은 일이다.

⑭ **부인과병**: 아무렇지도 않던 사람이, 갯벌황토찜질을 하였는데 갑자기 어깨에 자주색 뾰루지가 생기기도 한다. 이것 또한 생식기에 쌓여 있던 독이 한꺼번에 빠져 나오면서 뭉친 것이다. 그것이 그대로 눌러 붙게 되면 나쁜 혹(악성종양)이나 고치기 힘든 병의 뿌리가 된다.

2. 갯벌과 건강

1) 갯벌의 값어치

① 미네랄이 많기 때문에 온천에 들어가는 것과 같은 좋은 느낌을 느낄 수 있다. 호르몬이나 비타민과 같은 것들이 들어 있어서 신진대사나 순환계, 신경계에 좋다.

② 미끌거리는 것(콜로이드)과 작은 알갱이가 많기 때문에 균을 억누르는 힘이 뛰어나 살갗에 탈이 난 것을 고친다. 갯벌 흙은 바다풀이나 물고기의 똥 또는 그들이 죽어서 내놓은 유기물이나 흙의 미네랄과 같은 것들이 쌓이고, 여기에 오랜 나달동안 미생물의 도움으로 만들어 졌기 때문에, 탄소, 질소, 인, 유황, 철, 규소와 같은 수많은 미량원소들이 많이 들어있다.

③ 여러 가지 유기물질이 들어 있고, 프롤란, 에스트로겐과 같은

호르몬을 닮은 것들이 들어 있다. 뿐만 아니라, 티아민, 아스코르빈 산, 비타민B_{12}, 리보플라민과 같은 비타민도 들어있다.

2) 갯벌 흙의 쓰임새

① **고름을 막음**: 갯벌 흙을 탈이 난 곳에 바르면 피와 림프의 흐름이 좋아져 고름이 잘 빠지며 병든 세포를 되살린다. 또한 백혈구가 제구실을 하게 되어 균을 빠르게 억누름으로서 고름찌꺼기를 없애며, 흉터를 남기지 않는다.

② **물질대사를 도움**: 갯벌 흙은 찌꺼기를 내보내는 일을 돕고, 물질대사를 잘 되게 한다. 효소를 돕는 카탈라제와 글루타치타온이 제구실을 하게하여 단백질 분해를 잘되게 한다. 에너지대사를 도와 발암물질인 과산화지질이 쌓이는 것을 막으므로, 염통, 간, 근육, 콩팥과 같은 조직에서 핵산이 만들어진다.

③ **생체자극 작용**: 갯벌 흙은 신경을 되살리는 일을 하므로 세포가 잘 자라고 오래 산다. 또한 부신피질에서 스테로이드 호르몬을 잘 나오게 하여 면역력을 높인다. 또한 효소를 만드는 틀이 되살아나 약이 잘 들도록 한다.

④ **면역력을 높임**: 갯벌 흙은 줄어든 T림프구를 늘려 세포성 면역 기능을 높여, 씨(DNA)가 바뀐(변종) 단백질의 자기 항체 생성을 억누른다.

⑤ 아픔멎이(진통), 마음 가라앉힘(진정): 갯벌 흙으로 찜질을 하면 근육, 결합조직, 신경을 가라앉혀 아픔을 멎게 한다. 또 교감신경과 부교감신경의 어울림을 바로잡아 아픔을 멎게 하고 마음을 가라앉게 한다.

⑥ 내분비 기능이 좋아짐: 내분비계는 호르몬이 나오는 곳으로, 호르몬은 많아도 병이 되고 적어도 병이 된다. 갯벌 흙은 뇌하수체, 부신, 갑상선, 난소와 같은 내분비계가 제구실을 하도록 도와 호르몬을 알맞게 내보내게 한다.

더욱이 스테로이드 호르몬이 잘 나오게 하여 살갗을 아름답게 하며, 갑상선이 제구실을 하도록 돕는다. 성기(질과 난소)에 피가 잘 돌게 하여 바르게 자라도록 도우며, 질과 난소가 제구실을 하게하여, 질이나 자궁에 고름(염증)이 생기는 것을 막아 질과 자궁을 깨끗하게 한다.

3. 황토와 건강

1) 황토란?

황토는 끈끈해 물을 넣으면 찰흙으로 바뀐다. 실리카(SiO_2), 알루미나(Al_2O_3), 철분, 마그네슘(Mg), 나트륨(Na), 칼륨(K)들로 이루어져 있다. 이 같은 것들과 여러 가지 효소가 들어있어 황토를 '살아 있는 흙'이라고 부르기도 한다. 황토는 겉이 넓은 벌집과 같아서 이 구멍 안에 많은 원적외선을 빨아들여 두었다가, 열을 받으면 내뿜는다. 곧 황토는 태양에너지를 빨아들이는 규소성 광물로서 '태양에너지의 저장고'라고 할 수 있다. 또한 황토는 수많은 구멍 속에 열을 넣어두기 때문에, 황토는 추울 때도 따스하고, 수많은 구멍이 열을 가두어 두기 때문에 좋은 단열 보온제가 되기도 한다.

황토 한 숟가락에는 약 2억 마리의 미생물이 살고 있어서, 이들이 여러 가지 효소를 만든다. 예로부터 황토는 살아 있는 흙이라고 해서 많은 사람에게 도움을 주어 왔다. 황토에 들어있는 효소에는 카탈라아제, 디페놀 옥시다아제, 사카라제, 프로테아제와 같은 것들이 들어 있는 것으로 밝혀졌다. 이 효소들은 독을 없애거나 빼내는 구실을 한다.

2) 황토의 값어치
① 피를 잘 돌게 하고 신진대사를 잘되게 한다.
② 관절염, 근육통, 요통, 자율신경 실조증(교통사고 후유증)에 좋으며, 몸속의 찌꺼기들을 빨아들인다.
③ 나쁜 찌꺼기를 빨아들여 살갗을 아름답게 하며, 몸속 독을 없애고 아픔을 줄여준다.
④ 고름을 없애 암을 억누른다.
⑤ 마음을 가라앉히고 몸과 마음을 바르게 하며, 황토방에서 자고 일어나면 상쾌하고 기운이 넘친다.
⑥ 황토의 온도 파장은 부드럽고 포근하며 상쾌해서 아이들 성격을 바르게 하고, 수험생의 성적을 높이는데 도움을 준다.
⑦ 적조를 막음: 남해안에 나타난 적조를 막기 위해 황토 가루를 뿌려 좋은 열매를 거두고 있다. 황토의 살균, 자정능력 때문이다.

⑧ 균을 죽이고 독을 없앰: 물고기를 기를 때 황토를 풀어 넣으면 오염된 물과 농약 따위를 정화하고 해독하여 고기의 떼죽음을 피할 수 있다. 이처럼 황토는 독을 없앨 뿐만 아니라 물고기를 죽게 만드는 세균이나 바이러스를 죽이거나 물고기의 면역력을 높여 물고기가 잘 자라게 한다.

⑨ 황토에서 자란 약용식물들의 약효: 황토에서 자란 푸성귀나 약용식물의 약효는 뛰어나 좋은 약초 구실을 톡톡히 한다. 황토에서 자란 녹두나 무, 메밀과 같은 것들은 독을 없애는데 쓰이기도 한다. 메밀은 황토에서 잘 자라며, 성인병 예방, 고혈압, 당뇨병과 같은 것에 좋으며 항암제로도 손색이 없다고 한다. 무도 황토에서 자란 것은 인삼에 못지않다. 송이버섯은 붉은 소나무 밑 솔잎이 썩은 곳에서 자란다. 송이버섯은 항암버섯으로 이름이 높다. 이렇듯 황토에서 자란 약용식물들의 약효가 뛰어남을 알 수 있다.

⑩ 짐승도 아는 황토의 치유력: 짐승들은 상처를 입거나 병들게 되면 먹지 않고 황토 흙이나 황토 흙탕물에 들어가 뒹군다. 이것은 짐승 스스로 터득한 자연치유법이다. 짐승보다는 아둔하지만 사람이 기르는 닭이나 개도 상처를 입거나 병들면 황토밭의 흙을 파헤치거나 황토 흙을 몸에 끼얹는 것을 볼 수 있다.

3) 약수로 빚은 갯벌황토구슬

갯벌황토찜질을 위해서는 갯벌이나 황토를 직접 몸에 바르거나 찜질을 할 수도 있겠지만, 이것은 음부나 손톱, 발톱에 갯벌이나 황토가 들어가서 좋지 않다. 뿐만 아니라, 갯벌황토찜질을 하고 나서 씻는 것도 매우 불편하다. 또한 계절의 영향도 많이 받기 때문에 촌각을 다투는 암 환우에게는 맞지 않는다. 그러나 갯벌황토로 구슬을 만들어 그 속에 들어가 찜질을 하면 몸에 달라붙지도 않고, 갯벌이나 황토가 빨아들인 독이나 찌꺼기들을 약수로 씻어낸 후 다시 쓸 수 있기 때문에 아주 편리하다.

급하다고 중금속이 들어있는 황토나 오염된 갯벌 흙으로 갯벌황토구슬을 만들어 쓰게 되면, 몸속의 독이나 찌꺼기들을 빨아내기는 커녕 오히려 독이나 오염물질을 몸속에 집어넣는 잘못을 저지를 수도 있다. 뿐만 아니라 오염된 지하수나 수돗물로 갯벌이나 황토반죽을 만든다면 건강에 아주 좋지 않은 영향을 미치게 된다.

갯벌황토찜질을 위해 만드는 '갯벌황토구슬'은 갯벌황토찜질을 할 때만 쓰는 것이 아니라, '게르마늄 지장약수'에도 들어가므로 중금속이나 오염물질이 전혀 들어있지 않은 가장 좋은 황토만을 고르고 골라 쓰고 있다. 이 갯벌황토구슬에는 황토만 들어가는 것이 아니라, 원적외선 및 음이온을 내뿜는 게르마늄과 맥반석, 금강약돌, 일라이트, 제오라이트, 음이온볼과 같은 여러 가지 돌을 쓴다. 이것들은 미네랄이 많이 들어있는 것들이기도 하다.

4. 게르마늄, 맥반석, 일라이트와 건강

앞서 말했듯이 갯벌황토찜질을 위한 갯벌황토구슬을 만들 때 맥반석과 게르마늄, 일라이트와 같은 음이온과 원적외선을 많이 내뿜는 돌들을 쓴다.

1) 게르마늄과 건강

(1) 게르마늄이란

게르마늄은 금속이 아닌 반도체인데 이것은 생리적으로도 매우 중요하다. 왜냐하면 혈액을 비롯한 저마다의 세포는 반도체의 성질을 지니고 있기 때문이다.

우리 몸은 아주 낮은 전류가 흐르고 있기 때문에 전기를 지닌 아주 작은 것들이 엉겨 붙은 덩어리라고 할 수 있다. 저마다의 기관과 세포는 하나하나 그들만이 지니고 있는 저마다 정해진 전위가 있고, 그 전위가 뒤틀리면 병이 된다. 이런 곳에 반도체가 들어가면 잘못된 전기적 어울림을 바로잡기 때문에 아픔이 사라지게 된다.

본래 반도체란 전기가 너무 많이 흐르면 흐름을 막고, 전기가 잘 흐르지 않으면 전기를 흐르게 한다. 게르마늄은 높은 전위를 지닌 암세포로부터 전자를 빼앗아 전위를 낮추는 일을 해서 암세포의 전자회로를 바르게 되돌리기 때문에 잘못된 세포인 암세포의 자람을 막는다.

게르마늄은 흙속에도 있으며 풀이나 나무속에도 있고 약수에도 들어있다. 게르마늄 미립자의 전자는 몸속 구석구석에 들어간다. 게르마늄 핵 주위를 돌던 전자가 피 속에서 암과 같은 고치기 힘든 병을 일으키는 산화된 수소이온에 달라붙으면, 20여 시간 내에 콩팥을 거쳐 오줌으로 나오면서 여러 가지 독이나 나쁜 찌꺼기를 내보낸다.

(2) 게르마늄의 값어치

게르마늄은 몸속에 산소를 잘 들여보내게 하고, 면역세포인 NK(Natural Killer)세포와 마크로파지, T림프구의 구실을 좋게 하여 면역기능을 튼튼하게 할 뿐만 아니라, 핏줄 속의 찌꺼기들을 없애주고 혈압을 저절로 맞춰주는 것과 같은 여러 가지 이로움을 주는 미량원소이다.

게르마늄을 전문으로 연구하는 학자들은 게르마늄을 '고치기 힘든 병을 다스리라고 신이 인간에게 준 선물'이라며 극찬하고 있다. 실제로 게르마늄이 몸에 미치는 영향은 놀라움 그 자체이다. 옛날부터 한방에서 써온 약초들은 어떤 곳에서 어떤 흙으로, 어떻게 기르느냐에 따라 얼마나 들어있느냐가 달라지지만, 어떤 것이든 조금씩은 게르마늄이 들어 있는 것으로 밝혀졌다.

(3) 게르마늄의 전기적 작용원리

① 튼튼한 세포의 전기적 반응

음전자(-)와 양전자(+)가 잘 어우러지면, 세포의 핵과 핵 주위를 도는 전자가 다른 세포와 알맞은 거리를 지키고 있어, 부딪치거나 뒤흔들지 않는다. 그런데 음전자(-)와 양전자(+)의 어울림이 깨지면 세포는 탈이 나게 된다. 이때 어울림이 깨진 세포는 바른 세포를 끌어들여 전기적 어울림을 이루려하지만, 바른 세포는 전기적 어울림을 빼앗기지 않기 위해 버티다 부딪치게 되면서 뒤흔들리게 된다.

② 병든 세포의 전기적 반응

음전자(-)와 양전자(+)의 어울림이 깨지면, 제구실을 못하고 암세포와 같이 탈이 나는데, 이것 때문에 몸이 아프게 된다. 이때 게르마늄은 어울림이 깨진 것을 느끼게 되면 반도체로서의 성질 때문에 (+)전자로 되기도 하고, (-)전자로 되기도 하여 깨어진 어울림을 맞추어 몸의 아픔을 덜어준다. 전자는 (-)에서 (+)로 흐르기 때문에, 음이온을 내놓아 세포의 뒤엉킨 전자수를 맞춘다.

③ 게르마늄의 구실

현대인들은 전자파 공해와 스트레스 그리고 영양의 지나침과 영양불균형 속에서 끊임없이 전기적 공격을 받고 있기 때문에, 각 세포만 봐도 불안정한 세포가 많을 수밖에 없다.

반도체 성질을 지닌 게르마늄은 언제든 음전자나 양전자로 바뀔 수가 있다. 따라서 주위의 불안정한 상태를 정상상태로 돌려놓을 수 있다. 이 같은 반도체의 성질을 이용하면 불안정한 세포를 늘 안정된 상태로 유지할 수 있다.

2) 맥반석과 건강

(1) 맥반석이란

맥반석은 그 생긴 모습이 '보리밥'과 같다고 하여 맥반석이라는 이름이 붙었다. 주성분은 무수규산과 산화알루미늄이며, 산화제2철이 조금 들어있다. 이 가운데 약돌로 알려진 것은 누르스름한 흰색을 띤 맥반석으로, 옛날에는 한약을 거르는 여과제, 부스럼 또는 뾰루지와 같은 살갗병을 다스리는 소염제로 썼다.

맥반석은 $1cm^3$에 3~15만 개의 구멍이 있어서 찌꺼기를 잘 빨아들이고, 여러 가지 미네랄을 지니고 있다. 그리고 중금속과 이온을 맞바꾸는 일을 하기 때문에 중금속을 없애는데도 쓰이며, 이 돌을 뜨겁게 하면 원적외선을 내놓는다.

(2) 맥반석의 쓰임새

① 빨아들임: 맥반석은 구멍이 많은 돌이기 때문에 구멍 속에 찌꺼기나 세균 따위를 빨아들이며, 냄새를 없애 썩는 것을 막는 구실도 한다. 이 밖에도 수은과 같은 중금속을 빨아들이고, 시멘트와 섞어 쓰면 시멘트 독을 줄여주며, 균을 없애고 벌레를 막으며, 냄새를 없애고 살갗병에도 두루 쓰인다. 0.1ppm의 수은 용액에 10%의 맥반석을 넣었더니, 4시간 뒤에 85%를 빨아들였다.

② 미네랄: 거의 모든 돌은 미네랄을 몇 가지만 지니고 있지만 맥반석은 우리 몸에 쓰이는 거의 모든 미네랄이 들어있는 것으로

밝혀졌다.

③ PH를 다스림: 센 산성이나 센 알칼리성 물이라도 맥반석을 넣으면, 약알칼리성(pH7.2~7.4)으로 변해 몸에 알맞은 물로 바뀐다.

④ 이온을 주고받음: 찌꺼기를 빨아들이고 이온은 주고받는 일을 하므로 물속에 있는 찌꺼기를 빨아들여 물을 맑게 한다. 또한 미네랄이 많아 물을 약수로 만들어 성장발육, 두뇌 움직임, 생식기능, 호르몬의 생산 및 활성, 세포활성화와 대사 따위를 돕는다.

⑤ 물속 산소 늘림: 맥반석은 물속에 산소를 늘려, COD(화학적 산소요구량), BOD(생물학적 산소요구량)를 낮게 하여 물이 썩는 것을 막는다.

⑥ 원적외선이 많이 나옴: 원적외선을 내보내 피를 잘 돌게 하고, 신진대사를 잘 되게 한다.

⑦ 분해 작용: 맥반석은 물속의 해로운 세균이나 나쁜 찌꺼기 따위를 없앤다. 염소가 50ppm 들어있는 10ml의 수돗물에 맥반석 2g을 넣으면, 30분 뒤 염소를 30ppm이나 없애는 것으로 나타났다.

3) 일라이트와 건강
(1) 일라이트란
일라이트는 중금속 및 유독가스를 잘 빨아들이고 냄새를 없애며,

상온에서도 많은 원적외선과 음이온을 내보내며, 세균과 바이러스를 억누른다. 이밖에도 면역력을 높이고 병을 낫게 하며, 잘 자라도록 한다.

(2) 쓰임새
① 중금속 빨아들임: 5가지 중금속(Cu, Zn, Fe, Cd, Pb)을 노랑과 하얀 일라이트로 얼마나 빨아들이는가를 살펴보니, 일라이트를 많이 넣을수록 중금속도 비슷하게 줄어드는 것으로 나타났다.

② 나쁜 가스 빨아들임: 5가지 나쁜 가스인 NH3, SO2, CO, H2S, Cl2와 같이 몸에 나쁜 가스를 얼마나 빨아들이는 가를 살펴본 바, 95~100%까지 빨아들이고, 냄새를 없애는 것으로 나타났다.

(3) 원적외선을 내보냄
① 세포활성: 원적외선은 세포를 활성화시킨다. 암세포와 싸워 나가야 할 정상세포 더욱이, 면역세포는 원적외선의 도움을 받아야 한다. 원적외선 가운데 5.6~14μm의 파장을 가지는 원적외선은 병든 세포와 잘못된 세포를 되살리는 빛줄기로 살갗 아래 4~5cm까지 들어간다. 한국건자재 시험연구원에서 원적외선이 얼마나 나오는지 알아보니, 일라이트는 원적외선이 93%나 나오는 것으로 나타났다.

② 몸을 따뜻하게: 5.6~14μm의 원적외선이 몸에 들어가면 물과 유기화합물이 서로 어울려 떠는 움직임이 일어난다. 그에 따라 열기운이 높아져 몸이 따뜻해지는데, 이 기운은 몸속 깊은 곳까지 들

어가 몸속세포를 튼튼하게 하고, 신진대사를 도우며, 몸의 기운을 높여준다. 암세포는 열을 싫어하므로 일라이트가 들어간 갯벌황토 찜질을 하면 암을 다스리는데 도움을 받을 수 있다.

③ 세포를 튼튼하게, 신진대사가 잘 되게: 원적외선은 몸의 살갗을 3~5cm까지 뚫고 들어가 근육, 핏줄, 림프선, 신경과 같은 모든 세포를 되살린다. 뿐만 아니라, 실핏줄과 가는 들핏줄을(미세정맥) 늘리고 피를 잘 돌게 하며, 신진대사가 좋아지고 체액의 흐름이 좋아지며, 조직을 되살린다. 암을 이겨내기 위해서는 암세포를 약물이나 방사선으로 태워 없애는 것보다는 암과 싸워나갈 좋은 세포를 튼튼하게 하는 것이 바람직하다.

④ 숙성을 도움: 숙성이란 먹거리의 단백질, 지방, 탄수화물이 효소, 미생물의 도움으로 발효되어 좋은 냄새와 맛을 지니는 것을 말한다. 원적외선은 물 분자를 작게 하여 단백질, 지방, 탄수화물과 물의 어울림을 좋게 한다. 이렇게 해서 모자란 산소를 채워주고 숙성을 빠르게 한다. 뿐만 아니라, 물 분자 속에 들어있던 해로운 중금속 따위를 물 분자를 쪼개서 밀어낸다. 물을 거를 때 일라이트가 반드시 쓰이는 까닭이다.

(4) 음이온을 내보냄
정상적인 세포는 세포막을 울타리로 바깥쪽이 양(+)전위이고, 안쪽이 음(-)전위로 (-)쪽이 (+)쪽보다 늘 높다. 이 때문에 세포막 안팎에도 전위차가 생기게 된다. 이 때문에 세포는 피로부터 영양분을 받고 나쁜 찌꺼기를 내보내게 된다. 그러나 몸에 (+)전위가 높게 되면, 다시 말해 음이온이 모자라면 세포가 숨쉬기 힘들어지고 영양을 받아들이기 힘들어지며 나쁜 찌꺼기를 내보내지 못해, 우리 몸의 세포는 힘을 잃고 암과 같은 여러 가지 병에 걸리게 된다.

일라이트는 많은 음이온을 만들어 언저리를 깨끗하게 한다. 뿐만 아니라, 음이온이 원적외선과 함께 세포 속에 들어가 암세포와 같은 나쁜 세포의 자람을 억누름과 함께 좋은 세포나 면역세포에 힘을 주고, 피를 잘 돌게 한다.

① 세포가 힘을 얻음: 세포는 세포막을 사이에 두고 끊임없이 영양소와 산소를 받아들여 몸의 버팀목이 되고 있다. 세포막이 망가져 양이온이 많아지면 세포는 세포막으로 영양을 받아들이지 못하게 된다. 거꾸로 음이온이 많아지면 자율신경이 힘을 얻어 혈압과 맥박이 바르게 되므로, 스트레스를 풀고 마음을 가라앉혀 집중력이 높아지고 몸의 면역력과 스스로 낫는 힘이 커진다.

② 피 돌림을 좋게: 체액이 산성이나 알칼리성으로 기울게 되면 몸은 이온의 어울림을 잃고 병들게 된다. 음이온은 붉은 피(적혈구)의 철분을 다스려 혈구의 움직임을 좋게 하고 피가 잘 돌게 하여 피를 깨끗하게 한다.

③ 저항력을 높임: 혈청 속에 들어있는 면역성분인 글로불린(globulin)을 늘려 저항력을 높이며, 새로운 세포를 만들고 신진대사

가 잘 되게 해준다.

④ **자율 신경계 다스림:** 음이온은 신경계통 및 혈액, 세포, 림프액 따위를 도와 제구실을 하도록 돕는다. 뿐만 아니라, 뇌세포와 감정중추를 가라앉혀 단잠을 자게하고 피로를 없애준다. 또한 들뜬(과민)신경을 가라앉혀, 혈압을 떨어뜨리는 구실도 한다.

5. 창자를 깨끗하게 하고 독을 없애는 발효효소

현대의학에서는 병을 수천수만 가지로 보지만, 자연의학에서는 병은 없다고 보거나, 병을 한두 가지로 본다. 한의학의 역사가 수천 년에 이르지만, 그들이 수천 년 동안 좇아 왔던 것이 바로 창자를 깨끗하게 하고 독을 빼내는 것이었다.

창자를 깨끗하게 하고 독을 빼내는 가장 좋은 먹거리가 발효효소다. 발효효소는 소화흡수를 잘 되게 하고, 분해배설을 돕는다. 잘 먹고 잘 싸면 암도 고칠 수 있다. 암도 효소가 모자라기 때문에 생긴다. 암을 이겨내기 위해서는 발효효소를 꼭 먹어야 하는 까닭이 여기에 있다.

질긴 삶의 기운을 지닌 갖가지 약이 되는 풀들을 발효시켜 만드는 발효효소는 무엇보다 오래 묵히는 것이 좋다. 사랑지기에서 만드는 발효효소는 세 해가 넘도록 묵혀 만들기 때문에 한 해도 묵히지 않은 발효효소와는 견줄 수 없다.

6. 황토방과 황토옷

위에서 살펴본 것처럼 황토는 독을 없애고 병을 낫게 하는 힘을 지니고 있기 때문에 암 때문에 힘들어 하는 사람이라면 황토로 지어진 집이나 황토방에서 사는 것이 좋다.

암을 이겨내기 위해 잘 먹고 잘 싸는 것과 함께 잘 자는 것 또한 빼놓을 수 없다. 황토는 열전도율이 시멘트보다 낮기 때문에 여름에는 시원하고 겨울에는 따뜻하다. 또한 황토는 구멍이 많아서 물이 많을 때는 물을 빨아들여 습하지 않게 하고, 습기가 적을 때는 물을 내보내서 메마르지 않게 한다. 이러한 황토를 쓴 것이 황토방으로서 목숨을 걸고 싸워야 하는 암 환우라면 황토방에서 자야 한다.

이와 함께 빼놓을 수 없는 것 가운데 하나가 옷이다. 우리의 건강과 삶을 다스리는 세 가지를 들 때 '식의주'라거나 '식주의'라 하지 않고 '의식주'라고 한다. 먹는 것은 기껏해야 한두 시간이면 되고, 자는 것도 기껏해야 여덟 시간이면 되지만 입는 것은 하루 종일 우리의 건강을 다스리기 때문이다.

황토방도 좋지만 암을 이겨내기 위해서는 암을 일으키는 정전기와 화학약품으로부터 벗어나지 않으면 안 된다. 사랑지기에서는 황토 옷을 입는 것을 으뜸으로 여긴다. 그래서 해독수련과정에 함께한 모든 이들은 황토로 물들인 옷을 입게 된다.

7. 물과 건강

모든 병이 그렇듯이 병을 이겨내기 위해서는 식이요법이 매우 중요하다. 암 또한 마찬가지다. 물은 우리가 먹는 먹거리의 80%가 넘을 만큼 매우 중요하다. 다시 말해 식이요법에서 지느냐 이기느냐는 물에서 80%가 가름된다. 이렇듯 중요함에도 암에 걸린 사람들은 물을 바꾸려하기 보다는 특효약부터 찾는다. 자신을 병들게 하였던 물을 바꾸지 않으면서 그 어떤 특효약을 먹는다한들 그것이 어찌 약이 될 수 있겠는가? 우물에서 숭늉 찾는 것이 더 나을 일이다.

물은 목숨의 밑바탕이다. 모든 생물은 물로부터 왔고, 물이 없이는 잠시도 살 수 없다. 또 어떤 물을 마시고 얼마나 마시며, 어떻게 마시느냐에 따라 암과 같은 고치기 힘든 병이 나빠질 수도 있고, 좋아질 수도 있다. 따라서 암을 이기려면 무엇보다 물부터 바꿔야 한다.

1) 물과 건강

① 어떤 물을 마실 것인가?

물은 그냥 자연그대로의 물이어야 한다. 중금속이나 나쁜 찌꺼기가 들어있지 않으면 된다. 미네랄이 많이 들어있는 지장약수라면 더없이 좋다. 끓인 물은 좋지 않다. 물을 끓이게 되면 미네랄은 남아있으되 몸속을 깨끗하게 하고 신진대사를 돕는 효소가 죽어버리기 때문이다.

물은 정수해서도 안 된다. 신진대사를 돕는 미네랄을 걸러내 버리기 때문이다. 미네랄을 걸러버리면 pH5~6의 산성을 띤 물이 되고 만다. 사람이 병드는 까닭은 여러 가지가 있다. 그 가운데 으뜸이 끓인 물, 살균한 물, 정수한 물을 마시는 것이다. 끓인 물이나 살균한 물은 사람뿐만 아니라, 꽃까지도 시들게 한다.

② 얼마나 마실 것인가?

물은 아무리 많이 마신다 해도 어지간해서는 탈이 나지 않는다. 적게 마시면 피가 끈적끈적해지면서 암을 비롯한 만병의 뿌리가 된다. 그렇다고 아무런 생각 없이 많이 마신다는 것은 너무 비과학적이고 비합리적이다. 우리 몸의 건강을 위해서 얼마나 마시는 것이 좋을까?

우리가 마시는 물의 양은 우리 몸의 찌든 때를 씻어낸 뒤 몸밖으로 빠져나가는 것과 같거나 그보다 많은 물을 마셔야 한다. 공해시대를 살아가는 요즘사람들의 몸은 늘 더럽혀지기 쉽다. 더럽혀지지 않으려면 몸에서 만들어지거나 밖에서 들어온 찌꺼기를 바로 씻어내야 한다. 몸을 깨끗이 하려면 하루 1,500cc 남짓의 물이 우리 몸에서 오줌으로 빠져나가야 하며, 땀이나 숨쉬기로 1,000~1,500cc가 빠져나가야 한다. 또 똥으로도 100cc 남짓이 빠져나가야 한다. 따라서 암이나 고혈압, 당뇨와 같은 고치기 힘든 병으로부터 벗어나기 위해서는 하루에 2,500~3,000cc를 마셔야 한다.

③ 어떻게 마실 것인가?

우리 몸속에 들어오는 모든 것은 반드시 간에서 독을 없앤 다음 온몸을 돈다. 물도 마찬가지여서 간에서 독을 없앤 다음 염통을 거쳐 피와 섞여 오장육부를 포함한 각 기관과 세포로 보내지면서 영양과 산소를 실어 나르고 세포가 쓰고 남은 찌꺼기를 받아 온다.

간에 들어온 물의 독을 없애고 내보낸 물이 빠져나간 빈자리로 물이 들어가 해독될 수 있다. 이를 위해서는 간에서 받아들일 수 있는 만큼만 한꺼번에 먹어야 한다. 간 속으로 한 번에 들어갈 수 있는 양은 고작해야 30~50cc 밖에 안 된다. 30cc는 겨우 한 모금 남짓이므로 건강을 위해서는 한 번에 한 모금씩 천천히 마시는 것이 좋다. 그 간격은 10분 남짓은 되어야 한다.

2) 미네랄이 살아 숨 쉬는 게르마늄 지장약수

우리 몸은 수많은 원소로 이루어져 있으며, 그 많은 것들 가운데 물이 무려 58~85%나 된다. 따라서 고치기 힘든 병을 비롯해 거의 모든 병들은 어떤 물을 마시느냐에 따라 병이 깊어질 수가 있고, 좋아질 수도 있다.

암이라고 해서 다를 바 없다. 목숨을 지켜주는 물을 마시면 목숨을 얻고, 죽은 물을 마시면 병들거나 죽게 된다. 그러므로 특효약보다는 먼저 물부터 살아있는 물로 바꿔야 한다. 살아있는 물이 아닌 죽은 물을 마시는 암 환우라면, 아무리 좋은 특효약을 먹어도 도움이 되지 않는다.

그래서 어떻게 해야 암에 걸린 사람들에게 좋은 물을 마시게 할 수 있을까, 생각하다가 게르마늄 지장약수기를 연구하여 새롭게 만들고 특허까지 얻게 되었다. 방송에서 밝힌 바와 같이 많은 사람들이 쓰고 있는 정수기는 수백만 원이나 하지만 찌꺼기를 거르면서 몸에 좋은 것까지 다 없애버려 더 나쁜 물을 만든다. 게다가 그런 정수기는 필터가 플라스틱으로 되어 있어서 암을 일으키는 포름알데히드가 우러나온다. 한술 더 떠 물의 pH를 5~6으로 낮춰 산성물로 만들어 버린다. 그런 물을 마시면서 암이 낫기를 바라는 사람이 있으니 이를 어찌하랴!

게르마늄 지장약수기는 값비싼 정수기의 필터 값이면 들여놓을 수 있다. 필터를 바꾸지 않아도 되니 유지비도 들지 않는다. 거기다 미네랄이 많이 들어있는 약수를 만들어 먹을 수 있다. 우리 몸에 말썽이 일어나지 않으려면 좋은 물이 넉넉해야 한다. 좋은 물이란 pH7~8의 미네랄이 많은 물을 말한다. 암을 일으키는 것들이 우러나오는 정수기물을 마실 것인가, 미네랄이 많이 들어있는 지장약수를 마실 것인가?

게르마늄 지장약수기 들여다보기

게르마늄 지장약수는 좋은 물을 마시려면 꼭 마련해 두어야 한다. 특허를 받은 바탕은 다음과 같다.

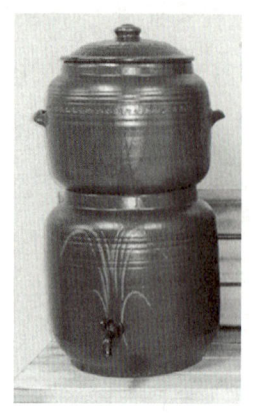 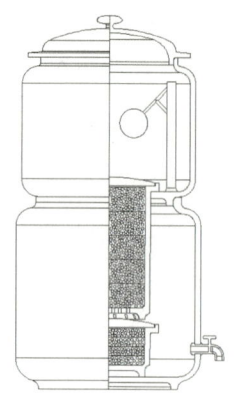

그림31 (지장약수)

① 물을 걸러주는 구실

흙으로 빚어 구운 갈무리 그릇을 '독'이라 하고, 갈무리하지 않고 구운 그릇을 '질그릇'이라 하는데 요즘은 같이 쓰이고 있어 이 글에서는 읽기 쉽고 알기 쉽게 '질그릇'이라 하겠다. 우리가 흔히 쓰는 말인 '옹기'는 '독'이나 '질그릇'을 이르는 한자말이다.

지장약수기의 질그릇은 잿물과 약 흙을 발라 구워낸다. 잿물은 숯이 탄 것으로서 숯처럼 나쁜 찌꺼기를 빨아들인다. 이렇게 만들어진 질그릇을 위아래로 겹쳐두어 위에서는 나쁜 찌꺼기를 거르고 아래서는 몸에 좋은 것들을 우러나게 하였다. 위 질그릇에 담겨있던 물들이 아래 질그릇으로 내려오기 위해서는 돌과 조개가루로 만들어진 둥근 '거름 돌'을 거친다. 거기서 물속에 들어있는 여러 가지 더러운 찌꺼기들이 거의 걸러진다.

② 지장약수를 만들어 주는 구실

위 질그릇의 거름 돌에서 걸러진 물은 아래 질그릇으로 내려가 담겨 있으면서 미네랄과 음이온이 더욱 많은 지장약수가 된다. 아래 질그릇 바닥에는 게르마늄, 금강약돌, 일라이트, 제오라이트, 맥반석, 황토, 숯, 항균볼이 들어 있어서 나쁜 찌꺼기를 빨아들이고 원적외선과 음이온을 내보내며, 미네랄을 녹아들게 하여 지장약수를 만들어 준다. 약수가 되면 오래 두어도 물이 썩지 않는다.

3) 약수 냉온욕

갯벌황토정혈요법에서 빠뜨릴 수 없는 것이 냉온욕이다. 냉온욕은 체액을 바르게 하여 암을 비롯한 여러 가지 고치기 힘든 병을 치유하는데 큰 도움을 주기 때문이다. 같은 냉온욕을 하더라도 수돗물보다는 살아있는 물로 냉온욕을 하는 것이 몸에 더 좋다. 갯벌황토 찜질이나 황토방도 몸속의 독을 없애주지만, 살아있는 물로 하는 냉온욕이야말로 온몸으로 느낄 수 있어 으뜸이다.

여기에 잘 정제된 목초액을 넣는다면 살갗에 달라붙어 있는 세균을 없앨 수 있다. 또한 살갗을 부드럽고 튼튼하게 하여 암을 이겨내는데 도움을 받을 수 있다. 연수원에서는 해독수련과정 동안 날마다 살아있는 물로 냉온욕을 하게 되는데 이때 꼭 질 좋은 목초액을 넣는다.

갯벌황토 해독요법은 위에서 소개한 것처럼 다양한 자연요법이 어우러져 암에 걸린 사람들에게 꿈과 빛을 안겨주고 있다. 암에 걸린 사람들이 갯벌황토정혈요법으로 무서운 암에서 벗어났으면 하는 작은 바람을 가져본다. 그러나 그 길을 가느냐 마느냐는 어디까지나 암에 걸린 사람들의 몫이다. 특효약이나 특효처방을 찾다가 살 길을 버리는 안타까운 일들이 더는 없었으면 하는 바람이다. 목마른 자를 물이 있는 곳으로 이끄는 것은 양치기가 할 일이지만, 물을 먹는 것은 목마른 자가 할 일이다.

제5장
창자에 좋은 발효효소

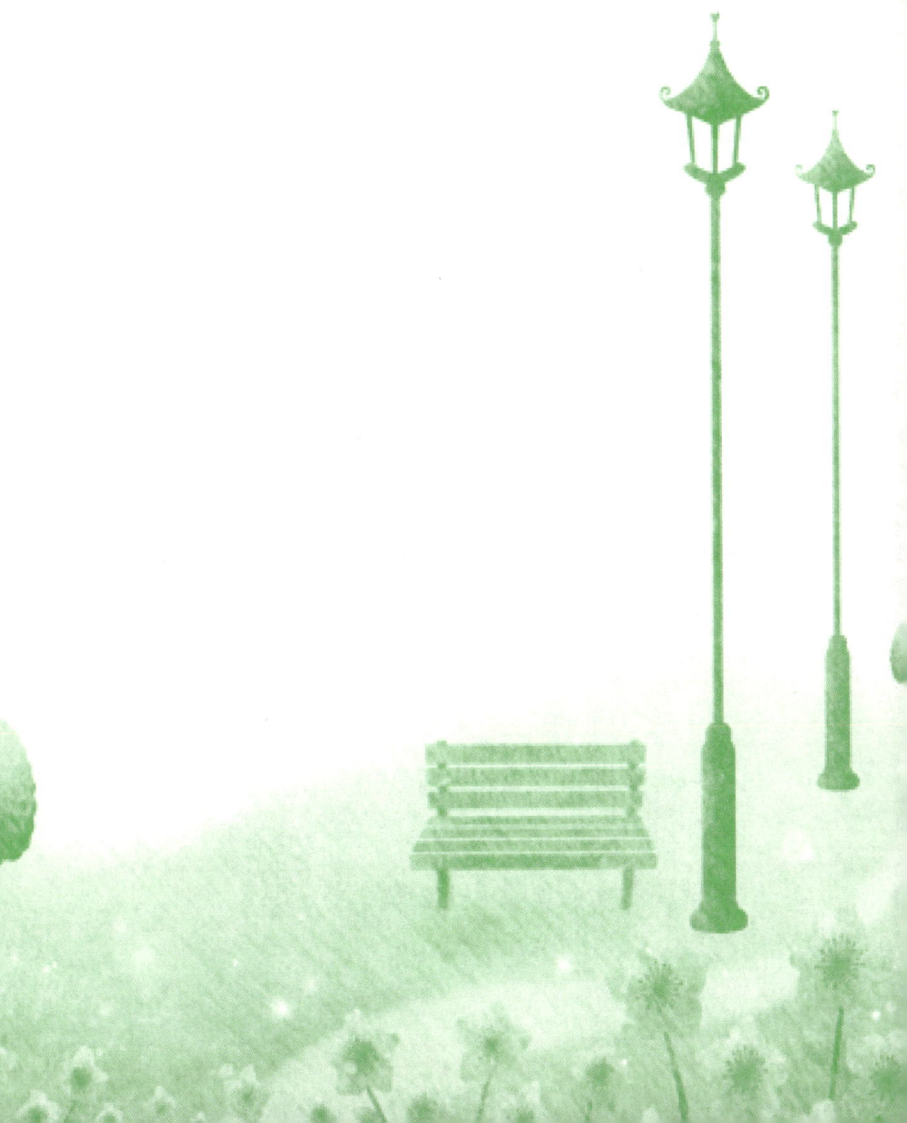

1. 암을 이기는 발효효소

발효식품은 어떤 몸바탕(체질)을 지닌 사람에게도 건강장수를 가져다준다. 발효식품에 들어있는 효소 때문이다. 효소는 영양을 소화 흡수하는 일을 하며 빨아들인 영양을 모아두었다가 쓰임새에 따라 조직이나 세포에 보내는 일을 한다. 뿐만 아니라 에너지를 만들면서 생긴 독이나 찌꺼기들을 부수어서 몸밖으로 내보내는 일도 효소가 하는 일이다.

이 밖에도 우리 몸의 살아있는 모든 것은 효소들에 의해서 다스려지고 있다. 그런데 아쉽게도 하나의 효소는 한 가지 일만 한다. 어느 한 가지 효소라도 없어지거나 모자라게 되면, 그 효소가 맡아보는 일을 할 수 없게 되어 그에 따른 병이 생기게 된다. 암과 같은 고치기 힘든 병도 효소가 모자라기 때문에 생긴다.

옛날 인도의 어떤 명의가 오랫동안 가르친 제자들을 의사의 길로 내보내기에 앞서 마지막으로 과제를 주었다. 한 동안 말미를 주어 약이 안 되는 풀을 한 가지씩만 뜯어오라는 것이었다. 그러나 제자들은 아무도 이것을 찾아내지 못했다. 이 누리에는 약이 안 되는 풀이 하나도 없다고 생각했기 때문이다. 그러나 이것은 지어낸 이야기일 뿐 잘못 먹으면 목숨을 잃게 되는 풀도 많기 때문에, 발효효소를 만들 때는 들풀을 잘 알고나서 만들어야 한다.

2. 효소의 여섯 가지 쓰임새

① 나눔(소화), 빨아들임(흡수): 먹은 것은 침 속에 들어있는 아밀라아제 효소로 나누어지며, 밥통과 작은창자를 거치면서 그곳의 여러 효소가 어우러져 영양을 나누고 빨아들인 뒤 찌꺼기는 밖으로 내보낸다.

② 쪼갬(분해), 내보냄(배출): 탈 없이 잘 살아가려면 잘 먹고 잘 싸야 한다. 효소는 소화흡수 뿐만 아니라, 우리 몸속의 찌꺼기들을 부수거나 독이 없는 것으로 바꿔, 땀과 오줌 따위에 실어 몸밖으로 내보낸다.

③ 고름을 삭이고(항염), 균을 죽임(살균): 세균이 들어왔을 때 면역세포를 도와서 세균을 죽이고 세균 때문에 생긴 고름을 없애준다.

④ 독을 풀어냄: 먹거리와 함께 들어온 독이나 신진대사에서 만들어진 찌꺼기들을 씻어내 몸속을 깨끗하게 함으로서, 암과 같은 병들이 발을 붙이지 못하도록 한다.

⑤ 피를 깨끗하게: 피 속의 찌꺼기와 독을 부숴 내보냄으로서 피를 깨끗하게 하여, 피를 잘 돌게 한다.

⑥ 세포 되살림: 효소는 세포의 대사를 돕고 늙거나 병든 세포를 되살려 몸을 튼튼하게 한다. 암세포도 여러 가지 효소의 어울림에

탈이 없고 저마다의 효소가 제구실을 하면 좋은 세포로 되돌릴 수 있다.

3. 좋은 발효효소

발효효소는 보기에는 모두 비슷해 보여도 어떤 것으로 만드느냐, 어떻게 만드느냐, 만든 지 얼마나 되었느냐에 따라 몸에 미치는 힘은 크게 달라진다.

요즘 나돌고 있는 효소들은 거품이 일어나는 것을 막으려고 끓여 균을 죽인(살균) 것들이 많다. 많은 것이 아니라 거의 모두가 그렇다. 효소를 끓이면 알맹이는 버리고 껍데기만 먹는 꼴이 된다. 끓이지 않으려면 3년 남짓 숙성시켜야 하는데, 그러려면 많은 기다림과 돌봄이 깃들어야 하기 때문에 그 길을 가려하는 사람이 많지 않은 것이다.

그 뿐만이 아니다. 거의 모든 효소들이 만들 때 거름설탕(정제당)을 쓴다. 거름설탕은 알맹이는 걸러버린 껍데기나 마찬가지인 단맛만 남은 것이다. 설탕은 사탕수수나 사탕무로 만드는데, 처음 만들 때는 즙을 짜 거친 보푸라기는 걸러내고 맑은 물을 말려서 쓴다. 이것을 거르지 않은 설탕이라 하여 '원당'이라 한다. 여기에는 사탕수수에 들어있던 비타민, 미네랄, 식이섬유, 효소와 같은 여러 가지가 어우러져 있어서 약이 되는 설탕이라 할 수 있다. 이런 설탕으로 효소를 만들면 그 속에 살아가는 많은 미생물들의 먹이가 되어 우리 몸에 좋은 것들을 듬뿍 만들어 준다.

    그러나 이러한 것들을 걸러버린 거름설탕을 쓰면 사람에게만 독이 되는 것이 아니라 미생물에게도 독이 되어 잘 자라지 못한다. 그나마 써야할 만큼만 쓰면 기를 쓰고라도 일을 하려 들지만 거름설탕을 지나치게 많이 쓰면 그나마도 미생물은 죽지 않으려 잠들고 만다. 이런 효소는 아무리 오래 되었다 해도 거의 발효가 안 된 효소이므로 설탕물과 다를 바 없다. 비싼 돈 주고 설탕물을 사먹는 것은 바보나 할 짓이다. 하지만 안타깝게도 거의 모든 효소들이 써야할 만큼만 쓰는 것이 아니라 그보다 훨씬 많은 설탕을 넣는다.

    앞으로 배울 '바른 효소 만들기'대로 하면 미생물들이 일을 부지런히 하면서 거품을 쏟아내기 때문에 자주 뒤집어주거나 저어주어야 한다. 그것을 게을리 하면 넘치거나 설탕이 가라앉아 위쪽은 설탕이 모자라게 되어 썩을 수 있다. 그것이 귀찮아 설탕을 몽땅 넣어 버린다. 이렇게 하면 미생물들이 일을 할 수 없어 거품도 일어나지 않고 썩지도 않는다. 설탕은 소금이나 식초와 함께 썩는 것을 막는 일을 한다. 알맞게 넣으면 먹이가 되지만 지나치게 많이 넣으면 미생물 세포 속의 물을 뽑아내 죽게 만들기 때문에 미생물은 죽지 않으려고 움직임을 멈춘다.

    썩는 것과 발효는 모두 미생물 때문에 일어나는 일로서 썩는 것을 막는 다는 것은 발효되는 것도 막는다는 말이 된다. 설탕을 지나치게 많이 넣어 발효되지 않는 효소는 효소가 아니라 설탕물일 뿐이다. 효소를 사먹는 사람이라면 보내준 것을 집에서 받아먹지만 말고 어떻게 만드는지 꼭 알아보아야 한다. 그러면 아마 당신이 먹고 있는 것은 효소가 아니라 설탕물이라는 것을 깨닫게 될 것이다.

어찌 이 뿐이랴? 여기까지도 언짢을 것인데 더 큰 잘못이 도사리고 있으니 이를 어이하랴! 설탕과 함께 또 하나의 잘못은 이것저것 마구잡이로 섞어 담는다는데 있다. '다섯 가지가 넘는 것을 섞어 담으면 독이 없어진다.'고 한다. 우습다. 이러니 민간요법이 업신여김을 당하는 것이다. 아니다. 결코 독이 만나서 서로 손을 잡고 사라지는 것이 아니라, 때로는 서로 만나 청산가리보다 센 독이 되어 버린다. 이런 것을 효소라 해야 하나, 설탕물이라 해야 하나? 이런 것을 먹고 암을 낫겠다는 사람이 아직도 많은 것이기에 이 책을 쓰게 되었다. 적어도 이 책을 읽는 당신만이라도 그런 잘못을 되풀이하지 말기를 바라는 마음에서 이다.

마지막으로 한 가지 빠뜨릴 수 없는 잘못이 있다. 들풀이나 푸성귀를 잘게 자르거나 으깨지 않고 그대로 넣는 것이다. 이렇게 하면 들풀이나 푸성귀 속에 들어있는 몸에 좋은 것들은 거의 우러나오지 않는다. 생각해보라. 들풀이나 푸성귀의 껍질구멍을 뚫고 나올 수 있는 것이 얼마나 되겠는가? 거의 없다. 냄새와 물 뿐이다. 우리 몸에 좋은 것들이 우러나오게 하려면 아주 잘게 자르거나 으깨야 한다. 그러지 않고 무더기로 그냥 넣어 만든 것은 효소가 아니라 그냥 설탕물일 뿐이다.

위의 세 가지 잘못 가운데 어느 한 가지 잘못만 저질러도 먹어서는 안 되는데 아쉽게도 나다니는 것들은 거의 모두가 세 가지 잘못을 두루 저지르고 있는 것들이다.

사랑지기 효소는 들풀이나 푸성귀를 섞어서 담지 않고 따로 따로 으깨서 원당으로 만들어 세 해 남짓 묵혔다. 따로따로 담근 다음 석 달이 지나면 짜서 섞는다. 아무리 잘게 잘라도 으깬 것보다는 덜 우러나온다. 으깨면 들풀이나 푸성귀 속에 들어있는 몸에 좋은 것들이 속속들이 우러나온다. 원당은 비타민, 미네랄, 식이섬유, 효소와 같은 것들이 살아있어 몸에 좋을 뿐만 아니라 꿀 냄새가나서 마음까지 가뿐해진다. 꿀벌에게 원당을 주면 서로 먹으려고 한바탕 싸움이 벌어지지만, 거름설탕을 넣어주면 아무렇지 않다. 꿀벌도 거름설탕이 나쁘다는 것을 알고 굶주릴 때가 아니면 거들떠보지도 않는 것이다. 사랑지기 효소가 남다른 까닭이 여기에 있다.

미생물이 살아있는 한 발효는 이어진다. 이렇게 되면 발효미생물들이 일을 하면서 거품이 생길 수밖에 없다. 그러므로 발효효소 뚜껑을 열면 갇혀 있던 거품이 솟아오른다. 이때 덜 익은 것은 넘쳐흐르게 되며 때로는 잘 익은 것도 날씨에 따라서는 넘치기도 한다. 푸성귀나 열매로 만든 것들은 한 해만 되어도 익지만, 들풀로 만든 것은 세 해는 되어야 잘 익었다고 볼 수 있다. 그래서 이 같은 말썽이 생기는 것을 막기 위해 끓여버린다. 아무리 잘 만든 효소라 해도 끓이면 미생물과 효소가 죽어버리기 때문에 더 이상 효소라 할 수 없다. 설탕물일 뿐이다.

위에서 밝힌 것처럼 설탕이 너무 많으면 미생물은 일을 하지 않고 잠들어 버린다. 효소를 만들 때부터 많이 넣으면 발효가 안 되어 설탕물이 되어 버리지만, 원당을 알맞게 넣어 잘 익은 것을 저어주면 물이 날아가 미생물은 움직이지 못하게 된다. 움직이지 못하면 잠든 것이나 마찬가지가 된다. 종이접기 놀이를 생각하면 된다. 처음 종이 하나에 둘이 있을 때는 넉넉하여 움직일 수 있지만 이를 접게 되면 올라서기도 힘들어 움직일 수 없게 되는 것과 같다.

사랑지기 효소는 쌀쌀할 때는 세 해 남짓 잘 익은 것을 그냥 그대로 보내지만, 더울 때는 뚜껑을 열고 보름 남짓 저어서 물을 날려 보내 쫀득쫀득해지면 보낸다. 꿀처럼 느른한 것과 엿처럼 쫀득쫀득한 두 가지가 있다. 이것을 받으면 물을 조금씩 넣으면서 잘 섞어 다시 미생물이 일을 하게 한 다음 먹는다. 바로 먹을 것이 아니면 그대로 두고 바로 먹을 것에만 물을 타둔다. 더울 때는 부풀어 오르면서 넘칠 수 있으니 물을 탄 것은 반드시 찬 곳에 넣어두어야 한다.

4. 몸바탕을 바꾸는 들풀 발효효소

1) 들풀이 아니면 안 되는 까닭

들풀(산야초)은 유기농법으로 기른 푸성귀보다도 영양이 훨씬 뛰어나다. 건강을 지키기 위해서는 들풀을 먹어야만 한다. 무엇보다도 들풀의 값어치는 질긴 삶의 기운에서 찾을 수 있다.

들풀은 자신을 둘러싼 자연환경과 늘 부딪치며 살아간다. 때로는

긴 장마에 시달리기도 하고, 오랜 가뭄을 견디어내기도 하며, 견디기 힘든 추위와도 싸워야 한다. 그래서 재배푸성귀는 뜯은 지 사나흘이 지나면 시들어버리지만, 들풀은 그 질긴 삶의 기운 때문에 이레가 지나도 싱싱하다. 이러한 질긴 삶의 기운을 들여보내야만 암과 싸워 이길 수 있는 튼튼한 몸을 만들 수 있다.

2) 들풀 발효효소의 쓰임새

① 신진대사: 들풀효소는 피를 깨끗하게 해주며, 신진대사에 의해 생긴 찌꺼기들을 부수어 내보낸다.

② 자라나는 어린이, 수험생: 들풀효소는 비타민, 미네랄, 효소, 과당을 듬뿍 지니고 있어서, 산과 알칼리의 어울림을 바로잡아준다. 더욱이 영양을 골고루 채워주기 때문에 자라나는 어린이나 수험생들에게 아주 좋다. 뿐만 아니라 막 돋아난 새싹을 뜯어서 만든 것에 들어있는 질 좋은 성장호르몬은 자라나는 아이들의 자람에도 큰 도움을 준다.

③ 늙는 것을 막음: 들풀효소에 들어있는 유기미네랄 가운데 칼슘, 칼륨, 규소는 조직과 세포에 생화학적 미량원소의 어울림을 바로잡아준다. 이러한 미량원소가 모자랄 때 세포는 빨리 늙고 병이 들게 된다.

④ 몸바탕을 바꿈(체질개선): 어떤 한두 가지 푸성귀나 열매를 먹으면 몸바탕에 따라 맞지 않을 수가 있어 잘못 먹으면 해로울 수 있

다. 들풀효소는 여러 가지의 잎푸성귀, 뿌리푸성귀, 천연약초, 들풀 따위를 발효시킨 것이다. 들풀효소는 천연약용성분과 식물성 성장호르몬 및 면역물질이 들어있어 몸바탕을 바꾸는데 참 좋다. 갈수록 약해지는 아이들의 면역력을 높이고 잘 자라게 하는데도 도움이 된다.

⑤ 창자 속 좋은 세균 늘림: 들풀 발효효소에 엄청나게 들어있는 갖가지 효소는 창자 속의 좋은 균을 늘려 창자 속의 독을 재빨리 몸 밖으로 내보내는 구실을 한다. 유산균이나 비피더스균과 같은 창자 속의 좋은 균은 암을 일으키는 물질과 같은 나쁜 것들이 창자 속에 생기는 것을 막아준다. 또한 창자의 움직임을 도와서 똥을 잘 누게 한다.

⑥ 살빼기(비만): 영양으로 살펴보더라도 비타민이나 미네랄을 넉넉히 먹게 되면 몸이 다 좋아진다. 이는 바로 군더더기 살이 빠지는 것이다. 지방, 단백질, 탄수화물과 같은 것들이 너무 많아 살이 찌기도 하지만, 비타민, 미네랄, 보푸라기, 효소의 모자람 때문에 생기기도 한다. 따라서 들풀 발효효소를 꾸준히 먹게 되면, 자신도 모르게 지방덩어리가 빠져나간다.

⑦ 지방분해: 발효효소에 들어있는 천연당인 과당은 지방분해에 아주 좋으며, 효소가 몸속의 찌꺼기까지 없애 준다. 여러 가지 막힘병(대사 장애)에 걸리는 요즘 아이들의 몸바탕을 바꾸는데 더 없이 좋다. 또한 들풀 발효효소에 들어있는 과당이나 비타민, 미네랄은

면역물질이나 호르몬을 만든다. 지방을 태워 없애려면 ⅓의 당을 먹어주어야 한다.

⑧ 여러 가지 고치기 힘든 병을 막음: 효소란 몸속에서 새로운 것을 만들거나 헌 것을 부수는 것과 같은 일을 잘 되게 한다. 몸속의 효소가 줄면 신진대사에 탈이 생겨, 살이 찌거나 암과 같은 고치기 힘든 병이 생긴다.

⑨ 푸성귀 물(녹즙) 소화: 푸성귀 물은 살아있는 기운을 담고 있다. 그러나 소화가 어렵고 맛이 좋지 않다. 들풀 발효효소를 타서 마시면 맛도 좋고 소화도 잘되어 입맛이 까다로운 아이들도 잘 먹는다. 푸성귀 물 한잔에 들풀 발효효소 30cc를 타서 마신다.

⑩ 적혈구 늘림: 들풀에 들어있는 엽록소는 적혈구를 만드는 일, 단백질과 콜레스테롤의 다스리는 일, 먹거리의 소화 및 동화를 돕는다.

⑪ 몸을 깨끗하게 하고 독을 없앰: 들풀 발효효소는 피를 깨끗하게 하고 신진대사로 생긴 찌꺼기들을 나누어 내보내고 새 조직을 만드는데 도움을 준다.

⑫ 변비, 콩팥염, 오줌보염을 막음: 푸성귀 물과 들풀 발효효소를 꾸준히 먹으면서 하루에 2~3리터의 물을 마시면 변비를 막고, 콩팥염이나 오줌보염을 막는데 좋다.

⑬ 영양과 산소를 받아들임: 들풀 발효효소는 세포가 피로부터 영양과 산소를 잘 받아들이게 하고, 세포에서 만들어진 찌꺼기들을 몸 밖으로 내보낸다.

⑭ 지방을 부수고 산혈증을 막음: 지방 부수는 과당이 들어 있어 낙산이나 아세톤 때문에 생기는 산혈증을 막는다. 효소는 몸속의 찌꺼기를 없애고 비타민, 미네랄과 같은 것들이 많아 나쁜 세포를 녹여 없앤다. 또한 면역물질이나 호르몬을 만드는 영양소를 고르게 지니고 있다. 들풀효소에 들어있는 여러 가지 영양소들은 밥 굶기를 할 때 신경이나 뇌에 영양이 모자라지 않게 한다.

⑮ 밥 굶기의 효과증진: 밥 굶기를 하면 사람의 몸은 많은 찌든 찌꺼기를 내보낸다. 이 때 들풀 발효효소를 먹으면 요산과 무기산을 빠르게 없애준다.

밥 굶기를 하면 암과 같은 잘못된 세포를 녹여 없애고, 병들거나 늙은 세포를 되살리며, 찌꺼기나 독을 내보낸다. 따라서 물만 먹는 밥 굶기보다는 효소, 비타민, 미네랄, 과당 및 플라보노이드가 많이 들어있는 들풀 발효효소와 감잎, 바다풀소금 따위를 먹으면서 하는 밥 굶기가 바람직하다.

암을 억누름(항암): 함승시 교수가 이끄는 강원대 식품생명공학부는 들풀의 약리적 효능을 알아보고, 우리나라에서 나는 여러 가지 들풀이 센 항암효과를 지니고 있음 밝힌 바 있다.

함교수는 산나물 스물한 가지로 발암물질인 Trp-p-1, B(a)P, 2-AF와 같은 것들을 얼마나 억누르는 가를 알아보았다. 그에 따라, 취나물을 비롯한 냉이, 곰취, 씀바귀, 잔대순, 쇠비름, 개미취, 민들레, 질경이와 같은 열 가지는, 이들 발암물질을 80% 넘게 억누르는 것으로 나타났다.

이밖에도 이들은, 고들빼기, 방가지똥, 부추, 소루장이, 무릇, 개비름, 원추리, 참나물, 달래, 솜대와 같은 것들도 적잖이 항암효과가 있음을 밝혀냈다.

3) 들풀 고르기

험난한 자연환경을 이겨내고 살아남은 들풀은 강인한 삶의 기운만큼이나 센 약성을 가지고 있기 때문에 약이 아닌 것을 찾기가 힘들다. 그러나 아무리 귀한 들풀이라 할지라도 약성이 센 만큼 독성 또한 세기 때문에 독초를 알아야 한다.

① 흔한 풀: 우리 언저리에서 흔히 볼 수 있는 풀들은 우리 땅에 부대끼면서 여러 가지 힘든 싸움을 이겨낸 강인한 풀이다. 우리의 몸은 자기가 태어나고 자란 땅에서 난 것을 먹어야 튼튼해진다. 그러므로 우리 곁의 언저리에 맞춰가며 잘 자라는 풀들은 우리 몸바탕과 잘 어울릴 수 있는 풀이다.

② 익숙한 풀: 들풀도 울타리 곁이나 길가와 같이 사람의 눈길을 자주 받는 곳에서 자라는 풀들이 좋다. 사람과 친근한 풀들은 독초

가 거의 없기 때문이다.

③ 기운이 센 풀: 들풀 가운데는 아무리 힘겨운 걸림돌도 꿋꿋이 넘어서며 잘 자라는 풀들이 있다. 들풀을 뜯을 때 되도록 이처럼 삶의 기운이 센 풀들이 좋다. 온갖 공해로 더럽혀진 언저리에서 살아가는 요즘 사람들의 찌든 때를 빼내는 가장 좋은 길은, 스스로 삶의 기운을 높이는 길이다. 어떤 세균이 몸속에 들어와도 살지 못하도록 센 몸바탕을 만들면 암도 이겨낼 수 있다.

5. 독을 풀어주고 간을 지키는 미나리

미나리는 얕은 물가나 습한 곳에서 자라는 들 미나리와 논에서 기르는 논 미나리로 나눈다. 들 미나리를 흔히 '돌미나리' 또는 '불미나리'라 하는데, 돌미나리는 키가 작고, 가는 줄기에 붉은 빛이 감돈다.

1) 미나리의 영양

미나리는 90% 남짓이 물이다. 탄수화물은 4%, 단백질은 2% 안팎. 열량은 생것이 1백g당 16kcal, 삶은 것이 28kcal에 지나지 않아 많이 먹어도 살이 찌지 않는다.

미나리는 물, 단백질, 지방, 탄수화물, 미네랄(칼슘, 칼륨, 인, 철분과 같은 것들)과 비타민A(카로틴), 비타민B_1, B_2, 비타민C, 보푸라기와 같은 것들이 많이 들어있는 알칼리성 식품이다. 미나리의 냄새와 맛을 내는 정유성분은 입맛을 돋궈줄 뿐 아니라 머리를 맑게 하고 피를 깨끗하게 해준다. 몸을 따뜻하게 하고, 땀을 내주므로 고뿔이나 손발 저림에 도움이 된다.

2) 미나리의 쓰임새

암과 바이러스를 억누르고 알코올 독을 푸는데 아주 좋다는 것이 과학적으로도 밝혀졌다.

① 간을 지키고 독을 없앰
- 복어 독과 같은 먹거리 속의 독을 없앤다.
- 간 해독에도 좋아 황달과 숙취 해소에 좋다.
- 가래를 삭이는 데 좋아 매연이나 먼지로부터 숨길이나 허파와 같은 숨틀을 지킨다.
- 술 마신 뒤 열이 나고 머리가 아플 때는 미나리를 짠 물 한두 잔 마시면 좋다.

② 여러 가지 암, 간경화, 간암

암을 다스리려면 돌미나리를 짠 물을 먹을 때는 발효효소나 버섯 달인 물과 같이 마시는 것이 좋다. 더욱이 간암에는 돌미나리 물과 컴프리 물을 같이 섞어 먹는다.

③ 황달
- 오줌과 똥을 잘 누게 하여 황달에 좋다.
- 미나리의 물이나 발효효소는 황달뿐만 아니라 작은창자병, 큰

창자병, 신경쇠약과 같은 것에도 좋은 것으로 알려져 있다.

④ 빈혈, 변비
- 철분(Fe)과 보푸라기가 많아 빈혈과 변비에 좋다.
- 변비에는 미나리의 보푸라기가 창자의 속 벽을 긁어 창자의 움직임을 좋게 하고, 물도 많이 들어 있어 똥을 잘 누게 한다.

⑤ 고혈압, 심장병, 밥통병
- 혈압과 혈중 콜레스테롤을 낮춰 심혈관 병에 좋다.
- 혈압이 올라가면서 열이 날 때도 미나리 물을 마시면 열이 내리면서 혈압도 낮아진다.

⑥ 여성병
생리 때 피가 너무 많은 것과 냉증에 좋다.

그 밖에도 관절염, 목이 아플 때, 어깨 결림, 류머티즘, 두드러기, 땀띠, 동상, 비만, 오줌소태, 혈뇨(오줌에 피가 섞여 나올 때), 갈증해소, 해열, 당뇨, 입맛을 잃었을 때 좋다.

6. 고혈압, 당뇨, 간에 좋은 양파 발효효소

1) 양파의 값어치
양파는 매운맛을 지니고 있어서 신경을 활성화시키고 피를 잘 돌게 하며 세균을 죽인다. 양파에 들어있는 셀레늄은 '글루타치온'을 만들어, 암세포의 늘어남을 막는다. 껍질에 많이 들어있는 '퀘르세틴'이란 노란색은 지방의 산패를 막으며, 고혈압을 막는다. 양파는 균을 죽이고 독을 없애, 서구에서는 옛날부터 가장 두려웠던 전염병인 결핵을 막거나 낫기 위해 양파를 많이 먹었다.

2) 양파의 쓰임새

양파가 당뇨와 고혈압에 좋고, 몸의 저항력을 기른다는 것은 잘 알려져 있다. 기름기를 많이 먹는 중국 사람들에게 성인병이 많지 않은 것은, 양파를 많이 먹기 때문이라고 한다. 하지만 고뿔을 달고 다니는 요즘 아이들에게 양파가 좋은 줄 알면서도 매운맛 때문에 양파를 먹이지 못하는 사람들이 많다.

양파 발효효소는 달콤새콤한 맛이 좋아 먹기도 좋고 영양도 많다. 또한 숙성시키는 동안 만들어진 효소가 몸을 깨끗하게 해주기 때문에, 몸속에 여러 가지 찌꺼기들이 끼어 병에 걸리는 요즘사람들에게도 참 좋은 발효효소다.

무안 군청이 대학과 양파의 좋은 점을 살펴보니 다음과 같았다.

① **콩팥병**: 양파는 콩팥이 제구실을 하도록 도와 콩팥이 병드는 것을 막거나 낫게 한다. 양파의 이러한 힘은 말기 암에 걸린 사람들 가운데 콩팥이 나빠지면서 배에 물이 차거나 부어오르는 것을 막는데, 큰 도움이 된다.

② **간암을 비롯한 간의 병**: 양파는 간의 독을 없애는 일을 돕는

'그루타치온'이 많아서, 간암을 비롯한 간의 병을 막는데 좋다. 오래 병을 앓을 때 약 중독을 막는데도 도움이 된다.

③ 숙취해소: 양파는 알코올 분해에 많이 쓰이는 비타민B_1의 흡수율을 높일 뿐만 아니라, 술의 독을 없애고 간을 보호해 준다.

④ 피를 만듦(조혈): 양파는 간의 피를 만드는 일도 도와주기 때문에 항암제를 오래 쓰는 사람들의 피를 만드는 곳에 말썽이 생기는 것을 막는데도 좋다.

⑤ 눈병: 양파는 눈의 피로 때문에 생기는 머리아픔을 막고, 눈의 각막이나 수정체가 흐려지는 백내장을 막거나 여러 가지 각막이 상해 생긴 걸림돌을 없애는데 매우 좋다.

⑥ 살균: 양파는 세균 속의 단백질에 들어가 세균을 죽인다.

⑦ 소화불량: 양파는 큰창자균이나 식중독을 일으키는 살모넬라균을 비롯한 병원균을 죽인다. 그 때문에 소화불량에도 좋다.

⑧ 중금속 해독: 양파는 몸속의 중금속을 해독, 분해시켜 몸밖으로 내보낸다.

⑨ 성장촉진: 양파는 칼슘이 많을 뿐만 아니라, 성장호르몬과 같은 일을 하기 때문에 자라나는 어린이에게 아주 좋다.

⑩ 강장: 양파는 칼슘과 철분이 많아 창자를 튼튼하게 한다.

이 밖에도 양파는 감기예방, 거담작용, 해소천식, 기침, 가래, 소화촉진, 변비, 생리불순, 젖암, 대머리, 분만촉진, 정력강화, 피떡분해, 고혈압, 콜레스테롤제거, 당뇨, 임신중독, 알레르기와 같은 것에도 좋다고 밝혀졌다.

7. 고름(염증)과 변비에 좋은 약모밀 발효효소

약모밀(어성초)은 균을 죽이는 천연항생제로 온갖 고름에 뛰어나다. 암의 두 번째 특성인 고름을 일으키는 암의 특성을 억누르는 약모밀 발효효소에 대해 알아본다.

1) 쓰임새

약모밀은 알레르기성 비염, 콩팥염, 위염, 요도염, 오줌보염, 자궁염, 허파고름, 축농증, 기관지염, 치루, 탈항, 악창과 같은 갖가지 고름병에 매우 좋다. 고혈압에도 좋고, 독을 없애는 힘도 세다. 당뇨병의 혈당치를 낮추며, 더욱이 변비에 아주 좋다.

약모밀은 균을 죽이는 힘이 가장 센 풀 가운데 하나이다. 항생제인 '설파민'보다 수십 배나 균을 죽이는 힘이 세다. 큰창자균, 적리균, 파라티푸스균, 임균, 포도상균, 사상균, 백선균, 무좀균 따위를 억누르거나 죽이는 것으로 밝혀졌다.

① 밥통암, 위염, 위궤양: 위염을 그대로두면 위궤양이 될 수 있다. 또한 위궤양을 그대로두면 밥통암이 될 수 있다. 약모밀 발효효소를 꾸준히 먹는다면, 약모밀에 들어 있는 '쿠에르시트린'이 고름을 없애 위염과 위궤양을 막아주거나 낫게 해준다.

② 간의 병: 간이 나쁜 사람은 쓸개즙이 줄어들기 때문에 묵은찌꺼기와 변비가 생기기 쉽다. 따라서 간을 튼튼하게 하려면 가장 먼저 묵은찌꺼기와 변비를 없애야 한다. 더욱이 간염이나 간농양과 같은 고름을 지닌 간의 병에는 약모밀의 센 고름을 없애는 힘이 큰 도움을 준다.

③ 변비: 약모밀에 들어있는 센 천연항생물질이 창자 속 나쁜 균을 죽이고, 창자를 부드럽게 하는 '쿠에르시트린'이나 '이소쿠에르시트린'에 의해 창자가 부드러워진다.

④ 고름, 뾰루지, 혹: 약모밀은 고름을 빨아내는 힘이 세다. 그래서 여러 가지 뾰루지를 다스리는 데도 좋다. 약모밀 발효효소를 마시면서, 잎이나 뿌리를 씻어 잘게 썬 다음 은박지에 싸서 불로 익힌 다음 짓찧어 아픈 곳에 하루 두 번 붙인다.

⑤ 물찬 배, 부은 것, 오줌 내보냄(이뇨), 늙지 않게: 늙는 것을 막으려면 핏줄을 튼튼하게 하고 오줌을 잘 누도록 하여야 한다. 사람은 늙어가면서 핏줄이 굳게 되고 콩팥이 제구실을 하지 못하게 되면서, 몸 안에 쌓인 찌꺼기들을 제대로 내보내지 못하게 되어 찌꺼기

들이 쌓인다. 이 때 오줌을 잘 누도록 도와주면 콩팥에 찌꺼기들이 쌓이는 것을 막아줄 수 있다. 약모밀에 들어있는 플라본은 실핏줄을 튼튼하게 하고, 오줌을 잘 누게 하여 늙는 것을 막아준다.

이 밖에도 고혈압, 동맥경화, 심근경색, 만성중이염, 화농성중이염, 콩팥병, 협심증, 심장판막증, 치질, 치루, 습진, 무좀, 완선, 버짐, 허파고름(폐렴), 여드름, 탈모, 대머리, 정력에 좋다고 밝혀졌다.

8. 암에 좋은 미네랄의 보고 칠면초발효효소

암이나 아토피와 같은 여러 가지 고치기 힘든 병은 신진대사에 탈이나 생긴 병이다. 신진대사에 탈이 난 것을 바로잡아 암을 비롯한 고치기 힘든 병을 고치기 위해서는, 신진대사의 다섯 가지 디딤돌인 미네랄, 비타민, 효소, 보푸라기, 물이 모자라지 않도록 해야 한다.

미네랄과 효소, 보푸라기가 엄청나게 들어있는 칠면초야말로, 암과 같은 신진대사에 탈이 난 병을 고치는데 으뜸이다.

1) 칠면초의 값어치

① 미네랄: 칠면초의 값어치는 놀랄만하지만, 그 가운데서도 돋보이는 것이 바로 미네랄이다. 칠면초는 우리 몸에 들어있는 거의 모든 미네랄을 지니고 있다.

② 효소: 더러운 찌꺼기들이 들어오는 바다가 늘 깨끗한 것은 바다 속의 청소부인 효소 때문이다. 바닷물 1톤에는 1g의 효소가 들어

있는데, 칠면초는 이 효소를 듬뿍 담고 있다.

③ **간수가 들어있지 않은 으뜸의 소금**: 칠면초의 또 하나 놀라운 것은, 갯벌에 들어있는 소금을 빨아들이지만 놀랍게도 몸에 해로운 간수가 들어있지 않다는 것이다. 간수가 들어있지 않은 것만으로도 놀라운데, 미네랄이 엄청나게 들어있을 뿐만 아니라 모든 미네랄은 유기미네랄이니 그야말로 으뜸의 소금이 아닐 수 없다.

그 밖에도 보푸라기가 많아 똥을 잘 누게 하고, 타우린이나 콜린, 베타인, 아스파라긴산과 같은 간을 지키고 면역력을 높여주는 여러 가지 아미노산이 많이 들어있으며, 암을 막고 우리 몸이 산화되는 것을 막는 폴리페놀이 놀랄 만큼 많이 들어있다. 그 가운데도 으뜸은 씨 폴리페놀이다. 씨 폴리페놀은 고름(염증)을 다스리는 힘이 그 어떤 물질보다도 뛰어나다. 암은 고름 때문에 생긴다는 것을 생각할 때 바다풀소금은 하늘이 내린 선물이라 할 것이다.

2) 칠면초의 쓰임새

① **암, 치매**: 칠면초나 나문재, 해홍나물, 함초와 같은 바다풀을 나물로 먹으며 살아온 바닷가 어르신들은 치매를 모르고 살아간다. 이를 볼 때 암의 세 번째 특성인 신경교란물질이 나오는 것을 막아줄 좋은 신약이라는 생각을 하게 되었다. 이는 칠면초에 들어있는 엄청난 미네랄과 효소가 신진대사를 돕고, 핏줄 속에 피떡을 없애 몸속의 찌꺼기들이 쌓이지 못하도록 하기 때문인 것으로 풀이된다.

② 묵은찌꺼기, 변비: 보푸라기가 많아서 묵은찌꺼기를 없애고, 변비와 살빼기에 좋다. 묵은찌꺼기가 암을 비롯한 거의 모든 병의 뿌리라는 것을 생각할 때, 칠면초는 참 좋은 약용식물이다.

③ 그 밖에도 소화불량, 밥통(위장)장애, 살갗미용, 고혈압, 빈혈, 당뇨, 피로회복, 콩팥병, 자라나는 어린이, 수험생들에게도 참 좋다. 이미 암에 걸린 환우라면 치유를 위해서, 아직 암에 걸리지 않았거나 암에 걸렸다 하더라도 암이라는 판정을 받지 못한 환우라면 초기에 암을 억누르려면 바다풀소금은 밥상에서 떨어지지 않도록 하여야 한다.

3) 칠면초의 두 얼굴

칠면초는 놀랄만한 약성을 지니고 있으면서도 몸에 좋은 미네랄이나 효소를 빨아들이는 힘이 워낙 세다보니, 바다가 더럽혀지면 더러운 찌꺼기까지도 빨려 들어갈 수 있다. 따라서 더럽혀진 바다에서 뜯은 칠면초라면 약이 되기보다는 독이 될 수 있다.

목숨을 걸고 병과 싸워야 하는 환우이면서도 값이 싼 것만 찾는 환우가 있다면 생각의 틀을 바꿔야 한다. 칠면초는 유기물이 많은 더러운 갯벌에서 더 잘 자랄 수 있기 때문에, 어쩌면 값싸다고 함부로 사먹는 칠면초가 목숨 줄을 갉아먹을 수 있을지도 모를 일이다.

문 닫은 소금밭(폐염전)을 파내고 큰 새우(대하)를 기르던 곳에 칠면초를 가꾸는 곳이 많은데, 큰 새우를 기르던 곳은 항생제 도가

니로서, 이런 곳에는 항생제 내성을 가진 균들이 우글우글하다. 이런 칠면초를 값이 싸다고 먹는다면 그 뒤가 좋지 못할 것임은 미루어 짐작할 수 있을 것이다. 따라서 바다풀소금이나 칠면초 발효효소를 만들 때도 믿을 수 있는 곳에서 자란 것을 써야한다.

제6장
암을 이기는 자연건강법 보조제

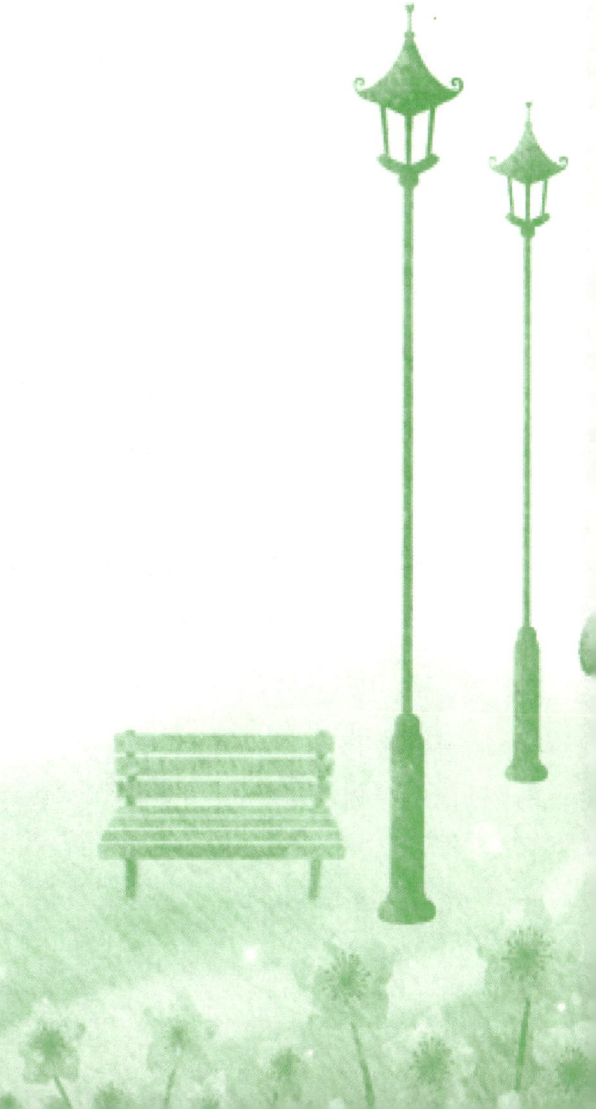

1. 비타민C의 보물창고 감잎과 감물

감나무는 농약을 쓰지 않고도 잘 자라는 보기 드문 무공해 과수이며, 그 잎은 비타민C의 보물창고로써 이름이 높다. 활성산소가 암을 일으킨다는 것은 널리 알려진 사실이다. 천연비타민C는 활성산소를 억누르는 물질 가운데 가장 센 물질이다. 감잎에는 녹차의 3~10배, 레몬의 11배, 오렌지의 39배, 사과의 100배나 되는 천연비타민C가 들어있으니 비타민C의 보물창고라 해도 손색이 없을 것이다.

1) 감잎의 쓰임새
① 성인병을 막는다.
② 늙는 것을 막아 세포를 젊게 한다.
③ 살갗을 아름답게 한다.
④ 고뿔에 걸리지 않게 된다.
⑤ 비타민C는 난소와 뇌에서 가장 많이 쓴다. 머리를 많이 쓰는 사람들이나 자라나는 아이들의 뇌 세포에 좋다.
⑥ 임산부나 생리로 고생하는 사람들에게 좋다.
⑦ 비타민C는 인터페론이나 T림프구, 면역 글로불린을 만드는 것을 돕는다.
⑧ 콜레스테롤이나 중성지방을 줄인다는 것도 밝혀졌다.

비타민C의 새로운 구실

비타민C가 지방을 쓰면서 만들어지는 독을 지닌 찌꺼기들을 다스린다는 새로운 구실이 밝혀졌다. 미국 오하이오 주립대학 라이너스 폴링 연구소의 스티븐스 박사가 '국립과학원 회보'에서 밝힌 바에 따르면 '비타민C가 지방을 쓸 때 산화된 지방에서 만들어지는 독을 다스려 유전자가 망가지거나 고름(염증)이 생기는 것을 막는 일을 한다.'고 밝힌 바 있다.

스티븐스 박사는 또 '비타민C는 활성산소를 다스리고 우리 몸이 산화되는 것을 막는 물질로 알려져 있는데, 이러한 새로운 구실이 있다는 것은 비타민C가 독을 지닌 찌꺼기를 다스리는 것'이라고 말했다. 이와 함께 그는 '이러한 것들은 비타민C가 우리 몸이 하는 여러 가지 일들을 돕는 아주 값진 도우미라는 것을 알게 해준다.'고 말하고, '비타민C는 몸에서 만들어지는 독을 지닌 찌꺼기를 없애는 으뜸의 것으로 보인다.'고 밝혔다.

3) 가루 감잎과 씹어 먹는 감잎 알맹이 그리고 감물

감잎을 가루나 알맹이(환)로 만들어 먹게 되면, 물에 녹는 비타민C나 카테킨, 유기산은 물론, 물에 우러나오지 않는 β-카로틴이나 토코페롤, 수지, 엽록소, 보푸라기도 모두 받아들일 수 있어, 가루나 알맹이로 먹는 것이 티백으로 먹는 것보다는 더 좋다. 티백으로 먹으면 비록 물에 우러나오는 비타민C나 카테킨이라 할지라도 모두 우러나오지는 않는다. 비타민C만 보더라도 티백으로 우려먹는 것보다는 가루나 알맹이로 먹는 것이 더 많은 비타민C를 먹을 수 있다.

우리보다 녹차나 감잎 차를 만드는 솜씨가 앞서있는 일본을 보더라도, 티백보다는 가루가 몸에 더 좋다는 연구결과가 많다. KBS의 '무엇이든 물어보세요'에서도 우려먹는 감잎 차보다는 가루나 알맹이처럼 감잎을 통째로 먹는 것이 좋다고 하였다. 그러므로 되도록 '가루 감잎'이나 '씹어 먹는 감잎'으로 감잎에 들어있는 영양을 모두 먹는 것이 바람직하다.

따라 하기

씹어 먹는 감잎: 하루에 차 숟가락으로 두세 숟가락을 아무 때나 나누어 먹는다.

4) 감물

민간에서는 떫은 감의 물과 감잎을 중풍이나 고혈압에 쓰고, 감꼭지와 감나무 껍질 및 뿌리도 민간요법으로 써오고 있다. 또한 감물은 썩는 것을 막고 트거나 벌어진 것을 막아주기 때문에 불에 덴 것이나 다친데, 언 곳과 같은 것에 쓰인다. 덴 데 감물을 바르면 흉터가 남지 않고 잘 나으며, 술에 취했을 때 감물을 마시면 술기운이 가셔 개운함을 느낄 수 있다.

또 중풍으로 쓰러져 사람을 알아볼 수 없을 때, 바로 관장을 시키고 감물을 한 잔 남짓 마시면 감물에 들어있는 카테킨(Catechin)의 당김으로 핏줄이 줄어들면서 깨끗이 좋아지는 수가 있다.

2. 변비와 묵은찌꺼기를 없애는 미네랄식이섬유

1) 보푸라기(식이섬유)와 건강

(1) 보푸라기란?

보푸라기(Dietary Fiber)란 몸속에서 나오는 소화효소로는 나누어 부술 수 없는 다당류 가운데 하나이다. 주로 푸성귀나 열매, 해조류, 바닷가에 사는 풀에 많이 들어있다. 보푸라기는 소화되지 않기 때문에 영양으로의 값어치는 없으나, 암의 뿌리가 되는 변비나 묵은찌꺼기를 해소하고, 염통병이나 당뇨, 쓸개 돌, 간암, 큰창자암 따위를 막는다.

(2) 보푸라기의 쓰임새

① 창자의 움직임을 좋게: 보푸라기는 물을 빨아들여 부풀기 때문에 창자 속에서 부풀어 창자벽을 문질러 창자가 잘 움직이도록 한다. 이러한 구실은 주로 물에 녹지 않는 보푸라기가 하는 일이다.

② 당과 지방 줄임: 펙틴과 같은 물에 녹는 보푸라기는 물에 녹아 끈적끈적해지므로 함께 들어온 포도당이나 지방과 같은 것을 보듬고 있다가 조금씩 들여보낸다. 따라서 밥 먹은 뒤 혈당이 오르거나 핏속의 콜레스테롤이 늘어나는 것을 억누를 수 있다.

③ 쓸개즙산 및 나쁜 찌꺼기 빨아들임: 보푸라기(섬유질)는 쓸개즙이나 몸에 해로운 것들을 보듬고 나간다. 보푸라기가 많은 것을

먹으면 변비나 비만, 직장암, 당뇨, 고혈압, 간암(간의 병), 동맥경화 따위를 막는데 큰 도움이 된다.

④ 미네랄과 기름에 녹는 비타민을 내보냄(보푸라기의 나쁜 구실): 보푸라기는 철분이나 아연과 같은 미네랄을 붙들고 나가므로 보푸라기를 함부로 먹어서는 안 된다. 미네랄식이섬유는 철분이나 칼슘, 아연과 같은 미네랄이 많이 들어 있으므로, 보푸라기의 나쁜 구실(역기능)을 걱정하지 않아도 된다. 보푸라기는 하루에 20~30g을 먹으면 된다. 이 책에서 먹으라는 데로 먹으면 밥이나 반찬으로 15g 남짓은 먹는다고 보았을 때 5~10g만 따로 먹어주면 된다. 미네랄 식이섬유는 차 숟가락으로 두어 숟가락 남짓 된다.

⑤ 큰창자를 도움: 보푸라기는 사람의 밥통이나 작은창자에서는 거의 소화, 분해되지 않고 큰창자로 내려가며, 큰창자에서 창자 속 좋은 세균이 먹이로 삼는 것으로 밝혀졌다. 발효되지 않는 것을 비발효성 보푸라기라 하며, 분해된 것을 발효보푸라기라 한다. 발효된 보푸라기는 창자에서 빨아들여 큰창자의 움직임을 돕고 소화되지 않은 보푸라기는 찌꺼기나 독을 붙들고 똥으로 나온다.

3. 간을 지키고 술기운을 푸는 '먹는 목초액'

1) 목초액이란

① 목초액은 활성산소를 없애는 힘이 세기 때문에 독에 찌든 간을 깨끗하게 하고 간을 지킨다. 알코올을 푸는 힘도 세서 술기운을 푸

는데도 참 좋다.

② 목초액에 들어있는 페놀, 타르, 메탄올, 크레졸, 벤졸피렌과 같은 나쁜 것들 때문에, 함부로 먹다가는 암에 걸리거나 목숨을 잃을 수도 있다. 따라서 나쁜 것들을 잘 걸러낸 '먹는 목초액'이 아니면 결코 먹어서는 안 된다. 사랑지기의 목초액은 열 해 동안 묵혀 나쁜 찌꺼기를 거의 걸러낸 것으로서 돈 주고도 사기 힘든 사랑지기만의 자랑이다.

2) 목초액의 쓰임새

① **간을 튼튼하게**: 간은 5천 여 가지의 일을 하는데, 그 가운데 으뜸이 독을 없애는 일이다. 목초액은 독을 없애 간이 해야 할 일을 해 주므로, 간은 쉬면서 스스로 병든 곳을 다스린다. 따라서 목초액을 꾸준히 마시면 간이 나빠져 생기는 쉽게 지치는 몸이 가뿐해지고, 여러 가지 간수치도 좋아진다.

② **술기운을 풀고 알코올을 다스림**: 목초액은 독을 없애는 일만 뛰어난 것이 아니라, 알코올을 다스리는데도 뛰어나다.

③ **암을 억누름**: 사람이 만든 약물 가운데 가장 독이 센 약은 항암제다. 항암제를 맞고 세포가 멀쩡할 사람은 지구상에 단 한사람도 없다. 항암제를 맞으면 좋은 세포는 거의 모두 망가진다. 면역세포나 골수세포는 가장 먼저 망가진다. 항암제의 독을 푸는 데는 목초액이 으뜸이다. 목초액을 꾸준히 마시면서 항암제를 맞으면 항암제

의 독성으로부터 몸을 지킬 수 있다.

④ **독을 없앰**: 제초제는 아직까지 해독제가 없기 때문에 제초제를 마신 사람은 거의 죽는다. 제초제를 마시지 않고 제초제를 뿌리다 허파에 들어가거나, 제초제가 묻어있는 것을 모르고 먹었을 때 목초액을 마시면 도움을 얻을 수 있다.

⑤ 그 밖에도 핏속의 당 다스림, 무력감 및 전신권태감 개선, 통풍, 소화불량, 변비, 장염 및 밥통장애, 천식 및 아토피와 같은 알레르기, 늘 고단함, 무좀, 벌레 물려 가려울 때, 불안장애나 우울증, 부신피질 호르몬 장애, 앉은불(성기능장애)과 같은 것들에 좋다는 것이 밝혀졌다.

4. 몸속에 쌓인 독을 빨아내는 목초수액시트

목초시트란 목초액을 가루로 만든 것이다. 발바닥에 붙여 몸속에 쌓여 병의 뿌리가 되고 있는 찌꺼기들을 빨아냄으로서, 몸을 깨끗하게 하고 가볍게 하는데 쓴다. 물찬 배 때문에 다리나 발이 부어오를 때 쓰면 아주 좋다.

손발에 피가 잘 돌지 않아 저린 사람들이 가장 많이 쓰고 있다. 그 밖에도 관절염이나 중풍과 같은 것에도 쓴다. 식용 목초액이 먹어서 몸속의 독을 없앤다면, 목초시트는 몸밖에서 독을 빨아내서 병의 뿌리를 뽑는다. 식용 목초액과 목초시트를 함께 쓰면 간이 제구실을 못하거나 콩팥이 제구실을 못하는 사람에게 아주 좋다.

1) 바른 쓰임새

① 발바닥은 몸의 모든 곳을 나타내고 있다. 그래서 어떤 곳에 탈이 생기면, 그 곳과 맞물리는 곳에 아픔을 일으키거나 색깔이 달라지는 것과 같이 여러 가지로 나타난다. 목초수액시트를 바르면 걸쭉한 찌꺼기들이 더 많이 빠져 나오는 곳이 있다. 그 곳에 탈이 났기 때문이라 할 수 있다.

② 잠들기 전에 발바닥에 붙였다가, 다음날 잠자리에서 일어난 뒤 떼어내면 된다.

③ 떼어냈을 때, 시트의 색깔이 달라지지 않았거나 달라졌다 하더라도 끈적끈적한 것이 없으면 그만 붙여도 된다.

④ 어느 곳에 탈이 난지 알 수 없을 때는, 발가락부터 발뒤꿈치까지 빈 곳이 없도록 촘촘히 발라본다. 그러면 다음날 아침 떼어낼 때, 어느 곳이 좋지 않은 지 눈으로 알아볼 수 있다.

⑤ 물찬 배 때문에 다리나 발이 부어오를 때는 발바닥이 보이지 않도록 가득 붙여두고 시트가 젖으면 바로 갈아붙인다. 갈아붙이는 것은 하루에 몇 번이라도 좋다. 발을 부어오르게 하였던 것들이 되도록 많이 빠져나갈 수 있도록 하여야, 다리나 발이 부어올라 썩는 것을 막을 수 있을 것이기 때문이다.

요즈음에는 부직포보다 좋은 은박이나 금박을 쓴 목초수액시트가 나와 훨씬 좋아진 듯하다. 은박이나 금박에 몸의 기운이 쏘여지면 원적외선이 나와서 독이 더 많이 빠져나온다고 한다.

5. 간을 지키는 버섯 균사체와 균사체 발효효소

암이 자라는 것을 억누르는 것은 여러 가지가 있지만, 그 가운데 으뜸은 버섯이다. 버섯 중에서도 우리가 먹는 부분인 자실체에는 항암성분이 거의 없다. 우리가 버리는 부분인 균사체에 먹는 부분의 50배나 되는 항암성분이 들어 있다.

균사체는 흙이나 나무속에 들어 있어서 바로 먹을 수 없다. 따라서 균사체를 사람이 먹기 위해서는 발효시켜 먹거나 약으로 뽑아낸 것을 사서 먹어야 한다. 발효효소를 만들기 위해서는 적어도 한해는 넘게 발효를 시켜야 하기 때문에 값이 비쌀 수밖에 없다. 그러나 그 값어치는 견줄 수 없을 것이다.

해독수련과정에 들어오는 환우들은 세 해 남짓 발효시킨 버섯균사체 발효효소를 맛볼 수 있다. 그 꿈같은 일이 이 글을 읽는 당신에게도 주어질 수 있다.

1) 버섯의 자실체와 균사체

균사체는 풀이나 나무와 견준다면 뿌리, 줄기, 잎과 같으며, 자실체는 꽃과 같아서 자실체의 삶의 기운은 별 볼일 없다. 눈에 띄는 갓

모양의 자실체가 버섯의 거의 모두라고 생각하기 쉬우나, 자실체는 꽃이나 씨앗에 지나지 않는다. 사는 동안 거의 모두를 솜털처럼 가는 실 같은 균사가 낙엽 썩은 흙이나 죽은 나무 같은 것에서, 하얀 곰팡이로 더부살이 한다 .

씨앗(포자)이 싹이 터 1차 균사가 되고, 균사가 서로 얽히면서 2차 균사가 되어 넉넉한 영양분을 빨아들이면서 뻗어나가게 된다. 버섯의 빨아들이는 힘과 기운은 매우 세기 때문에, 언저리의 나무를 모두 썩혀 넘어뜨릴 뿐 아니라, 시멘트도 부숴 버릴 수 있는 힘이 있다고 한다. 알맞은 언저리에서 균사가 모여 3차 균사를 만들어 네 달 안팎에 걸쳐서 다 자라면, 이 균사체는 잎, 줄기, 뿌리와 같은 버섯의 몸으로서 씨를 뿌리려고 꽃을 피우게 된다. 이 꽃인 자실체는 이레 안팎에 걸쳐 만들어지는데 이것이 우리 눈에 보이는 갓 꼴의 버섯이다.

2) 버섯의 알맹이 균사체

균사체에는 자실체보다 여러 영양소가 4배 남짓 더 들어있다. 단백질, 아미노산, 여러 비타민, 미네랄, 여러 효소들이 들어있어 영양의 알맹이라 할 만하다. 또한 약용 성분은 자실체에 비해 50~60배가 들어있기 때문에, 버섯의 알맹이는 균사체 속에 들어있으며, 그야말로 버섯의 몸통이라 할 만하다.

3) 면역력을 높이는 인터페론과 렌티난

표고버섯의 알맹이를 렌티난(lentinan)이라 부른다. 이 렌티난 속에는 특수다당체 1, 3-베타글루칸과 이중고리 리보핵산인 인터페론 인듀사(Interferon inducer)와 같은 여러 가지가 들어있다. 1976년 일본 국립 암연구소 지하라 박사와 미국 미시건대학의 카크런(K. Cochran)박사는 렌티난(lentinan)이 암과 바이러스를 억누르고, 고혈압, 당뇨에 좋은 것을 밝혀냈다.

4) 면역력을 높이는 균사 속의 다당단백

표고버섯은 대개 우산과 같은 곳만 먹는데, 여기에는 렌티난이 들어있지 않고 균사체에만 들어있다. 표고버섯 균사체에는 키시로스, 아라비노스와 같은 다당단백이 들어있다. 이 다당단백이 몸속에 들어가면 T림프구가 늘어나고, T림프구가 간세포막에 들어가 간세포를 튼튼하게 한다. 그리고 바이러스나 세균을 죽이는 항체를 늘려 몸속의 면역력을 높인다.

5) 암을 억누르는 표고버섯 균사체

미국 미시건 대학의 K. Cochran박사는 표고버섯에서 바이러스를 억눌러 면역력을 높이는 물질이 들어있는 것을 알게 되었다. 이것은 '렌티난(lentinan)'으로, 일본의 과학자들도 표고버섯이 면역력을 높여 암이나 바이러스와 맞서 싸우는 인터페론을 보다 많이 내보내도록 돕는다고 밝혔다.

바이러스는 세포질이 없고 핵만 있다. 박테리아는 핵과 세포질로 이루어져있어서 항생제나 약으로 죽일 수 있다. 그러나 바이러스는 핵막과 핵으로만 있고 세포질은 없다. 그래서 세균의 세포질

속에 있는 미토콘드리아가 없기 때문에 혼자서는 살 수 없고 다른 세포로 들어가 더부살이를 한다. 바이러스는 항생제로는 죽일 수 없기 때문에 인터페론과 같은 면역물질로 바이러스를 죽이거나 억눌러야 한다.

6. 혹이나 고름, 기미, 검버섯을 녹여내는 토란고약

육종, 나쁜 혹(악성종양)과 같은 여러 암, 간염, 간경화, 관절염, 뾰루지, 아픔, 근염, 중이염, 충수염과 같은 여러 고름이나 혹에 좋으며, 기미나 검버섯 따위를 없애는데 좋다.

1) 토란고약 쓰기

① 탈이 난 곳의 크기만큼 거즈와 비닐을 잘라낸다.

② 거즈 위에 토란고약을 한 두 숟가락 덜어서, 그 위에 비닐을 덮고 손으로 문질러 3mm 두께로 납작하게 만든다. 거즈 쪽이 탈이 난 쪽에 닿도록 하여 8~12시간 붙여둔다.

③ 탈이 난 곳에 열이 있어 토란고약이 마르게 되면 다시 바꿔 붙여야 한다.

2) 알아둘 것

① 토란고약을 붙인 곳에 살갗이 헐어서 가려운 것은, 토란이 덜 구워졌거나 살갗이 약하기 때문이다. 이럴 때는 잠시 멈추고 그 곳에 마그밀액을 바른다. 그러나 토란을 너무 구워 버리면 쓸모가 없게 된다.

② 토란고약을 붙이면 붉게 부어오르는 일이 있다. 이것은 좋은 것이므로 멈추지 말고 해야 한다.

③ 혹은 흰 거품 같은 것이 나오기도 하는데 이것은 혹이 녹아서 빠져나오는 것이다.

④ 뽀루지와 같은 것들은 구멍이 나면 피가 나올 때까지 짜서 덩이를 빼고, 그 뒤에 다시 토란고약을 붙인다.

⑤ 토란고약이 말라서 떨어지지 않을 때는, 생강을 갈아서 물을 짜 그것으로 닦으면 깨끗이 떨어진다.

⑥ 인후에 탈이 난 것은 그쪽 무릎에 탈이 난 것이므로, 그 쪽 무릎에 토란고약을 붙이면 좋다. 무릎의 조금 위쪽을 양쪽에서 눌러서 아픈 쪽이 탈이 난 곳이다.

⑦ 토란고약은 무릎의 앞과 옆에만 붙이고, 무릎 뒤의 오금엔 목초수액시트를 붙인다.

7. 면역력을 높이는 바다풀소금 청국장

납두는 청국장이 모두 발효되기 전에 하얀 실 같은 것(나토키나아제)이 가장 많을 때 말리거나 얼려 발효를 멈춘 것을 말한다.

암, 심근경색, 협심증, 뇌경색, 뇌출혈과 같은 병은 핏줄속의 피가 엉겨 만들어지는 피떡 때문에 생긴다. 납두는 피떡을 녹이는 힘이 아주 센 나토키나아제를 지니고 있어 순환기 병을 막거나 낫는데 아주 좋다. 피떡을 녹이는 것들은 아직까지 밝혀진 것으로는 온 누리를 아울러 200여가지 남짓이 되는데, 그 가운데 가장 센 것이 나토키나아제다. 사람이 만든 피떡을 녹이는 약인 유토키나제 보다 두 배나 세다.

유토키나제는 약인데, 납두에 들어있는 나토키나아제는 천연성분이므로, 안전성을 살펴보더라도 견줄 수 없다. 또한 약인 유토키나제의 약효가 겨우 20분 안팎밖에 안되지만, 납두의 나토키나아제는 4시간에서 12시간동안 이어지므로 놀랍지 않을 수 없다.

납두의 또 다른 얼굴을 살펴보면, 늙지 않게 하고 암을 막는 것을 들 수 있다. 늙는 것은 핏줄에서 먼저 일어난다. 핏줄이 늙는 것은 핏줄 벽의 지방이 산화되어 일어난다. 지방의 산화, 더욱이 LDL(저비중 콜레스테롤)의 산화를 막아주는 것이 콩에 많이 들어 있다. 초콩도 콩의 좋은 것과 감식초의 산화를 막는 물질이 만난 것으로, 세포가 늙는 것을 막아주고 핏줄을 튼튼히 한다. 초콩보다 납두가 세포의 늙는 것을 막아주는 항산화 물질이 더 많이 들어 있다.

또 납두는 뼈를 튼튼하게 해준다. 다시 말해 골 밀도를 높인다. 뼈에는 몸의 99%에 이르는 칼슘이 들어있다. 핏속에 칼슘이 모자라면 칼슘 농도를 맞추려고 뼈에서 칼슘을 뽑아낸다. 더욱이 암에 걸린 사람은 많은 영양을 암세포에게 빼앗기기 때문에 영양이 모자랄 수 있다.

도쿄대학 의학부 노년 약학교실에서는 뼈가 잘 부러지는 나이 많은 사람들의 핏속에 비타민K가 적다는 것을 밝혀냈다. 풀이나 나무에 들어있는 비타민K_1보다는 미생물이 만들어 내는 비타민K_2(프로

키논-7)의 모자람 때문인 것으로 밝혀졌다. 납두는 비타민 K_2를 많이 지니고 있어, 나이 많은 분들보다 영양이 모자라기 쉬운 암 환우에게 더 큰 도움이 되리라고 생각된다.

납두나 청국장에는 나토키나아제 뿐만 아니라, 항체를 만드는 아미노산이 그 어떤 먹거리보다 많다. 식물성 단백질에서 나온 이러한 아미노산이야말로 가장 뛰어난 항체를 만들 것이다. 항체란 암과 같은 우리 몸을 해치는 무리를 막을 면역체계의 든든한 디딤돌이다. 따라서 항체를 만드는 식물성 아미노산이 많이 들어있는 납두를 꾸준히 먹게 되면, 면역력이 높아져 튼튼한 몸을 만드는데 큰 도움이 된다.

암에 걸린 사람들이 맛있는 것을 먹으면 곧 암세포도 얻어먹게 된다. 이 때 동물성단백질이나 지방이 들어온다면 암세포가 더 없이 좋아하는 영양소이기 때문에 빠르게 늘어난다. 그와는 달리 식물성 아미노산과 비타민, 탄수화물, 미네랄, 보푸라기와 같은 식물성영양소가 들어온다면 암에게도 조금은 영양을 나누어주겠지만, 그 보다는 항체와 같은 면역세포들에게 넉넉한 영양을 대어줌으로서 암을 이기는데 큰 힘이 된다.

보통사람들은 납두만 먹어도 영양의 어울림을 잡아주겠지만 암이나 당뇨와 같은 고치기 힘든 병에 걸려있는 사람들은 신진대사의 5대요소인 미네랄, 비타민, 효소, 보푸라기, 물의 어울림을 바로 잡지 않고서는, 영양의 어울림이 깨져서 생기는 신진대사장애로부터 벗어나기 힘들다.

납두는 효소와 아미노산이 아주 많이 들어있지만 비타민과 미네랄은 모자란다. 납두만으로 암과 같은 무서운 병을 이겨내기는 어렵다. 그래서 미네랄과 비타민C 및 비타민B 복합체가 많이 들어있는 바다풀소금, 감잎, 현미씨눈 따위를 넣어 바다풀소금청국장을 만들게 된 것이다.

8. 암을 억누르고 세균을 죽이는 벌침

벌침이란? 꿀벌의 독침은 류머티즘 관절염에 아주 좋은 것으로 알려져 있으며, 히포크라테스도 벌침을 썼다고 한다. 벌침의 독은 몸에는 그다지 탈을 일으키지 않지만 암세포에게는 가장 두려운 독 가운데 하나이기 때문에 잘만 쓰면 암을 물리치는데 도움이 될 수 있다. 그래서 해독수련 때도 벌침을 쓰게 되었다.

꿀벌은 매우 센 천연 독을 몸속에 지니고 있다가 침을 통하여 독을 내보내 적을 물리친다. 벌침은 작은 짐승에게는 죽음을 부를 수 있는 독이지만 사람에게는 큰 탈을 일으킬만한 독은 아니기 때문에 "독은 곧 약이요, 약은 곧 독이라"는 말처럼 벌의 독은 오히려 여러 가지 병을 막거나 고치는데 큰 도움이 될 수 있다. 곧 약도 잘못 쓰면 독이 될 수 있지만 독도 잘 쓰면 약이 될 수 있는 것이다. 이와 같은 벌침을 몸에 놓게 되면 그 독이 살갗으로 퍼지면서 고름을 삭이고 피를 묽게 하며, 아픔을 삭이고 마음을 가라앉게 하며, 혈압을 다스리고 신경의 흐름을 좋게 하며, 병든 세포를 바로잡고 연쇄균, 포도상균, 큰창자균(대장균), 녹농균과 같은 것들을 죽이는 일을 한다.

벌침은 침과 뜸 및 주사의 구실을 한꺼번에 한다. 더욱이 벌침은 한번 쓰고 버리는 침으로서 가장 믿을만한 침이기도 하다. 사람의 몸에 들어가는 벌독은 아주 적지만 빠르게 살갗을 타고 살갗 밑의 조직과 몸의 깊은 곳까지 들어가 고름(염증)을 없애고 뭉친 피를 녹여내서 몸속의 고름과 뭉친 피를 빠르게 없앤다. 느낌신경(지각신경)의 흐름과 피의 흐름을 좋게 하며, 젖산을 내보내는 일을 도와 늘 고단함(만성피로)에서 벗어나 힘차게 살아갈 수 있게 해 준다. 늘 고단한 것은 암에 걸린 사람들에게 가장 좋지 않은 것임을 생각할 때 조금의 아픔만 참을 수 있다면 벌침을 맞아보는 것도 좋을 것 같다.

벌독에는 멜리틴(melittin)이 50% 안팎 들어있다. 멜리틴은 균을 다스리고 뭉친 피를 녹이는 힘이 세기 때문에 피를 깨끗하게 하고 잘 돌게 해주며 핏속에 있는 균을 죽이는 구실을 한다. 또한 포스퍼리파제A2가 12% 들어있는데, 이것은 효소로서 세포막을 이루는 지방산을 다스려 세포를 튼튼하게 한다.

이 밖에도 여러 가지가 들어있는데, 이러한 것들이 벌침으로 살갗 밑에 들어가 고름을 없애고 피떡을 녹이며, 아픔을 멎게 하고 피를 만드는 것을 도우며, 마음을 가라앉히고 혈압을 다스리며, 신경을 되살리고 그 흐름을 좋게 하며, 몸속의 찌꺼기나 독을 없애고 연쇄균, 포도상균과 같은 나쁜 균을 죽인다.

누구나 한두 번쯤은 벌에 쏘여보았을 것이다. 더욱이 벌을 치는 사람들은 벌을 자주 쏘인다. 이런 사람들은 신경통이나 관절염 같은 병이 없다고 한다. 더욱이 일본에서는 벌치는 사람들이 가장 오래 산다고 하니 벌침을 가까이 하는 것도 몸을 튼튼히 하는 좋은 버릇이라 하겠다.

9. 암을 억누르고 고름을 삭이는 프로폴리스

프로폴리스는 꿀벌이 나무 따위에서 뽑아낸 끈끈한 물 같은 것에 벌의 침과 효소 따위를 섞어서 만든 것이다. 러시안페니실린 또는 천연페니실린이라고도 한다. 꿀벌은 벌집의 틈이 난 곳에 프로폴리스를 발라 균이나 바이러스로부터 스스로를 지킨다. 여왕벌이 알을 낳을 때에는 알 낳는 곳의 독을 없앨 때 일벌이 프로폴리스를 써서 깨끗하게 한다.

프로폴리스는 기원전 약 300년경에 이집트에서 사용했다는 기록이 있을 만큼 오랜 옛날부터 고름을 삭이는데 써왔다. 1965년 프랑스의 의사 레미쇼방이 꿀벌의 몸에 박테리아가 없음을 살피다가 프로폴리스가 천연항생물질임을 알아냈다.

프로폴리스에는 유기물과 미네랄이 가장 많으며 이와 함께 104가지 영양소가 들어 있다. 프로폴리스에 들어있는 미네랄·비타민·아미노산·지방·유기산·플라보노이드와 같은 것들은 세포가 일을 하는데 큰 도움을 주며, 테르펜과 같은 것들은 암을 억누르는 일을 한다. 더욱이 100가지가 넘는 플라보노이드가 들어 있어 몸을 튼튼히 하는데 큰 도움을 준다.

고름을 삭이고 산화되는 것을 막으며 면역력을 높인다. 사람의 몸에 고름을 일으키는 프로스타그란딘을 만들어내는 효소를 다스려 고름을 삭인다. 또 플라보노이드가 활성산소를 없애기 때문에 산화를 막는 구실을 하기도 한다. 암을 억누르는 퀘르세틴(quercetin)과 같은 것들이 있어 암세포의 유전자가 복제되기 전에 그 고리를 끊는 일을 하여 암세포가 늘어나는 것을 막는다.

프로폴리스는 적잖은 독을 지니고 있기 때문에 지나치면 도리어 탈이 날 수 있다. 따라서 반드시 자연건강법 전문가의 도움을 받으면서 써야 한다.

10. 신경과 핏줄의 흐름을 좋게 하는 '다나아'

신진대사가 좋지 않아 암과 같은 병들이 생긴다. 뼈기둥의 뒤틀림, 피의 흐름이 더딘 것, 신경의 흐름이 좋지 못한 것, 체액이 산이나 알칼리로 치우치는 것, 묵은찌꺼기가 머무르는 것이 신진대사를 막는 다섯 가지 걸림돌이다.

암을 일으키는 다섯 가지 걸림돌 가운데 첫 번째로 꼽는 것이 뼈기둥의 뒤틀림이다. 그 까닭은 무엇일까? 뼈기둥은 신경과 핏줄의 흐름을 다스리기 때문이다. 뼈와 뼈 사이에는 추간원판이라는 물렁

뼈가 있다. 뼈기둥이 바를 때는 걸림돌이 없지만 뼈기둥이 틀어지면 추간원판이 밀려나와 신경과 핏줄을 누르게 된다. 이렇게 되면 피와 신경의 흐름이 나빠진다. 더군다나 신경은 매우 날카로워 10%만 눌려도 그 구실은 50%나 떨어진다.

예를 들어 다섯 번째 등뼈가 틀어지면 간으로 가는 신경과 핏줄이 눌리게 되어 간염이나 간경화, 간암과 같은 것에 걸릴 수 있으며, 여섯 번째 뼈가 틀어지면 밥통으로 가는 신경과 핏줄의 흐름이 나빠져서 위염이나 위궤양, 밥통암을 일으키기 쉽다. 그래서 해독수련을 하는 암 환우에게는 그 무엇보다 뼈기둥부터 바르게 하도록 가르친다.

뼈기둥을 바로잡는 사람들이 있지만 그러다가 잘못되면 자칫 돌이킬 수 없는 무서운 길로 들어설 수 있다. 이러한 것을 막고 누구나 쉽고 빠르게 틀어진 뼈기둥을 바로잡을 수 있는 '물리치료용베드(다나아)'로 2006년 특허를 받았다. 이것은 매달려 있기만 해도 스스로 틀어진 것을 찾아내 바로잡아줄 수 있는 '뼈기둥맞춤 틀'로서, 우리말로 다 낫는다는 뜻의 '다나아'라는 이름을 붙였다.

아직까지는 돈이 없어 만들지 못해 '목 베개'와 '허리받침', '묶는 띠'를 써서 뼈기둥을 바르게 하도록 하고 있다. 돈보다 목숨이 값지다면 벌써 만들어 많은 이들이 쓰고 있을 것인데, 아직까지 이 좋은 것을 만들지 못하고 있는 것은 안타까운 일이 아닐 수 없다. 언제나 돈보다 목숨을 값지게 생각하는 사람이 나타날지 모를 일이다. 그때가 언제일지 모르지만 '다나아'가 만들어진다면 누구나 뼈기둥을 손쉽게 바로잡아 핏줄과 신경의 흐름이 좋아질 것이기 때문에 암으로 목숨을 잃는 사람은 많이 줄어드리라 믿는다.

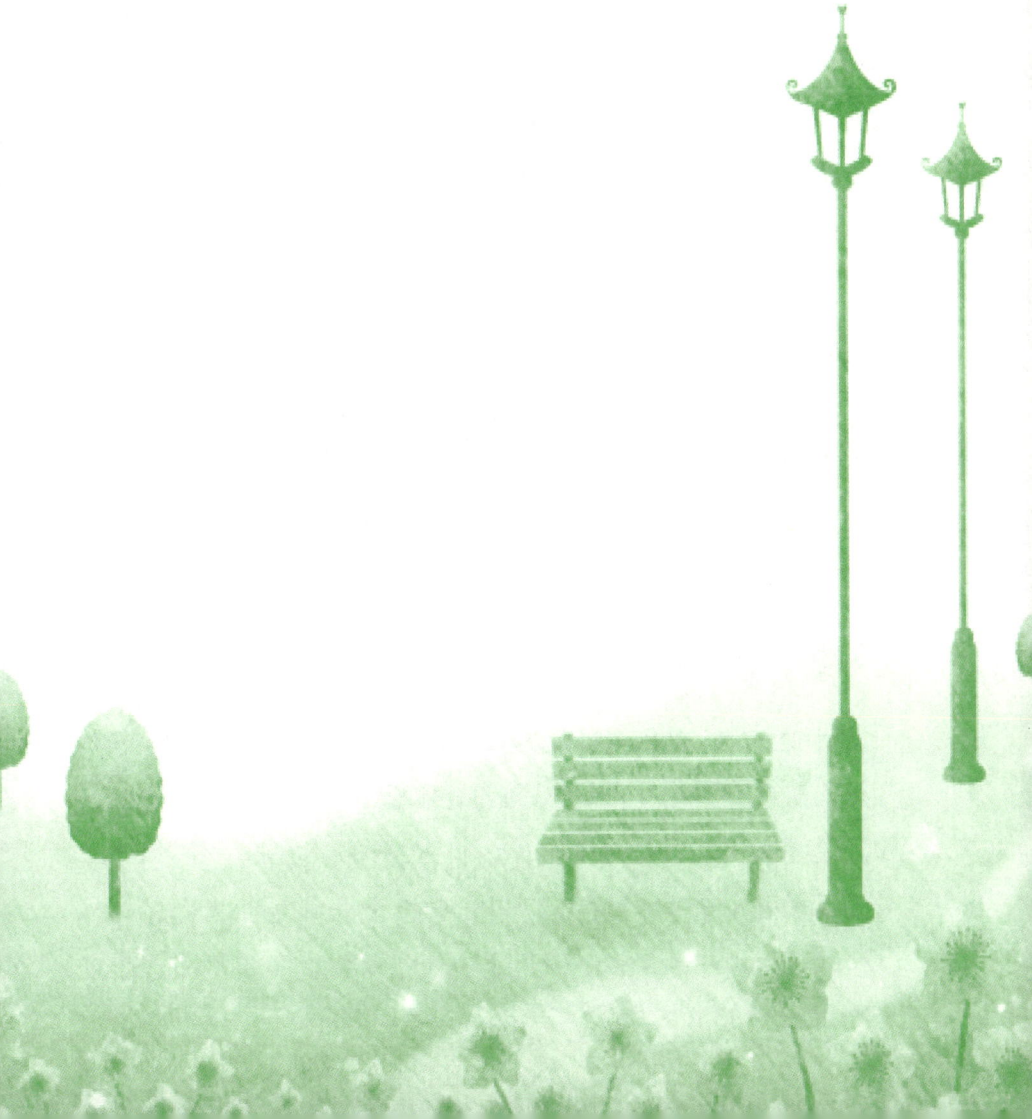

제7장
밥상을 차리는 슬기

1. 삶의 기운을 주는 밥상으로의 부름

밥상 앞에서 우리는 무엇을 먹어야 할지 망설인 때가 한 두 번이 아닐 것이다. 때론 먹을 것이 없어서 망설인 때도 있었고, 때론 먹을 것이 너무 많아 무엇부터 먹어야 할지 망설인 때도 있었을 것이다. 그러나 밥상 앞에서 우리가 무엇을 먹고 있는지 생각하며 먹는 사람은 얼마나 될까? 밥은 곧 약이며 먹는 것이 곧 삶이라는데, 우리가 독을 먹고 있는지 약을 먹고 있는지 생각하면서 먹는 사람을 찾기 힘들다. 독이 되는지 약이 되는지 모르고 허겁지겁 먹어대는 사람이 많으니 탈이 날 수밖에 없다.

더군다나 암과 싸워야 할 암 환우들이 병든 밥상으로 하루를 시작하고, 또 하루를 마칠 때까지 병든 밥상을 부여잡고 살아가면서 어떻게 암을 낫고자 하는지, 신기루만 쫓는 그들을 보면 안타까움을 넘어 안쓰럽기까지 하다.

2. 삶의 기운을 주는 밥상을 더럽히는 것들

공업화와 함께 삶은 넉넉해졌지만 그와 함께 우리의 삶의 텃밭인 지구를 망가뜨렸다. 지구가 따뜻해지면서 날씨가 종잡을 수 없게 되고, 오존층이 망가져 면역체계가 무너지고 백내장, 지구의 사막화에 따른 굶주림과 황사에 따른 기관지염과 천식, 눈의 병과 같은 우리의 건강과 목숨을 갉아먹는 무서운 일들이 차츰 우리의 목줄을 조여 오고 있다.

서구문명이 물밀듯이 밀려들어와 시골에도 좀 더 많은 돈을 벌려고 제초제건 살충제건 살균제건 마구잡이로 뿌려댄다. 이런 농약에 죽지 않는 세균이나 나쁜 벌레(해충)가 나타나, 더 세고 더 많은 농약을 뿌리고 있다. 하지만 보다 많은 돈을 벌려고 앞 다투어도 되는 것이 있고 그래서는 안 되는 것도 있다. 먹거리를 기르는 것만은 결코 돈을 벌수만 있다면 무슨 짓이든 해도 된다는 생각을 가져서는 안 된다. 목숨은 그 어떤 것과도 바꿀 수도 견줄 수도 없는 오직 하나 뿐인 것이기 때문이다.

돈을 벌기 위해 무슨 짓이든 하다보면 돈은 보다 많이 벌 수 있을지 몰라도 그렇게 뿌려진 농약과 비료 때문에 먹거리는 갈수록 더럽혀지고 있다. 그것도 모자라 이제 유전자까지 손을 대고 있다.

더럽혀진 먹거리와 같이 들어온 중금속이나, 유전자를 제멋대로 바꾼 먹거리들이 하루가 다르게 달라지고 있지만, 그와는 달리 우리 몸의 세포는 그것들에 맞물려 어울리려면 진화되어야 하는데, 진화라는 것이 하루아침에 일어나는 것이 아니기 때문에 여기서 크나큰 탈이 나게 된다. 그것이 바로 암이요, 아토피요, 크론병이요, 고혈압이나 당뇨 같은 낫기 힘든 병들이다.

진화를 위해 짧게는 몇 백 년에서 길게는 몇 천 몇 만 년이 걸린다. 어찌 이러한 먹거리를 먹고 살아가는 우리들의 몸에 암이 생기지 않을 수 있겠는가? 새로운 것에 어울리려고 진화하기에는 우리가 사는 나날은 너무나 짧다. 따라서 더렵혀진 먹거리에 어울려 진화하려 하기보다는 더렵혀지지 않은 먹거리를 먹어서, 우리 몸이 자연과 어울려 살아갈 수 있게 하는 것이, 오늘을 사는 우리가 가야 할 길이다.

3. 먹거리를 더럽히는 것들

1) 남은농약

먹거리를 더 많이 얻으려고, 벌레 죽이는 약, 균 죽이는 약, 풀 죽이는 약과 같은 것이 뿌려진다. 이러한 약은 햇볕에 의해 조금은 없어지지만, 없어지기에 앞서 다시 뿌려져 남아있는 약은 먹거리를 거두어들일 때까지 쭉 쌓이게 된다. 이때 쌓인 잔류농약은 껍질에만 묻어 있는 것이 아니라, 뚫고 들어가는 힘이 세서 먹거리 속에 깊숙이 파고들기 때문에, 남은농약을 모두 없애고 먹을 수는 없다.

2) 먹거리에 넣는 것(식품첨가물)

먹거리를 만들 때 넣는 썩지 않게 하는 것(방부제)이나 빛깔을 없애는 것(표백제), 빛깔을 돋우는 것(발색제)과 같은 것들은 소화가 어려워 몸속에 쌓이게 된다. 이러한 것들이 들어오면 좀처럼 빠져나가지 않는다. 들어올 줄만 알았지 나갈 줄을 모르는 식품첨가물이 몸에 쌓이는 것을 막으려면 가공하지 않고 먹는 것이 바람직하다.

3) 그릇 속의 환경호르몬

비닐이나 플라스틱에 넣는 '노닐페놀'이나 '비스페놀A'와 같은 것 때문에 환경호르몬이 우리 몸속에 쌓이게 된다. 어린아이의 젖병에서도 거의 다 환경호르몬이 생긴다. 이렇게 쌓인 환경호르몬은 난포호르몬과 비슷한 구실을 하여 무정자증이나 불임, 기형아, 난소암, 정소암과 같은 것들을 부른다. 2017년이 되면 애를 가질 수 있는 사람의 둘 가운데 하나는 아이를 낳지 못하거나 잘못된 아이를 낳아 한바탕 큰일을 치르게 될 것이라 한다.

4) 밥상을 더럽히는 미생물

장염 비브리오나 살모넬라와 같은 것들로 먹거리가 더럽혀져, 해마다 저잖은 사람들이 탈이 나고 있다. 언저리가 많이 깨끗해진 오늘날에도 '집단식중독' 때문에 한바탕 떠들썩해지곤 한다. 너무 깔끔떨어 면역력을 떨어뜨렸기 때문이다.

4. 낮아지는 성인병

암을 비롯한 당뇨나 고혈압, 염통병 같은 것들이 자라나는 아이들에게도 나타나고 있다. 더욱이 아토피나 당뇨가 놀라울 만큼 빨리 늘어나는 것은, 미국을 비롯한 유럽 사람들이 걸어 온 길을 밟고 있는 것 같아 안타깝기 그지없다. 이러한 것들은 우리의 먹거리가 잘못되어가고 있기 때문이다.

걸핏하면 고뿔에 걸리고 어수선하며, 갖고 싶은 것을 갖지 못하면 사나워지고, 저만 아는 우리의 아이들! 이러한 아이들에게 먹거리만 바꾸어도, 밥상만 삶의 기운을 주는 밥상으로 바꾸어도 튼튼하고 똑똑하며 슬기로운 아이들로 바뀔 수 있다. 따라서 삶의 기운을 주는 밥상을 차리는 것은, 한 사람이 풀어야 할 일이 아니다. 뒤틀린 사회를 바로잡고, 망가져 가는 환경을 되살리는 일이기도 하다.

5. 먹거리의 썩음과 산화

먹거리를 만들고 여러 곳에 보내는 사이 어쩔 수 없이 따라 다니는 세균은 어쩔 수 없다하더라도, 다른 곳에 보내거나 놓아 둘 때 균이 늘어나는 것을 막고 썩는 것이라도 막아야 한다. 그래서 우리는 냉장고와, 방부제를 쓰고 있다. 냉장고나 방부제로 먹거리의 부패는 막을 수 있을지 몰라도 냉동실에서의 산화는 막을 수 없다. 산화는 공기 중의 산소와 먹거리 속에 들어있는 지방이 만나 일어나는 화학반응이기 때문이다. 지방의 산화로 나타나는 과산화지질은 발암물질로써 암을 만들고 암의 자람을 돕는다.

먹거리는 그것이 고기든 푸성귀나 열매든 썩거나 산화되기 마련이지만, 단백질과 지방이 상하는 것이 더 큰 말썽이 될 때가 많다. 세균이 늘어나면 썩을 뿐만 아니라 단백질과 지방의 변질과 산화도 일어나 몸에 탈이 날 수 있다. 튀긴 먹거리는 비록 식물성 기름으로 튀겼다고 하더라도 빨리 먹는 것이 좋다. 식물성 기름은 불포화지방산으로 우리 몸에 좋다고 하지만 오래두어 산화되면 포화지방산으로 바뀐다.

이 때문에 식물성 지방이나 단백질이라고 할지라도 너무 오래두는 것은 좋지 않다. 잣이나 호두, 땅콩과 같은 몸에 좋은 견과류도 썩는 것을 막으려 냉동실에 오래 넣어두면 산화되어 건강을 돕기보다는 해칠 수도 있다. 더욱이 먹기 좋고 맛있다고 가공된 견과류를 먹는 사람들이 많은데, 가공된 견과류는 고기나 소젖과 함께 우리 밥상에서 멀리해야 할 것 가운데 하나이다. 살아있는 견과류는 제법 오래 두어도 썩지만 않는다면 괜찮다. 그러나 가공하면 산화되어 몸을 해칠 수 있을 뿐만 아니라, 만들 때 넣는 여러 가지 첨가물은 또 다른 말썽을 일으킬 수 있다.

물고기는 단백질과 지방을 지니고 있는데, 신선한 물고기는 괜찮지만 얼린 물고기는 되도록 멀리하는 것이 좋다. 더욱이 고등어나 꽁치와 같은 '등 푸른 물고기'는 불포화지방이 들어있어 몸에 좋으나, 부패와 산화가 빨리 일어나기 때문에 반드시 신선할 때 바로 먹어야 한다.

6. 전자레인지와 전자파

전자파 공해를 벗어나려고 컴퓨터 앞에 선인장을 두는가 하면, 전자파를 막는 것들을 붙이기도 한다. 하지만 전자파가 가장 많이 생기는 전자레인지를 자주 쓰면서도 아무런 걱정을 하지 않으니 알다가도 모를 일이다.

먹거리에 전자파를 쏘이면 영양소가 더럽혀진다. 더욱이 불포화지방이 많이 들어있는 먹거리에 전자파를 쏘이면 '말론디알데히드'라는 발암물질이 수십 배가 늘어난다. 따라서 지방이나 단백질이 들어있는 먹거리는 어떤 일이 있더라도 전자레인지에 넣어서는 안 된다.

7. 잠자리와 땅의 기운

땅의 기운을 쏘이며 살려면 언저리에서 가장 큰 나무보다는 낮은 곳에서 살아야한다. 땅에 가까울수록 음이온이 많고, 땅과 멀어질수록 양이온이 많아진다. 음이온은 열을 내리고 혈압을 다스리며, 마음을 가라앉히고 진정시킨다. 양이온은 열을 올리고 혈압을 올리며, 마음을 들뜨게 만들어서 작은 일에도 화를 내거나 스트레스가 쌓이게 하여 몸을 해친다. 스트레스는 만병의 뿌리다. 암을 일으키는 뿌리이기도 하다. 따라서 암을 이겨내기 위해서는 3층이 넘는 높은 곳에서 살지 말아야 한다. 사람은 조금씩은 다르지만 대개 3층을 벗어나면 땅의 기운을 느끼지 못한다.

제8장
암을 이기는 길

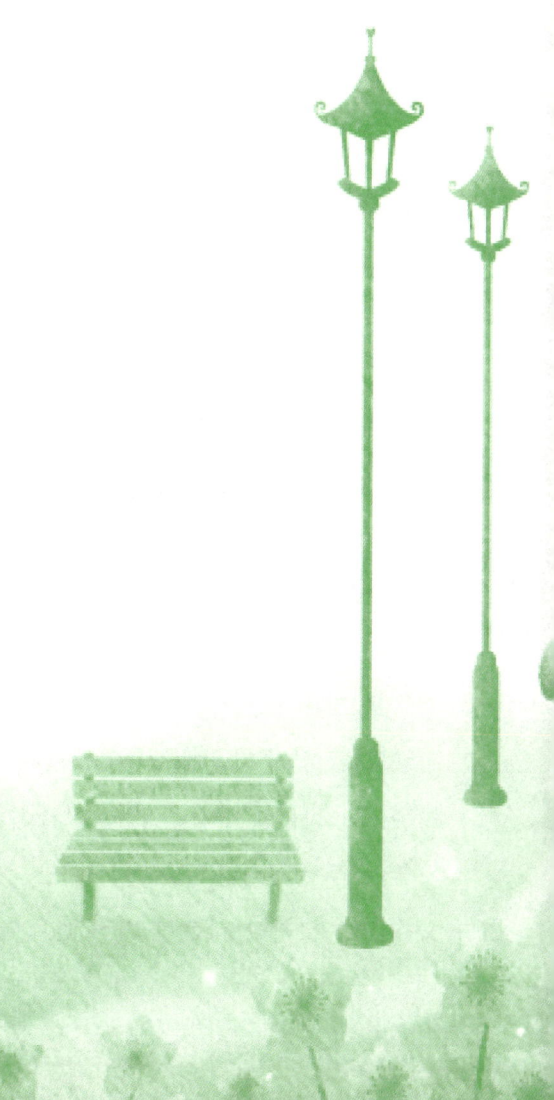

1. 말기암이라도 이렇게 하면 고칠 수 있다

말기암이라 할지라도 자연의학으로 낫을 수 있다는 것이 나의 믿음이다. 다만 돈보다 목숨이 먼저라야 한다. 돈이 목숨보다 값진 사람은 돈과 목숨의 갈림길에 섰을 때 목숨을 버리고 돈을 줄 것이기 때문에 살아있어도 살아있는 것이 아니다. 하지만 안타깝게도 내가 그동안 만난 그 많은 사람들 가운데 돈보다 목숨을 값지게 여기는 사람은 열 사람 가운데 한 사람도 안 되었다. 다시 말해 돈보다 목숨을 값지게 여기는 사람이 있다면 열 사람 가운데 적어도 대여섯은 목숨을 건질 수 있었던 것이다.

이 책을 읽고도 왜 많은 사람들이 목숨을 잃고 마는 것일까? 그것은 크게 두 가지로 생각해 볼 수 있다. 그 하나는 어리석음 때문이며, 다른 하나는 때를 모르기 때문이다. 어리석은 사람은 작은 것(돈)을 지키려고 큰 것(목숨)을 버린다. 그는 작은 것이 큰 것보다 크다고 생각한다. 바보다.

또 하나는 때가 이르렀음에도 아직 이르다고 생각하는 사람이다. '시간이 없어 다음에 오겠다.'는 사람들이 많다. 그들에게 나는 묻는다. '그 시간에 무엇을 할 것인가?' 그러면 그들은 하고 싶은 말들을 쏟아낸다. 그러나 그들이 모르는 것이 있다. 그들에게는 그들이 생각하는 것처럼 시간이 많지 않다는 것이다. 그래서 그들은 죽음의 그림자가 그들 머리 위에 머물러 있어도 살길을 찾으려하지 않는다.

그럼 이제 목숨을 구할 가장 믿음직한 첫걸음부터 생각해보자. 그 첫걸음은 암이 몸속에서 커져왔던 동안의 10%는 몸을 되살리는데 쏟아야 한다. 그러려면 석 달은 해독수련을 하여야 한다. 창자가 바뀌려면 석 달은 걸리기 때문이다.

그 다음은 창자와 피를 깨끗하게 하고, 뼈기둥을 바로잡아야 한다. 어떤 이는 "피를 깨끗하게 하면 모든 병을 고칠 수 있다"고 한다. 그러나 그것은 거짓말이다. 굶어 죽어가는 사람도 피는 깨끗하다. 아니 굶주리는 사람이야말로 영양이 텅 비게 되어 피가 그 누구보다도 깨끗하다. 따라서 피만 깨끗해서는 몸을 되살릴 수 없다. 여기에 더하여 핏줄이 튼튼하고 영양의 어울림에 어떠한 탈도 없어야 하며, 이러한 영양을 세포에 잘 보내주고 세포가 남긴 찌꺼기를 되받아오는 일에도 아무런 탈이 없어야 한다. 그러려면 창자와 뼈기둥이 제 구실을 하여야 한다. 창자와 뼈기둥을 바르게 하려면 이 책에 나온 것들을 바르게 배워 꾸준히 하여야 한다.

다음으로 값진 것은 가족이다. 가족이 암에 걸린 사람의 도우미가 되느냐, 모른 체 하느냐, 걸림돌이 되느냐에 따라 삶의 길이 달라진다. 안타깝게도 암과의 싸움에서 가장 큰 걸림돌은 가족이다. 그 까닭은 가족이 자연의학을 잘 몰라 도움을 주지 못하거나 오히려 걸림돌이 되기 때문이다. 그래서 해독수련에는 가족이 반드시 함께하여야 하는 것이다. 바빠서 오래있지 못한다면 사나흘이라도 좋으니 꼭 곁에서 함께 배워 걸림돌이 아닌 도우미가 되어야 암의 사슬을 끊을 수 있다. 그것도 못하면서 암이 낫기를 바란다는 것은 우물에서 숭늉 찾는 것이나 다름없다.

암을 이기려면 암이 무엇이며, 어떤 특성을 가지고 있는지부터 알아야 한다. 암은 밖에서 들어온 세균이 아니라, 우리 몸의 좋은 세포가 더럽혀진 몸속에서 죽지 않고 살아남으려고 유전자를 스스로 바꾼 것에 지나지 않는다. 그러므로 암이 만들어졌을 때의 몸과 다른 몸을 만들면 더는 늘어나지 못하고 스스로 사라진다. 다시 말해 창자와 피를 깨끗하게 하여 더러운 것을 좋아하는 암이 살아갈 곳이 없게 만들면 스스로 사라지는 것이다.

2. 자연의학으로도 고칠 수 없는 세 가지 병

나는 앞에서 말했듯이 어떤 병도 자연의학으로 고칠 수 있다고 믿는다. 그러나 세 가지 병만은 자연의학으로도 고칠 수 없다. 그것은 다름 아닌 "부자 병"과 "안다 병" 및 "안 해본 것 없이 이것저것 다 해봤다 병"이다.

언젠가 대학의 학장이었던 사람이 암으로 나를 찾아왔다. 처음부터 받고 싶지 않은 환우였는데 마음이 꺼림칙하면서도 어쩔 수 없이 받은 환우였다. 자연의학을 오래하다 보면 첫 얼굴로 그 사람의 사람 됨됨이를 알 수 있다. 처음부터 사람을 업신여기듯이 제멋대로 물어오더니 언짢은 말과 모습은 달라지지 않았다. 가르침을 받으려

왔는지 아니면 자신이 하고 있는 길이 옳다는 것을 보여주기 위해 왔는지 도무지 알 수 없게 하였다.

'딸이 민간요법을 많이 알고 있어 싱겁게 먹어야 암을 낫을 수 있다고 했다'면서도, '싱겁게 먹으니 늘 체한 느낌이 들며 소화도 안 되는 것 같다.'고 하였다. '싱겁게 먹으면 위산이 적게나와 소화도 힘들 뿐 아니라 미네랄이 모자라 암을 낫기 힘들다'며 잘못을 바로잡아 주고 점심을 먹을 때도 반찬을 많이 먹도록 했다.

그런데 밥을 먹고 나서 얼마 안 되어 딸에게서 전화가 왔다. "아버지 말이 '싱겁게 먹어야 암이 낫는다고 했는데 짜서 못 먹겠다.'고 하다."며 말도 안 되는 트집을 잡았다. "밥도 집에 있을 때는 잡곡으로만 밥을 지어 먹었는데 거기서는 잡곡보다는 흰쌀이 더 많다고 하던데 그렇게 해서 어떻게 암을 고칠 수 있겠느냐?"며 한술 더 떴다.

그것도 모자라 오후 강의가 끝나고 나오는데 그 환우가 부르더니 "나는 냉온욕을 하루에 서너 번 하면서 웃음치료를 해야 하는데 이 곳은 같이 쓰는 목욕탕이다 보니 그것을 할 수 없어서 나가겠다."는 것이었다. 어처구니없는 일이었지만 속으로는 반가웠다. 어차피 그렇게 해서는 고칠 수 없을 것인데 못 고치고 덤터기 쓰느니보다는 하루라도 빨리 나가기를 바랐기 때문이다.

그렇게 나간 뒤 몇 달이 지나서 아는 사람으로부터 그 사람이 삶을 다했다는 말을 들을 수 있었다. 그 환우가 병을 고칠 수 없었던 것은 그 환우의 병이 고치지 못할 만큼 깊었기 때문이 아니라 '안다 병'에 걸려 있었기 때문이다. '안다 병'에 걸린 사람은 아무리 바른 길을 알려주어도 '안다 병' 때문에 자신의 잘못된 생각을 결코 바꾸지 못한다.

배에 물이 차오르는 사람이 아니라면 싱겁게 먹어서는 안 된다. 싱겁게 먹게 되면 위산이 줄어들어 소화를 시킬 수 없게 된다. 소화되지 못하고 창자로 밀려들어온 먹거리들은 창자 속에서 썩어 독가스를 만든다. 이러한 독가스는 창자벽을 파고 들어가 피를 더럽히게 되는데, 이렇게 해서 더러워진 피는 암을 비롯한 여러 병의 뿌리가 된다. 암에 걸려있는 환우가 싱겁게 먹는다는 것은 스스로 죽음의 늪으로 걸어 들어가는 것이나 다름없다.

소금 속에는 많은 미네랄이 들어있어 싱겁게 먹게 되면 미네랄의 어울림이 깨지게 된다. 미네랄은 신진대사의 디딤돌이기 때문에 미네랄의 어울림이 깨지면 암과 같은 여러 가지 병이 생긴다.

일본 국립 영양연구소에서 현미가 몸에 좋은가를 알아보았다. 그랬더니 현미밥을 먹은 사람들은 흰쌀밥을 먹는 사람들보다 많은 똥을 누었다. 얼마나 소화를 시켰는가 살펴보았더니 현미껍질은 물론 씨눈까지 그대로 나와 있었다. 그래서 제대로 씹어서 먹지를 않아서 그런 것으로 생각하고 현미를 먹였던 사람들에게 한 달 동안 많이 씹는 것을 시킨 다음 다시 한 해 동안 현미를 먹게 하였지만 달라진 것이 거의 없었다. 더군다나 현미를 먹였던 사람들이 코가 막히

고 입속이 허는가하면, 시력이 떨어지고 몸이 뻣뻣해지며, 숨이 가
쁘고 나른해 움직이기 싫어하였으며, 입맛이 떨어지는 것과 같은 여
러 가지 탈이 나자, 일본 국립 영양연구소는 이러다가 더 큰 탈이 날
수 있다는 생각에 더는 생체실험을 하지 않게 되었다.

그런데도 한 줌도 안 되는 의료상식을 가지고 잡곡밥 타령을 했으
니 그 환우의 창자가 어찌 되었을까? 창자가 망가지면 모든 것이 망
가진다. 어리석은 딸 때문에 창자를 억지로 망가뜨렸으니 그 아버지
가 더 깊은 늪으로 빠져들었던 것이다. 그렇다. 현미는 껍질이 질겨
씹는 것만으로는 잘 소화시킬 수 없어 배가 아프거나 더부룩하고 배
가 부글거리는가 하면, 엎친 데 덮치기로 피틴산(Phytic Acid)이 많
아 철분이나 칼슘과 같은 여러 가지 미네랄을 끌고나가 버린다. 이
래서는 결코 암과의 싸움에서 이길 수 없다.

웃음치료도 바로 알아야 한다. 웃음은 억지로 웃는다고 해서 몸
을 튼튼하게 하는 것은 아니다. 사람은 미치지 않고서는 혼자서 마
냥 즐겁게 웃기 힘들다. 사람은 어울려 살아야 한다. 다시 말해 무리
속에 살아야만 사람으로서의 모습을 하고 살아갈 수 있는 것이다.
웃음은 더더욱 무리 속에서 웃는 웃음이 참된 웃음이다. 해독수련을
하면서 환우들과 생사고락을 같이하며 느끼는 잔잔한 감동이 웃음
으로 피어오를 때 한바탕 웃더라도 억지웃음 하루 동안 웃는 것보다
더 도움이 된다.

그 사람이 병을 고칠 수 없었던 것은 어찌 보면 처음부터 그가 가
야할 길을 간 셈이다. 그 사람은 다름 아닌 '안다 병'에 걸려있었던

것이다.

그렇다고 무조건 믿으라고만 할 수는 없는 노릇이다. '믿음'이라는 보석은 마음속에서만 캘 수 있는 보석이다. 마음이라는 광산은 다른 사람의 힘으로는 결코 열 수 없으며 오직 자신만이 열수 있는 자물쇠이다. 그 열쇠를 찾지 못한다면 믿음에 대한 책임을 내가 뒤집어 쓸 수밖에 없었다. 그래서 그 환우의 죽음은 안타깝지만 되돌아가는 것을 반길 수밖에 없었던 것이다.

3. '그래도'라는 고칠 수 없는 병

언젠가 후배로부터 오랜만에 연락이 왔다. 자신의 선배가 있는데 당뇨로 무척이나 고생을 하는 것 같아 안타깝다며 어찌하면 좋겠느냐는 것이었다. 상태를 들으니 상당히 깊은 것 같았다. 이미 눈은 거의 보이지 않았으며, 콩팥도 아주 나빠져 있었다. '당뇨는 병 같지도 않는 병이니 내가 시키는 데로만 하면 쉽게 낫을 수 있다. 아무리 바쁜 일이 있어도 다음 해독수련에 꼭 함께하라'며 걱정하지 말도록 했다.

얼마 뒤 연락이 왔는데 "아무리 설득해도 병원만 믿을 뿐 말을 듣지 않는다. '아무리 좋은 민간요법이 있어도 그래도 병원 약만 하겠냐?'거나, '그래도 병원을 믿어야 어디를 믿겠냐?'는 등 도무지 병원이라는 벽에서 빠져나오려 하지 않는다."며 안타까워했다.

그러다가 한 해쯤 지나서 알게 되었는데 그 때는 이미 눈이 보이지 않았으며 콩팥도 투석을 해야 할 만큼 나빠져 있었다. 병 같지도 않는 당뇨병을 운명까지 바꿀 만큼 깊은 병으로 만든 병은 다름 아닌 '그래도'라는 병이었던 것이다. 난 지금까지 수많은 병을 접하여 왔고 그 수많은 병을 자연의학의 힘으로 고칠 수 있었다. 그러나 나는 아직까지 한 가지 병에 대해서는 고치는 길을 모른다. 그것은 다름 아닌 '그래도'라는 병이다.

암은 더더욱 그렇다. 당뇨나 고혈압 따위는 기회가 많다. '그래도'라는 병에 걸려있다가도 그 병만 없어지면 자연의학으로 건강을 되찾으면 그만이다. 그러나 암은 다르다. 목숨이 언제 떨어질지 모르는 이파리와 같기 때문이다. 진정으로 살고자 한다면 암에 걸린 사람만큼은 결코 '그래도'라는 병에 걸려서는 안 된다. '그래도'라는 병은 우리나라 사람들만이 가지고 있는 무지의 소산이다. 결코 독일 같은 의료선진국에서는 '그래도'라는 병이 없다. 그들은 오히려 의사 스스로가 서양의학의 한계를 깨닫고 자연의학으로 암을 치료하고 있다. '그래도'라는 병에 걸려있는 사람들이 새겨들어야 할 이야기이다.

4. 짜고 맵게 먹으면 밥통암에 걸린다는데

'짜고 맵게 먹으면 밥통암에 걸린다.'고 한다. 오늘도 생로병사의 비밀에서 '짜고 맵게 먹는 것이 밥통암의 뿌리다'며, 마치 소금과 고추가 밥통암을 일으키는 것처럼 몰고 있는 듯하였다. 밥통암이 일본

다음으로 많으니 짜고 맵게 먹는 우리의 버릇 때문이라 하였다.

그럴까? 아니다. 오히려 너무 싱겁고 너무 맵지 않게 먹어서 그럴 수는 있다. 우리는 세계적으로 밥통암이 많은 나라이기는 하지만 일본에 견주어 꼭 그런 것만은 아니다. 그렇다면 일본사람들은 어떠한가? 일본은 세계적으로 바람직한 밥상이라고 알려져 있다. 그만큼 현대영양학이나 현대의학 쪽에서 본다면 일본의 밥상과 일본사람들의 먹는 버릇은 으뜸이다. 그런데도 일본의 밥통암만은 다른 나라가 뛰어넘지 못하고 있다.

일본사람들이야말로 그 어떤 나라보다 매운 것을 싫어한다. 그래서 매운 것을 좋아하던 우리나라사람들에게는 그다지 탈을 일으키지 못했던 이질이 일본사람들에게는 목숨을 앗아갈 수 있는 무서운 병이었다. 그렇다면 우리는 '맵게 먹는 것이 밥통암의 뿌리가 된다.'는 말은 맞는 말일까? 그 말이 맞다면 일본에는 밥통암이 거의 없어야 한다. 하지만 밥통암이 가장 많은 나라는 일본이라는 것만 보아도 '맵게 먹으면 밥통암에 잘 걸린다.'는 말은 거짓이라는 것을 알 수 있다.

짜게 먹는 것 또한 우리민족은 그 어떤 민족에 비해서도 뒤지지 않지만 일본인들은 우리보다 싱겁게 먹는다. 매운 것도 싫어하고 짠 것도 싫어하여 싱겁게 먹는 일본인들이 다른 나라사람들과 견줄 수 없을 만큼 밥통암이 많은 것만 보아도 '짜게 먹는 것이 밥통암을 일으킨다.'는 말 또한 어림으로 헤아린 것에 지나지 않는다.

그렇다고 '맵게 먹는 것이 밥통암을 일으킨다.'는 말이 모두 거짓이라는 것은 아니다. 적어도 매운 것만은 밥통암의 뿌리가 될 수도, 그렇지 않을 수도 있다. 그러나 '짜게 먹으면 밥통암에 걸린다.'는 말은 거짓이다.

맵게 먹는 것은 양날을 가진 칼과 같아서 잘 먹으면 오히려 밥통의 끈끈막과 밥통 벽을 튼튼하게 한다. 그렇게 되면 밥통암을 비롯해 위염이나 위궤양과 같은 여러 가지 밥통 병을 막는데 도움을 줄 수 있을 뿐만 아니라 면역력이 세지니 간암도 허파암도 자궁암도 막을 수 있다. 그와는 달리 잘못 먹으면 오히려 밥 길이나 밥통 벽을 긁어 위염이나 위궤양을 일으킬 수 있으며, 때에 따라서는 밥통암의 뿌리가 되기도 한다.

어떻게 먹어야 몸에 좋고, 어떻게 먹는 것이 몸을 해칠까?
  먼저 몸에 좋은 길부터 알아보자. 밥통 벽을 튼튼하게 하고 면역력을 높이려면 이레에 한 번쯤 카레 밥을 먹는 것이 좋다. 카레는 반드시 '매운 맛 카레'를 써야 하며, 인스턴트식품으로 된 카레를 먹어서는 안 된다. 힘들더라도 몸에 좋은 카레 만드는 길을 배워 따라보자.

김치나 나물을 만들 때는 고춧가루를 알맞게 넣어 매콤하게 먹어야 한다. 고춧가루나 카레가루는 밥통에 들어와 벽을 골고루 긁어준다. 이렇게 골고루 긁어주면 땀을 나게 하고 몸을 덥게 할 만큼 맵게 느껴지지만 한 쪽만을 세게 긁지 않아 벽을 튼튼하게 단련시키는 구

223

실을 한다. 암은 몸과 마음을 차게 하고 굳어지게 한다. 그러므로 몸을 덥게 하는 카레와 고추는 밥통암을 일으키기는커녕 밥통암을 막는데 도움을 준다.

그와는 달리 고추를 가루가 아닌 고추덩이로 먹는 것은 탈이 날 수 있다. 더욱이 청양고추와 같이 아주 매운 고추는 큰 탈이 날 수 있다. 이렇게 고추를 먹게 되면 밥 길을 타고 밥통으로 들어가면서 밥 길 벽과 밥통 벽을 세게 긁게 되어 고추덩이가 스쳐지나가는 곳에 상처나 고름을 일으킬 수 있다. 이러한 상처나 고름은 위염이나 위궤양의 뿌리가 되며, 위염이나 위궤양이 이어지면 밥통암이 되기도 한다.

똑같은 만큼의 매운 맛이 우리 몸속에 들어오더라도 퍼져서 골고루 들어오게 되면 밥통의 벽을 단련시켜 면역력을 튼튼하게 하지만, 덩어리로 들어오게 되면 한 곳을 세게 긁게 되어 상처나 고름을 일으켜 밥통이나 밥 길을 상하게 한다. 고추를 즐겨먹는 사람들이 새겨들어야 한다.

5. 소금! 약인가 독인가?

소금이 모자라면 우리 몸은 썩는다. 썩을 때 생기는 것이 고름(염증)이다. 암은 고름병(염증성질환)이다. 염통(심장)에는 암이 거의 없다. 우리 몸에서 가장 소금이 많은 곳이기 때문이다.

의사들은 짜게 먹으면 밥통암에 걸린다며 싱겁게 먹으라고 한다. 옛날에는 지금보다 훨씬 짜게 먹었다. 의사들 말이 맞다면 옛날이 지금보다 암이 많았어야 한다. 하지만 의사들의 말과는 달리 싱겁게 먹는 요즘이 옛날보다 암에 걸린 사람들이 훨씬 많다. 짜게 먹어서가 아니라 너무 싱겁게 먹어 몸이 썩고 있기 때문이다. 그렇다고 짜게 먹는 것이 좋다는 말은 아니다. 짜게 먹으면 콩팥이 망가질 수 있다. 짜게 먹어서도 안 되며 싱겁게 먹어서도 안 된다. 아무리 솜씨 좋은 사람이 먹거리를 만들어도 간이 맞지 않으면 맛이 좋을 리 없다. 하지만 솜씨가 그다지 좋지 못해도 간만 잘 맞추면 먹을 만하다.

'짜게 먹지 말라'는 말과 '싱겁게 먹으라.'는 말을 같은 말로 여기는 사람들이 많다. 바보다. '짜게 먹지 말라'는 말은 '간을 맞춰 먹으라.'는 말로 풀이해 볼 수 있으며, 싱겁게 먹지 말라는 말도 비슷하게 풀어볼 수 있다. 간을 맞춰 먹으면 소화가 잘 되어 몸도 좋아지고 창자도 튼튼해진다. 암은 싱겁게 먹거나 짜게 먹을 때 생기기 쉽다. 간을 맞춰 맛있게 먹으면 우리 몸의 모든 곳이 좋아지며 암도 생기지 않는다.

'빛과 소금'은 사람이 살아가는데 있어 그 무엇보다 중요하다. 빛이 없으면 살 수 없듯이 소금이 몸에서 사라지면 목숨도 사라진다. 소금은 아주 적은 양으로도 건강에 절대적인 영향을 미친다. 소금이 이렇게 건강에 절대적인 영향을 미치는데도 자신이 어떤 소금을 먹고 있는지 생각하면서 먹는 사람은 거의 없다. 그러니 온 세상이 병으로 범벅이 될 수밖에 없다.

소금은 암을 이길 수 있는 든든한 디딤돌이 되는 좋은 소금이 있는가하면 암을 일으키는 해로운 소금이 있다. 암이라는 멍에로부터 벗어나게 하기 위해서라도 '해로운 소금' 대신 '좋은 소금'으로 바꿔야 하기에, 나는 지난 2009년부터 국토해양부의 지원 아래 이 세상 단 하나 뿐인 100% 바다풀소금(해초소금)을 새로 만들었다.

1) 암을 일으키는 소금

'좋은 소금'과 '해로운 소금'의 차이는 여러 가지가 있으나, 그 가운데 가장 큰 차이점은 미네랄과 찌꺼기(오염물질)이다. 거른 소금(정제염)이나 꽃소금은 미네랄이 거의 들어있지 않아 해로운 소금으로서 암을 일으킬 수 있다. 갯벌소금(천일염)은 미네랄은 지니고 있지만 좋은 소금으로 보기 힘들다. 갯벌소금을 만드는 소금밭이 더러우면 석면이나 중금속 같은 여러 가지 더러운 것들이 들어 있을 수 있다.

비가 올 때 소금물을 가두려고 만든 '해주'와 소금을 넣어두는 소금창고의 지붕에 슬레이트를 쓰는 곳이 많다. 슬레이트는 발암물질인 석면이 많이 들어있다. 사람이 걸어 다니는 길도 발암물질이 들어있는 화학섬유나 헌 옷 등으로 만들어진 보온 덮개를 깔아 둔 곳이 많다. 또한 소금밭 바닥에 함초나 칠면초와 같은 소금풀(염생식물)이 자라는 것을 막으려고 제초제를 뿌리기도 한다. 제초제는 해독제가 없는 맹독성 농약이다. 소금물이 소금덩어리로 바뀌는 곳에는 타일이나 화학 장판이 깔려 있는데, 거의가 검정색 화학 장판이다. 화학 장판은 비스페놀A나 포름알데히드 같은 무서운 발암물질을 뿜어내는데, 검정색까지 더한다면 열을 더 잘 빨아들여 더 많은 발암물질을 뿜어내게 된다.

　석면이나 중금속, 발암물질, 환경호르몬은 눈에 보이지 않지만 죽은 벌레나 녹슨 쇳조각, 타일조각 같은 눈에 보이는 찌꺼기는 눈으로도 쉽게 볼 수 있다. 먹거리 속에서 벌레 한 마리만 나와도 말이 많다. 갯벌소금은 찌꺼기가 들어있는 것들이 많다. 이 글을 읽는 당신도 집에 무심코 들여놓은 갯벌소금이 있다면 속이 보이는 물병에 녹여 밝은 빛에 비추어 보라. 아마 더러운 것에 익숙한 사람이나 비위가 좋은 사람이 아니라면 다시는 갯벌소금을 먹지 못하게 될 것이다.

2) 암을 막는 좋은 소금
　사랑지기에서는 바다풀소금(해초소금)과 함께 지난 2009년부터 석면이나 중금속이 들어있지 않은 깨끗한 갯벌소금을 쓰고 있다. 먼저 해주와 소금창고의 슬레이트를 걷어내고 스테인리스로 바꾸었다. 이와 함께 길에 덮여있던 보온 덮개를 걷어내고 여기에 소나무 냄새가 은은한 소나무를 깔았으며, 소금이 만들어지는 곳에는 화학 장판을 걷어내고 친환경 장판으로 바꾸었다. 그렇게 마음을 써도 찌꺼기는 들어 있게 마련이다. 이러한 찌꺼기까지 하나하나 골라내어 참으로 깨끗한 소금이 되도록 하였다.

　그러나 그 무엇보다 무서운 것은 암을 일으키는 방사능물질이다. 지금 사랑지기 가족에게 보내고 있는 깨끗한 갯벌소금은 2009년 만들어진 소금이다. 2011년 3월에 일본 핵발전소가 폭발하였으므로 사랑지기에서 나누고 있는 깨끗한 갯벌소금은 방사능오염물질을 생각하지 않아도 된다. 우리나라도 일본 핵발전소 폭발 때문에 그해에 소금이 동이 났다. 이 때문에 세 해 묵은 갯벌소금은 돈을 주고도 살 수 없게 되었다. 갯벌소금은 간수 때문에 세 해는 지나야 제 맛이 난다는 것을 생각할 때 사랑지기의 세 해 묵은 갯벌소금은 그 값어치가 남다르다.

칼슘이 모자라면 골다공증에 걸리고 철분이 모자라면 빈혈에 걸린다는 것은 누구나 알고 있지만, 생리학적인 쪽에서 살펴보면 더하다. 칼슘 한 가지만 모자라도 성장지연, 발육부진, 구루병, 골다공증, 골연화증처럼 뼈가 망가져 생기는 여러 가지 병에 걸릴 수 있으며, 팔다리나 손발에 쥐가 나거나 근육이 재대로 움직이지 않아 떨림이 일어나는 것과 같은 여러 가지 근육병이 일어날 수 있다. 뿐만 아니라 핏속에 칼슘이 모자라면 산 중독으로 목숨을 잃거나 위험해 질 수 있으므로 뼈 속의 칼슘을 뽑아내서 혈중 칼슘농도를 고르게 한다. 이것이 잇따르면 핏줄에 칼슘이 쌓이면서 동맥경화나 고혈압이 나타날 수도 있다. 칼슘이 모자라면 위벽이 약해져 헬리코박터균이 있는 사람은 밥통암에 걸릴 수 있다.

이처럼 단 한 가지의 미네랄만 모자라도 몇 십 몇 백 가지의 병에 걸릴 수 있다. 칼슘뿐만 아니라, 철분도 그렇고, 칼륨도 그러하며, 나트륨을 비롯한 모든 미네랄이 그러하다. 그러니 미네랄이 들어있지 않는 거른 소금을 먹는 것만으로도 우리는 몇 천 몇 만 가지 병에 걸릴 수 있다. 이런 소금을 '해로운 소금'이라 말하지 않을 수 없다.

나는 지난 2009년부터 2년 동안 국토해양부와 함께 100% 바다풀소금을 만들었다. 내가 만든 바다풀소금은 지구촌에 하나밖에 없는 순식물성소금이다. 살아있는 미네랄인 유기미네랄은 몸에서 쓸 수 있는 것만 견주어 보더라도 무기미네랄에 견주어 5~6배나 될 뿐만 아니라 효소를 돕는 도우미효소 일까지 하니 '좋은 미네랄'이 아닐 수 없다.

유기미네랄은 풀이나 나무가 광합성으로 만듦으로 바다풀소금에 들어있는 미네랄은 100% 유기미네랄이다. 질만 좋은 것이 아니라 양도 훨씬 많다. 바다풀소금 속의 소금은 55%밖에 안 된다. 나머지가 비타민이나 미네랄과 같은 몸을 튼튼하게 하는 것들이다. 세상에 이런 소금은 바다풀소금 밖에 없다.

녹차 등에 들어있는 산화를 막는 물질인 폴리페놀이 해조류에도 들어있는데, 이를 씨 폴리페놀이라 한다. 씨 폴리페놀(Sea Polyphenol)은 녹차의 폴리페놀보다도 산화를 막는 힘이 4~5배 뛰어나다. 오사카시립대의 고지마 교수팀은 술을 먹어 망가진 간세포가 씨 폴리페놀을 먹은 뒤 빠르게 회복됨을 밝혀냈다. 이 밖에도 '국제암저널'(International Journal of Cancer)에서 스토너 박사는 '씨 폴리페놀이 고름(염증)을 다스리는 힘은 이제껏 본 어떤 물질보다도 뛰어나다.'고 하였으며, 존스홉킨스대 로웬(Robert Rowen, MD) 박사는 '씨 폴리페놀이 고름을 다스리는 힘은 물론 세포를 지키고 되살리는 힘이 있어 늙는 것을 막는다.'고 하였다.

바다풀소금에는 이러한 씨 폴리페놀이 놀랄 만큼 많이 들어있다. 암이 고름 때문에 생기는 병이라는 것은 이미 배웠다. 암을 앓고 있는 사람들에게 세상에 하나뿐인 바다풀소금이 있다는 것은 기쁨이 아닐 수 없다. 바다풀소금에 들어있는 몸에 좋은 밑바탕은 탄수화물, 지방, 단백질을 비롯해 타우린, 아스파라긴산, 베타인, 콜린 같은 여러 가지 아미노산과 폴리페놀, 비타민, 효소를 비롯해 무려 45%에 이르므로 소금이라기보다 차라리 몸에 좋은 약이라 해도 지나치지 않을 것이다.

나는 국토해양부와 함께한 연구를 비롯해 지난 일곱 해 동안 바다풀소금을 연구해오고 있다. 소금풀이 지닌 놀라운 힘의 껍질을 하나 하나 벗겨가고 있지만 내가 알게 된 것은 알아야 할 것 가운데 몇몇에 지나지 않는다. 앞으로도 바다풀소금에 대한 숨겨진 놀라운 힘들이 또 어떤 얼굴로 우리를 놀라게 할지 모를 일이다.

죽은 벌레나 흙먼지와 같은 찌꺼기가 사랑지기 소금에 비해 20배가 넘게 들어있는 프랑스 '게랑드소금'이 우리나라에서 kg에 50,000원이 넘게 팔리고 있다. 사랑지기 소금에 찌꺼기가 0.007% 들어있는데 게랑드소금은 0.47%나 들어있으니 세계적인 뛰어난 소금이라는 것이 질과 맞물리지는 않나보다. 질로만 따진다면 사랑지기 소금이 20배는 비싸야 하는데 오히려 5배나 싸니 말이다. 그런데 사랑지기 소금도 비싸다고 싼 소금을 찾는 이들이 많으니 서글픈 마음이다.

게랑드소금은 이름값에 비해 갯벌소금이라는 테두리를 벗어나지 못한다. 미네랄이라야 몸에 좋지 않은 광물성미네랄이 고작이고, 찌꺼기만 지나치게 많다. 뿐만 아니라 비타민도, 폴리페놀도, 씨 폴리페놀도, 지방, 단백질, 탄수화물도 들어있지 않고, 효소도, 천연당도 들어있지 않다. 무엇을 내세워 뛰어난 소금이라 하는지 부러울 따름이다.

죽염이 좋다고 믿는 사람들도 새겨들을 이야기다. 죽염도 갯벌소금을 태워 만든 것으로서 갯벌소금의 테두리를 벗어나기 힘들다. 게다가 그 갯벌소금이 30%의 석면이 들어간 슬레이트 해주에서 만들어진 것이라면, 살충제와 제초제를 뿌린 소금밭에서 만든 갯벌소금이라면 어떻겠는가? 대나무를 쓴다고는 하지만 1,200℃에서는 그 어떤 유기미네랄도 부서져 없어지고 만다. 남아있는 미네랄이라야 광물성미네랄이 고작이다. 죽염 또한 비타민도, 폴리페놀도, 씨 폴리페놀도, 지방, 단백질, 탄수화물도 들어있지 않고, 효소도, 천연당도 들어있지 않다.

더군다나 이 세상 어떤 겨레도 사람의 입속으로 들어가는 먹거리에 1,200℃라는 어마어마한 더운 기운을 쬐지는 않는다. 이런 높은 기운에서는 어떠한 영양소도 그대로 남아있을 수 없다. '1,200℃로 태우면 해로운 물질이 없어진다.'고 하는데, 무슨 까닭으로 그러는지 묻고 싶다. 과연 그들 말처럼 해로운 물질만 없어지고 좋은 물질은 없어지지 않는 것일까? 이제는 21세기이다. 신비주의나 형이상학적인 말이 아닌 과학적인 생각이 필요할 때다.

이 세상 최고의 소금은 누가 뭐래도 바다풀소금이다. 양이 많지 않아 이 귀한 바다풀소금을 먹을 수 있는 사람은 아직은 사랑지기 가족뿐이다. 이 글을 읽는 당신도 사랑지기 가족이 된다면 이 귀한 바다풀소금을 먹을 수 있다.

아무리 좋은 소금이라 할지라도 지나치면 독이 될 수 있다. 바다풀소금은 분명 좋은 소금임은 틀림없다. 그렇다고 약처럼 따로 먹는 것은 좋지 않다. 반찬을 만들 때 거른 소금이나 갯벌소금을 넣지 말고 바다풀소금을 넣어 먹으면 된다. 위에서 밝힌 바와 같이 바다풀소금에는 갯벌소금보다 훨씬 많은 미네랄이 들어있을 뿐만 아니라 100% 유기미네랄이기 때문에 몸에 들어오는 미네랄이 5~6배나 된다. 따라서 미네랄만 생각하더라도 바다풀소금은 갯벌소금의 1/5~1/6만 먹어도 된다. 다른 몸에 좋은 밑바탕까지 생각한다면 그 차이는 몇 십 배에 이른다.

소금을 먹는 이유는 소금만을 더 먹으려는 것이 아니라 모자란 미네랄을 채우려 먹는다. 소금만을 더 먹으려면 갯벌소금보다 찌꺼기가 들어있지 않는 거른 소금이 훨씬 좋다. 단순한 소금 먹기라면 소금은 WHO(세계보건기구)에서 먹으라는 3~5g이면 된다. 그러나 모자란 미네랄을 채우기 위함이라면 이야기는 달라진다. 갯벌소금에 들어있는 미네랄은 광물성미네랄인 무기미네랄이기 때문에 적어도

10~15g은 먹어야 하루에 먹어야할 미네랄을 채울 수 있다. 소금을 적게 먹어야 하는 사람들에게는 이러지도 저러지도 못할 일이다. 미네랄이 모자라면 몸이 상하고, 그렇다고 모자란 미네랄을 채우자니 소금이 지나칠 수 있다. 이럴 때 오직 하나의 길이 바다풀소금이다. 바다풀소금은 단 3g으로 갯벌소금 10~15g보다 넉넉한 미네랄을 채울 수 있다. 미네랄만 생각했을 때 이만큼이지 바다풀소금에 들어있는 다른 몸에 좋은 밑바탕까지 생각한다면 1~2g만으로도 몇 십 그램의 갯벌소금과 맞먹는다. 고름 때문에 생기는 병인 암을 앓고 있는 사람들이 갯벌소금 대신에 반드시 바다풀소금을 먹어야 하는 까닭이 여기에 있다.

김치를 담글 때는 바다풀소금만 쓰기에는 값이 많이 든다. 배추를 절일 때는 사랑지기 깨끗한 갯벌소금으로 절이고, 양념으로 쓸 때 바다풀소금을 넣으면 된다. 이렇게 김치를 담그면 바다풀소금 1~2kg이면 한 사람이 한 해 동안 좋은 김치를 먹을 수 있다. 몸만 튼튼하게 하는 것이 아니다. 김치유산균이 튼튼하게 잘 자라니까 김치의 맛 또한 으뜸이다.

6. 암을 이기는 길

돈만으로 암을 고칠 수는 없다. 그러나 더 큰 것은 돈에 집착하는 것이다. 돈에 집착하면 목숨에 대한 값어치는 돈에 밀릴 수밖에 없다. 이런 사람은 암에 지는 것이 아니라 돈에 지는 것이다.

의사를 동생으로 둔 한 암 환우가 미국에서 두 달 동안 입원 치료하다가 죽었다. 그런데 병원비만 5억이 나왔다. 보험회사에서 3억 5천만 원을 내고 1억 5천만 원은 환우가 냈다고 한다. 이것은 미국에서만 일어날 수 있는 이야기일까? 아니다. 우리도 보이는 돈만 생각해서는 안 된다. 내가 100만 원을 병원비로 내면 병원은 900만 원이라는 돈을 건강보험공단으로부터 받게 된다. 그 돈은 이웃들이 낸 돈으로서 내가 병원을 자주 찾을수록 이웃에게 더 큰 빚을 지게 된다. 다시 말해 내가 쓴 돈은 보이는 돈일 뿐, 병원에 들어가는 돈은 보이는 돈의 열 배가 되는 셈이다.

우리나라는 암에 걸린 사람이 죽을 때까지 3천만 원 남짓 든다고 한다. 위에서 밝힌 바와 같이 그것은 보이는 돈일뿐, 그에 열 배의 돈이 든 것이나 다름없다. 그렇듯 많은 돈을 쓰고도 낫는 사람보다는 죽는 사람이 훨씬 많다는 것만 보아도 암은 돈으로만은 고칠 수 없다는 것을 알 수 있다.

그러나 그 보다 더 암을 고치기 힘들게 만드는 것이 돈에 대한 집착이다. 지금까지 나는 수많은 암 환우들을 만났다. 그러면서 느끼는 안타까움은 돈과 목숨 값어치가 뒤바뀐 생각의 틀이었다. 말로는 목숨이 돈보다 값지다고 하지만, 그들 마음속의 목숨의 값어치는 그들이 지니고 있는 재물의 10분의 1도 안되게 생각하는 환우들이 많아도 너무 많았다. 재물은 모으기 위해 모으는 것이 아니라 쓰기 위해 모으는 것이다. 쓰더라도 쓸데 써야지 빛이 난다. 죽는 길에는 몇 천 몇 억을 쓰면서도 목숨을 얻는 길에는 어찌 그리 아끼는지 혀를 내두를 일이다.

  암을 이기는 가장 바른 길, 그 길은 돈보다 목숨을 먼저 생각하는 길이다. 그런 사람이라면 말기암이라 할지라도 살길을 찾을 수 있으리라 믿는다. 이글을 쓰면서도 떠나지 않는 생각이 있다. 돈보다 목숨을 먼저 생각하는 사람을 암 환우 열 가운데 더도 말고 한 사람이라도 만났으면 좋겠다는 생각이 그것이다.

제9장
암의 자연요법

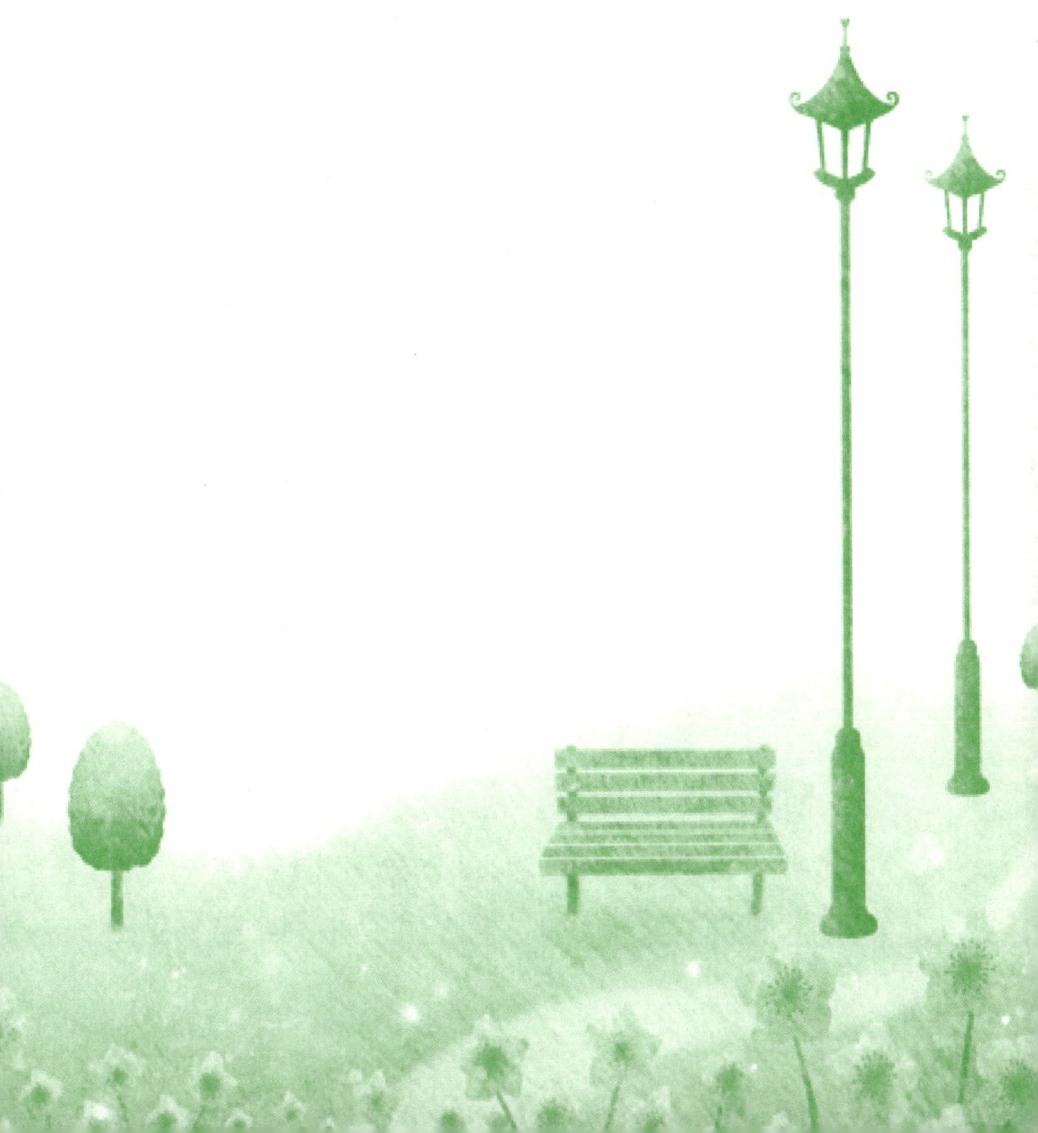

1. 모든 암의 공통적인 특성

자연의학에서는 암을 일으키는 것 가운데 일산화탄소를 으뜸으로 보고 있다. 변비는 암을 일으키는 것 가운데 하나이다. 변비는 암의 전단계라 할 수 있는 위궤양의 뿌리가 되고, 이것 때문에 몸속에는 CO(일산화탄소)가 생긴다. 우리가 먹는 물에 마그네슘이 모자라도 암이 생길 수 있다. CO는 마그네슘이 없애주기 때문이다. 농약과 비료를 쓰면 푸성귀에 마그네슘이 줄어든다. 게다가 정수기가 널리 퍼지면서 마그네슘의 모자람을 부추기고 있다. 요즘 암이 많은 까닭이기도 하다.

암을 이기고자 한다면 마그네슘이 많은 바다풀소금(해초소금)을 먹어야 한다. 돈을 아끼려 바다풀소금을 먹지 않고 갯벌소금이나 거른 소금을 쓴다면 돈을 아낄 수는 있으나 건강과 목숨은 내놓아야한다. 물도 마찬가지다. 마그네슘과 같은 미네랄을 걸러버린 정수기물을 미네랄이 많이 들어있는 게르마늄지장약수로 바꿔야 한다.

2. 스트레스 및 마음속의 돈도 암을 만든다

이와 함께 비타민C가 모자란 것도 암을 부를 수 있다. 비타민C는 활성산소를 억누르는 가장 좋은 영양소다. 요즘 먹거리를 다루는 방송을 보면 날 것으로 먹는 것보다 익혀먹는 것이 좋은 것처럼 부추기는 흐름이다. 한술 더 떠 익혀야 영양이 늘어나는 것처럼 부추긴다. 토마토가 그렇고 인삼이 그러하며 마늘을 비롯하여 그 수를 헤아릴 수 없이 많다. 과연 그럴까? 아니다. 속임수요 거짓이다.

요즘 흑마늘이 좋다며 새까만 마늘을 먹는 사람들이 많다. 나도 한 통 선물을 받은 적이 있다. 그러나 난 그 사람이 언짢아 할까봐 어쩔 수 없이 받기는 했지만 단 한 톨도 먹지 않았다. 잘 만들어도 마늘 속에 들어있던 비타민B, C, 효소와 같은 몸에 좋은 것들이 사라지기 쉬운데, 방송에서도 나왔듯이 자칫 잘못하면 몸에 좋은 것들은 사라지고 벤조피렌 같은 암을 일으키는 것들이 생길 수 있기 때문이다. 물론 다 그렇다는 것은 아니다. 잘만 만들면 날 마늘보다 좋을 것도 없지만 그다지 나쁠 것도 없다. 가장 좋은 것은 날 것으로 먹는 것이며, 그것이 힘들다면 초에 담가 초절임이나 장아찌를 만들어 먹으면 된다.

토마토도 마찬가지다. 끓이거나 삶으면 라이코펜이 늘어나기 때문에 익혀먹어야 한다고 하는데 웃기는 이야기다. 하나를 얻자고 아홉을 버리자는 이야기다. 이런 이야기에 고개를 끄덕이는 것은 바보나 하는 짓이다. 라이코펜이 늘어나는 것이 아니라 그것을 감싸고 있는 껍질이 찢어지면서 흘러나온 것일 뿐이다. 그러는 동안 비타민B나 C, 효소, 벌집물(육각수)를 비롯한 몸에 좋은 것들이 거의 사라진다. 이런 바보짓이 어디 이뿐이겠는가?

이런 짓을 하는 동안 우리 몸은 비타민B, C, 효소가 모자라 시름 시름 앓으면서 병들어 간다. 그래도 그 짓을 그만두지 못한다면 우리 겨레는 머지않아 깊은 늪으로 빠져들 것이다. 멈춰야 한다. 여기서 멈추지 않으면 되돌아 갈 길을 잃어버린다. 감잎과 푸성귀, 들풀, 열매를 삶거나 끓이지 말고 날 것으로 먹어야 하는 까닭이 여기에 있다.

3. 갑상선암의 자연요법

갑상선암은 5년 남짓 살 수 있는 사람이 가장 많은 암으로 알려져 있다. 걸림돌은 수술이다. '수술을 하여 갑상선을 잘라내 버리면 10년 남짓도 살 수 있다'며 수술을 부추기는 의사들이 있다. 맞는 말이다. 삶의 질이야 어찌 되었든 목숨만 이어가면 된다고 생각한다면 수술을 해도 된다.

그러나 삶의 질을 생각한다면 생각을 바꿔야 한다. 수술을 하면 바로 삶의 질은 벼랑으로 떨어질 수 있기 때문이다. 인공 호르몬이 없으면 살 수 없는 지긋지긋한 일들이 죽는 날까지 이어진다. 그것은 아무 것도 아니다. 늘 고단함이 죽는 날까지 따라다니며, 힘이 떨어지면서 아무렇지도 않게 하였던 일들이 어느 날부터 벼랑처럼 다가설 수 있다. 살아도 이렇게 살아서는 무슨 재미가 있으랴?

수술을 하던 하지 않던 갑상선이 망가지면 늘 고단하고 힘이 떨어진다. 그 때문에 수술의 꼬임에 쉽게 빠져드는 사람이 많다. 수술하지 않고는 다른 길이 없다고 생각하기 때문이다. 그러나 그것은 잘못된 생각이다. 갑상선암은 수술을 해도 수술을 하지 않아도 퍼지거나 목숨을 잃을 위험은 비교적 낮다. 그런데도 굳이 그 길을 가겠다면 그 고집을 누가 꺾으랴?

수술만 하지 않는다면 자연의학으로 가장 쉽게 낫을 수 있는 암이 갑상선암이다. 발의 고장과 목뼈 3,4,6,7번, 등뼈5~6번의 탈, 요오드 모자람과 같은 것 때문에 생긴다.

1) 갑상선의 구실

갑상선 호르몬은 우리 몸의 대사 속도를 다스린다. 정상보다 많이 나오면 신진대사가 빨라져 지나친 열이 생긴다. 몸이 더워지고 땀이 많이 나며, 살이 빠지게 된다. 또한 자율신경이 흥분하여 염통이 빨리 뛰고 밥통이 너무 빨리 움직이며 똥을 자주 누거나 설사를 하게 되고, 신경이 예민해지며 손발이 떨리는 것이 나타날 수도 있다. 너무 적게 나오면 우리 몸의 신진대사가 떨어지면서, 열이 줄어든다. 추위를 많이 타고 땀이 잘 나지 않으며, 얼굴과 손발이 붓고 잘 먹지 않는데도 살이 찐다. 자율신경이 둔해져 맥박이 느려지며 창자의 움직임이 느려져 변비가 생기기도 한다. 머리의 움직임도 느려져 말이 느려지며 기억력이 떨어진다.

갑상선 호르몬이 나오는 것은 뇌하수체에 의해 다스려진다. 뇌하수체는 갑상선 자극호르몬을 내보내는 것으로서 갑상선이 제구실을 하게하여 언제나 쓰임새만큼만 갑상선 호르몬을 내보낸다. 따라서 뇌하수체가 망가지면 갑상선은 망가지지 않아도 갑상선 호르몬을 내보내는 일이 뒤죽박죽이 된다.

『자연요법』

① 마음을 가라앉힘: 갑상선암에 걸리면 끝없는 나른함 때문에 우울증 같은 것이 생기기 쉽다. 마음을 가라앉히고 늘 좋은 생각을 하여야 한다.

② 평상/목 베개: 갑상선암은 목과 발에 탈이 나서 생긴다. 평상 위에서 목 베개와 허리베개를 고이고 띠로 무릎과 발목을 묶고 자야 한다.

③ 부채꼴운동/상하운동/모관운동/발목펌프: 발에 탈이나면 목뼈도 따라서 탈이난다. 발의 탈은 부채꼴운동/상하운동/모관운동/발목펌프운동으로 바로잡는다.

④ 목뼈 큰 돌기 두드리기/분무모관운동: 목의 탈을 바로잡기 위해 목뼈 큰 돌기 두드리기와 분무모관운동을 꾸준히 한다.

⑤ 토란고약/약손: 암 덩어리를 녹여내려면 갑상선이 있는 곳에 하루걸러 한 차례 씩 토란고약을 붙인다. 약손을 만들어 탈이 난 곳에 약손을 5분 씩 하루 두세 번 해 준다. 자기 몸에 약손을 할 때는 '약손'을 한 살이 동안 한 번만 만들면 된다. 그러나 가족이나 남을 해 줄 때는 적어도 한 달에 한 번 남짓 약손을 다시 만들어야 한다. 자기 몸에 약손을 하더라도 하기 전에 5분 남짓은 합장수행이나 합

장합척수행을 하고 하는 것이 좋다.

⑥ 등배운동/냉온욕: 체액이 산성이나 알칼리로 기울어서는 결코 낫을 수 없다. 갑상선호르몬을 다스리는 뇌하수체에 피를 잘 돌게 하고, 체액을 바르게 하려면 등배운동과 냉온욕을 꾸준히 한다.

⑦ 밥 굶기/아침밥 안 먹기/날푸성귀 먹기: 발에 탈이나는 것은 지나친 영양 때문이다. 닷새에서 열흘 동안 밥을 먹지 않고 푸성귀를 많이 먹으며, 만병의 뿌리가 되는 아침밥을 먹지 않아야 한다. 아침을 먹지 않는 것이 좋지만 꼭 먹어야 한다면 가볍게 먹는다. 날로 먹을 때는 기생충을 가끔씩 없애주는 것이 좋다. 한 달에 한번이나 두 달에 한 번씩 기생충 약을 먹는다.

⑧ 붕어운동/된장찜질/관장/물/미네랄식이섬유/발효효소: 변비와 묵은찌꺼기는 갑상선암을 비롯한 만병의 뿌리다. 하루 3리터 남짓의 물을 마시면서 변비와 묵은찌꺼기를 없애는 된장찜질과 관장을 한다. 갑상선암은 큰창자의 묵은찌꺼기가 뿌리이므로 미네랄식이섬유와 발효효소를 꾸준히 먹도록 한다.

⑨ 풍욕/냉온욕/감잎: 살갖은 곧 내분비기관의 거울이다. 먹는 화장품인 비타민C가 모자라지 않도록 감잎을 꾸준히 먹으면서, 풍욕을 하루에 일곱 번 남짓 하고 냉온욕은 하루에 한 번씩 한다.

갑상선암은 수술만 하지 않는다면 얼마든지 낫을 수 있다. 그렇다고 쉽게 나을 수 있는 것은 아니다. 목숨을 돈보다 값지게 여기는 마음으로 마음을 다한다면 5~10달이면 넉넉히 낫는다. 어림잡아 두 달이 지나면서부터 좋아지다가, 석 달 남짓 되면 눈에 띠게 좋아짐을 느낄 수 있다. 하다보면 명현반응이 나타날 수 있으니 걱정하지 말고 꾸준히 하면 반드시 나을 수 있다. 가벼이 여기면 호미로 막을 것을 가래로 막게 된다.

4. 젖암의 자연요법

젖암(유방암)은 자연의학으로 다스리기 가장 쉬운 암 가운데 하나이다. 현대의학에서는 아직까지 젖암을 일으키는 뿌리가 무엇인지 밝혀진 것은 없다. 다만 몇 가지를 들고 있는데, 그 가운데 여성호르몬인 에스트로겐이 암을 일으키는 큰 구실을 한다고 밝혀졌을 뿐이다. 에스트로겐이 젖의 세포를 자라게 하므로 젖암도 에스트로겐과 얽혀 있다. 곧 에스트로겐과 많이 그리고 오래 만날수록 젖암이 잘 생긴다고 볼 수 있다.

살이 찌는 것이나 오래 피임약을 먹는 것, 골다공증이나 폐경기 때 여성호르몬을 쓰는 것도 그 가운데 하나로 여겨지고 있다. 고기와 같은 것을 먹거나 영양이 지나쳐도 젖암을 일으킬 수 있다. 폐경기 앞뒤에 많이 걸리며, 나이가 많을수록 젖암에 잘 걸린다. 생리가 일찍 나와 쉰 살이 넘을 때까지 이어지는 것처럼 여성 호르몬인 에스트로겐이 오랫동안 나오는 사람이나, 아이를 낳지 않은 사람이나 아이를 낳고도 젖을 먹이지 않는 사람, 젖에 양성 혹이 생긴 적이 있는 사람들이 젖암에 잘 걸린다. 나쁜 혹의 90% 남짓은 젖샘에서 시작된다. 젖의 언저리에 생긴 혹은 대부분 림프관 쪽으로 퍼지지만, 젖의 가운데 생긴 혹은 가슴으로 퍼진다.

젖암은 15가지가 넘는 여러 가지 암으로 나뉜다. 거의 모든 젖암은 샘에서 생기는 암인 샘암으로서 50대에 많이 생긴다. 샘암은 단단하며 움직이지 않는다. 주변조직을 파고들며 자라는 것 때문에 살갗을 지지하는 섬유인대를 뚫고 들어가 살갗을 더욱 안으로 당기거나 탄력성을 잃게 만들어 혹이 있는 곳 언저리의 살갗이 보조개처럼 들어가기도 하며, 젖꼭지도 움츠러든다. 그 밖에도 수양암, 면포암(comedo carcinoma)과 같은 것이 있다.

수양암은 주머니 모양으로 조직 깊숙이 자리 잡고 있으며 껍질에 둘러싸여 있고 움직일 수 있다. 지름이 5cm 남짓 되어야 만져서 알 수 있으며, 말랑말랑하고 주머니 속에는 물렁한 것으로 차 있다. 면포암에 걸리면 살갗에 회색 점들이 나타나고 누르면 누런회색의 끈끈한 물 같은 것이 띠처럼 흘러나온다. 살갗이 썩어들기도 하고 젖꼭지에서 느른한 것이 흘러나오기도 한다. 만져보면 물렁하다. 젖꼭지 언저리에 생기는 혹인 파제트병이나 젖이 처진 여성들에게 많이 생기는 급성염증성암과 같은 것이 있다. 젖에서 몽우리가 만져지면 암일 수 있기 때문에 병원을 찾는 것이 좋다.

『자연요법』
① 토란고약: 젖암은 자연의학으로 다스리기 가장 쉬운 암 가운데

하나인데 토란고약이 좋다. 젖은 젖가리개 때문에 숨을 쉴 수 없어 암에 걸리기 쉽다. 그러나 토란고약을 바를 때는 움직이지 않게 젖가리개를 해도 된다.

② 약손: 약손을 만들어 암이 있는 곳에 약손을 하는 한편 부드럽게 문질러준다.

그 밖에는 〈밥통암의 자연요법〉을 따른다.

5. 자궁암의 자연요법

자궁암은 젖암, 백혈병, 갑상선암과 함께 자연의학으로 다스리기 쉬운 암 가운데 하나이다. 자궁들머리(경부)에 많이 생기며, 아기를 낳은 뒤 두세 해 사이에 가장 많이 생긴다. 또한 자궁경부암은 암 가운데 암을 일으키는 세균이 밝혀진 보기 드문 암이다. 자궁들머리 암을 일으키는 균은 HPV(Human Papilloma Virus)로 밝혀졌다.

『자연요법』
① 밥 굶기/날푸성귀 먹기/된장찜질/관장: 묵은찌꺼기가 그 뿌리이므로 밥 굶기, 날푸성귀 먹기, 된장찜질, 관장으로 묵은찌꺼기를 빼내야 한다.

② 풍욕/냉온욕: 풍욕은 모든 암에 도움을 주지만 자궁암에는 더 큰 도움이 된다. 하루 한 번씩 냉온욕을 하면서 풍욕을 하루 일곱 번

남짓은 해야 한다.

③ 개구리운동/리벤슈타인운동법: 질과 자궁 및 조임근(괄약근)을 튼튼하게 한다. 자궁암에 걸린 사람에게 있어 더 없이 좋은 운동이다.

④ 붕어운동/모관운동: 하루 3~5차례에 걸쳐서 붕어운동과 모관운동을 한다.

그 밖에는 〈밥통암의 자연요법〉을 따른다.
잠잘 때 다리를 벌리고 질에 공기가 잘 들어가도록 한다. 풍욕을 할 때도 다리를 벌려 질에 공기가 잘 들어가게 한다.
자연의학을 따르다보면 피가 나오거나 핏덩어리가 쏟아지기도 한다. 명현현상일 수 있으므로 놀라지 말고 자연의학전문가의 도움을 받으면서 꾸준히 하도록 한다.

6. 밥통암의 자연요법

밥통암을 일으키는 것 가운데 하나로 매운 고추와 같은 매운 먹거리를 들고 있다. 청양고추처럼 매운 것을 먹게 되면 밥통의 한 쪽을 세게 긁어 탈이 나게 된다. 이렇게 되면 극심한 자극을 이겨내지 못하고 궤양이 되면서 암으로 발전하게 된다.

그와는 달리 이것을 가루로 만들어 먹거리에 넣어 먹으면 한 쪽을 세게 긁지 않고 밥통을 고르게 살살 긁어준다. 이렇게 밥통의 여기저기를 고르게 살살 긁게 되면 도리어 면역체계를 튼튼하게 한다. 맵게 먹지 말라는 말은 청양고추나 마늘과 같은 자극이 센 것을 그대로 씹어 먹지 말라는 말이다. 이것들을 갈아서 먹거리에 넣어 먹는 것은 면역체계를 튼튼하게 하니 먹을 수만 있다면 매콤하게 먹는 것이 좋다.

소화가 어려운 것을 자주 먹어도 밥통암에 걸릴 수 있다. 콩이나 고기와 같이 지방이나 단백질이 많이 들어있는 것들은 소화가 매우 어렵다. 이러한 것을 자주 먹는 사람의 밥통은 늘 지쳐있어 밥통암에 걸리기 쉽다. 더욱이 회는 소화하기 가장 어려운 것 가운데 하나다. 그래서 회를 많이 먹는 일본사람들이 밥통암 1위 자리를 놓치지 않는다.

또 하나 빼 놓을 수 없는 밥통암을 일으키는 나쁜 버릇은 차거나 뜨거운 먹거리를 즐기는 것이다. 여기에 더하여 좋아하는 것만 먹는 것, 지나친 술, 너무 많이 먹는 것도 밥통암을 일으키는 아주 잘못된 버릇이다. 위가 나쁜 사람이 잘못된 먹는 버릇을 버리지 못하면 암이 된다. 변비가 있거나 옷을 많이 입는 사람, 삶은 푸성귀를 좋아하는 사람, 술이나 담배를 좋아하는 사람, 고기 같은 것들을 좋아하는 사람, 지나치게 짜고 매운 것을 즐기는 사람들이 밥통암에 잘 걸린다. 기름에 녹는 비타민인 비타민A를 지나치게 먹어도 암을 일으킨다. 간유나 버터와 같은 것들을 자주 먹는 것도 삼가야 한다.

『자연요법』

① 풍욕: 암을 이겨내려면 암을 일으키는 뿌리를 뽑아야 한다. 암을 일으키는 뿌리는 많지만 그 가운데 가장 고약한 것이 일산화탄소(CO)다. 풍욕을 하면 독을 몸밖으로 뽑아내고 산소와 질소를 받아들여 암의 뿌리가 되는 일산화탄소를 이산화탄소(CO_2)로 바꾼다. 암에 걸린 사람은 하루에 일곱 번 남짓의 풍욕을 해야 한다.

② 붕어운동/된장찜질/관장/미네랄식이섬유/발효효소/마그밀액: 변비와 묵은찌꺼기는 밥통암의 직접적인 뿌리가 된다. 미네랄식이섬유와 발효효소를 꾸준히 먹어 묵은찌꺼기와 변비를 막는 한편, 붕어운동과 된장찜질/관장으로 묵은찌꺼기와 변비를 없애야 한다. 암이 깊어 속이 쓰리고 아플 때는 마그밀액을 물에 타서 먹어주면 가뿐해진다.

③ 피와 림프액의 흐름: 비록 암에 걸렸다 하더라도 체액을 바르게 하면 암의 움직임이 줄어든다. 냉온욕을 꾸준히 하면 체액이 바르게 된다. 피와 림프액이 잘 돌면 암의 커가는 것을 막을 수 있다. 피와 림프액의 흐름을 돕는 가장 좋은 것으로는 모관운동과 발목펌프운동보다 좋은 것은 아무것도 없다.

④ 감잎: 활성산소는 만병의 뿌리가 된다. 더욱이 암의 뿌리가 되기 때문에 활성산소를 막을 영양소를 넉넉히 먹어주는 것이 좋다. 천연비타민C는 활성산소를 억누를 가장 좋은 영양소로서 감잎에 아주 많이 들어있다.

⑤ 평상/목 베개/허리베개/탄력다리띠: 병을 일으키는 네 가지 뿌리 가운데 가장 먼저 꼽는 것이 뼈기둥의 뒤틀림이다. 뼈기둥이 틀어지면 뼈와 뼈 사이에서 빠져 나오는 핏줄과 신경이 눌리게 되어 신진대사에 탈이 난다. 평상 위에서 목 베개와 허리베개를 고이고 띠로 다리를 묶고 자면 신경과 핏줄의 흐름이 좋아져 암을 억누른다.

⑥ 밥 굶기/날푸성귀: 밥통의 병은 약으로 낫을 수 없다. 밥통은 잘 쉬기만 하면 스스로 낫는다. 밥통을 쉬게 하려면 자연건강법전문가의 도움을 받아 밥 굶기를 해야 한다. 밥 굶기를 마치고 나면 날푸성귀를 한두 달 먹는다. 그 뒤에도 밥만 익혀먹고 푸성귀나 열매는 날 것으로 먹는다. 푸성귀는 깎아 먹을 수 없으니 반드시 유기농으로 기른 것이 아니면 먹어서는 안 되며, 다섯 가지 남짓의 잎푸성귀와 뿌리푸성귀를 같이 먹는 것이 좋다.

⑦ 바다풀소금/살아있는 물(지장약수): 소금이 모자라면 위산이 줄어들고 물이 모자라면 변비와 묵은찌꺼기가 생겨 밥통암이 될 수 있으므로 바다풀소금과 물을 넉넉히 먹도록 한다.

7. 간암의 자연요법

간암은 처음에는 느끼지 못하다가 건강검진과 같은 것으로 아는 때가 많다. 더욱이 간암은 죽음을 눈앞에 둘 때까지도 느끼지 못할 만큼 아주 깊어진 다음에야 알 수 있다. 처음에는 만져보고 알기는 힘들지만 말기로 접어들면서 오른쪽 갈비뼈 아래를 만지면 딱딱하게 만져져서 알 수 있다. 다음에는 두세 배까지도 커지며 겉으로 혹과 같은 것이 불거지면서 울퉁불퉁해진다. 이렇게 될 때까지도 아픔이 없는 것이 간암이다. 얼마만큼 지나면 온몸이 힘을 잃으면서 모르는 사이 말기가 된다.

혹과 같은 덩어리가 쓸개 길(담도)을 누르면 황달(jaundice)이 나타나고, 창자에 피가 제대로 흐르지 않아 배에 물이 찬다. 쓸개 길에 세균이 들어가거나 암이 부서지면서 열이 나기도 한다. 숨을 쉴 때 고약한 입냄새가 나며, 토하고 메슥거린다.

『자연요법』
① 풍욕: 모든 암에 풍욕은 도움이 되지만 간암은 더욱 많은 도움을 얻는다. 간이 나빠지면 독을 빼내기가 어려워지기 때문이다. 풍욕을 하루에 일곱 번 남짓 해야 한다. 도시와 같은 공기가 좋지 않은 곳에 사는 사람은 열 번을 넘게 해야 겨우 공기 좋은 곳의 다섯 번과 견줄 수 있다.

② 냉온욕: 냉온욕은 체액을 바르게 하여 암을 비롯한 여러 가지 고치기 힘든 병을 다스린다. 냉온욕은 많이 한다고 좋은 것이 아니다. 언젠가 대학 학장을 지낸 사람이 집에서 하루에 3번 남짓 냉온욕을 하였다 한다. 그 길이 바로 죽음의 길인 줄도 모르고서 말이다. 냉온욕은 양날의 칼과 같아서 알맞게 하면 큰 도움을 얻을 수 있지만 지나치면 자칫 죽음의 덫이 된다. 하루 한 번만 하면 되며 많아도

두 번을 넘어서는 안 된다. 더욱이 간경화 때문에 생긴 간암이라면 석 달 남짓은 풍욕만 하고 냉온욕은 하지 않아야 한다.

③ 된장찜질/관장: 간암의 가장 큰 걸림돌은 물찬 배이다. 된장찜질은 배에 찬 물을 빼주기 때문에 귀찮더라도 배에 물이 차는 것을 막으려면 된장찜질을 꾸준히 해 주어야 한다. 된장찜질을 하기에 앞서 예비관장을 하고 된장찜질을 하고 나서는 본 관장을 하여 암을 일으켰던 묵은찌꺼기를 없애야 한다.

④ 살아있는 물/날푸성귀: 배에 물이 차는 것은 간이 더할 수 없이 나빠져서 영양을 제대로 다스릴 수 없기 때문이다. 간이 제구실을 못하게 막는 것은 여러 가지가 있지만 그 가운데 가장 으뜸이 몸속의 독과 찌꺼기들이다. 몸속의 독과 찌꺼기들은 물이 아니면 빼낼 수 없다. 좋은 물(지장약수)을 마시는 것은 배에 물이 차는 것을 막는 지름길이다. 그러나 이미 배에 물이 차오르면 물을 적게 마셔야 한다. 날푸성귀는 물의 쓰임새를 줄이면서도 이 땅에서 가장 좋은 물을 마실 수 있는 길이 된다. 벌집물(육각수)이 몸에 좋다고 하는데 가장 좋은 벌집물은 푸성귀의 물기둥에 들어있기 때문이다.

⑤ 감잎: 감잎은 암의 뿌리가 되는 활성산소를 억누르는 비타민C가 가장 많이 들어있으므로 암에 걸린 사람이라면 반드시 감잎을 먹어야 한다. 물에 우려마시는 것은 물에 녹는 비타민B, C 같은 것만 우러나오므로 감잎에 들어있는 모든 영양소를 먹을 수 있는 씹어 먹는 감잎을 먹도록 한다. 더욱이 배에 물이 차면 물을 적게 마셔야 하

므로 씹어 먹는 감잎이 좋다.

⑥ 밥 굶기: 암은 너무 많이 먹어서 생긴 병이다. 사흘에서 닷새 동안 밥 굶기를 한다.

⑦ 토란고약: 간보다 조금 넓게 토란고약을 만들어 붙인다. 열이 있어 토란고약이 마르면 바꿔 붙인다.

⑧ 갯벌황토찜질: 간이 하는 일은 수천 가지에 이르지만 그 으뜸은 독을 빼내는 일이다. 암에 걸리면 암이 만들어내는 독까지 몸속에 쌓이게 되어 간은 더 힘들어진다. 간암에 걸리면 독을 없애는 구실을 제대로 하기 힘들어지기 때문에 간암에 걸린 사람의 몸은 다른 암에 걸린 사람보다 훨씬 많은 독과 찌꺼기들이 쌓이게 된다. 몸속의 독을 가장 빨리 그리고 가장 많이 뽑아낼 수 있는 길은 갯벌황토찜질이 으뜸이다. 따라서 간암에 걸린 사람이라면 반드시 갯벌황토찜질을 낫을 때까지 꾸준히 하여야 한다.

8. 큰창자암의 자연요법

밥상이 서구화되면서 큰창자암이 빠르게 늘고 있다. 큰창자암은 잘못된 먹거리 때문에 생긴다. 푸성귀나 열매와 같은 보푸라기가 많이 들어있는 것을 먹는 사람은 큰창자암을 걱정하지 않아도 된다. 고기와 같은 것들이나 가공식품을 먹는 사람은 큰창자암을 비롯한 여러 가지 암에 잘 걸린다. 더욱이 동물성 지방은 쓸개즙을 늘려 큰

창자암을 일으키는 가장 큰 적이 된다.

　　큰창자의 혹이나 돌기(폴립, 용종)는 큰창자암이 되기 쉽다. 큰창자 끈끈막세포의 몇몇이 잘못되게 자라면서 혹이 된다. 이런 돌기를 그대로두면 암이 되기도 하는데, 큰창자암의 80%가 이것 때문에 생긴다. 큰창자암에 걸리면 피를 쏟거나 똥 누는 것이 힘들어지며, 느른한 똥이나 피똥이 나오기도 하고, 배앓이, 몸무게 줄어듦 따위가 나타난다. 그 가운데 가장 흔한 것으로는 똥에 피가 섞여 나오는 것을 들 수 있는데, 95%가 넘는 큰창자암에서 나타난다.

　　작을 때는 수술로 떼어내면 되지만 거의 모든 암이 그렇듯 큰창자암도 작았을 때는 모르다가 때늦어서야 알게 된다. 말기에 접어들면 자연의학으로는 낫을 수 있으나 현대의학으로는 치료가 어렵고 생존율도 낮다. 따라서 서른 살이 넘어서고 부터는 자연건강법을 늘 가까이하여 암에 걸리지 않도록 하여야 한다.

　　『 자연 요법 』
　　① 물/날푸성귀/밥 굶기/된장찜질/관장: 자연의학에서는 큰창자암의 뿌리를 변비와 묵은찌꺼기로 본다. 밥 굶기를 사흘에서 닷새 동안 하면서 물을 하루 3리터 남짓 마시고, 된장찜질과 관장을 한다. 밥 굶기가 끝나면 자연의학전문가의 도움을 받아 날푸성귀 먹기를 하거나 밥은 익혀먹고 푸성귀는 날로 먹는 밥상으로 바꿔야 한다.

　　② 미네랄식이섬유/발효효소: 큰창자암의 뿌리로 보푸라기와 효

소의 모자람 또한 빼놓을 수 없다.

③ 풍욕/냉온욕: 하루 한 번씩 냉온욕을 하면서 풍욕을 하루 일곱 번 남짓 한다. 냉온욕은 집에서 냉온욕탕을 만들어 놓고 하는 것이 좋다. 여러 사람이 쓰는 곳에서 하면 온도도 맞지 않고 물에 목초액도 넣을 수 없어 좋지 않다. 냉온욕탕 만드는 돈이 아깝다면 돈을 아끼고 목숨은 놓으면 된다.

④ 감잎: 창자속의 독과 활성산소가 힘을 합하면 암을 만드는 힘이 더 세진다. 큰창자는 활성산소와 큰 장자 속의 독까지 말썽을 피운다. 다른 암보다 활성산소가 더 걸림돌이 되는 까닭이 여기에 있다. 따라서 큰창자암에 걸린 사람은 씹어 먹는 감잎을 되두록 많이 먹어야 한다.

9. 뇌암의 자연요법

뇌암(뇌종양)에 걸리면 머리가 아프거나 토하고, 어지러우며 눈이 잘 안보이고, 맥이 느려지다가 암 덩어리가 머리를 누르면 말도 하지 못하게 되며, 이어서 온몸을 떨거나 숨조차 쉬기 힘들게 된다.

『자연 요법』

① 부채꼴운동/상하운동/발목펌프/밥 굶기/된장찜질/관장: 발에 탈이 나는 것과 묵은찌꺼기가 가장 큰 뿌리이다. 자연의학전문가의 도움을 받으며 부채꼴운동, 상하운동, 발목펌프운동, 된장찜질, 관

장, 밥 굶기, 날푸성귀 먹기를 한다.

② 무릎아래찜질/풍욕/냉온욕: 머리는 차고 손발은 따뜻해야 튼튼한 몸이 되는데, 더군다나 뇌암에는 더욱 그렇다. 낮 세 시가 지나면 무릎아래찜질을 하고, 냉온욕은 아침에 한다. 무거운 것은 아래로 가벼운 것은 위로 올라간다. 독가스는 핏줄을 타고 온몸을 흐르면서 여러 가지 장기와 조직을 병들게 하는데 더욱이 우리 몸의 가장 위쪽에 자리 잡은 뇌를 가장 힘들게 한다. 따라서 뇌암 환우는 풍욕을 하루 열 번 남짓은 해야 한다.

③ 감잎: 천연비타민C가 모자라지 않도록 감잎을 넉넉히 먹어야 한다. 비타민C는 항산화작용 및 활성산소를 억누르는 힘이 가장 세다. 더욱이 비타민C는 뇌와 난소에서 가장 많이 쓰이기 때문에 뇌암이나 난소암, 자궁암은 더 많이 먹어주어야 한다. 그렇다고 사람이 만든 비타민C나 뽑거나 걸러 만든 비타민C를 먹어서는 안 된다.

④ 미네랄식이섬유/발효효소: 하루 이틀만 똥을 누지 않아도 뇌를 눌러 뒷골이 당기고 머리가 개운하지 않게 된다. 그만큼 창자와 뇌는 떼어놓으려 해도 떼어놓을 수 없는 사이다. 창자를 깨끗하게 하려면 미네랄식이섬유와 발효효소를 꾸준히 먹어야 한다.

10. 백혈병의 자연요법

백혈병이란 백혈구가 만들어지는 곳에서 제멋대로 만드는 병이다. 백혈구가 늘어나기 때문에 피가 희게 보여 백혈병이라고 부른다. 그러나 모든 백혈병 의 피에서 백혈구가 늘어나는 것은 아니다. 암세포인 나쁜 백혈구가 늘어나기 때문에 좋은 백혈구나 적혈구 및 혈소판은 줄어든다. 제구실을 하는 백혈구가 줄어들기 때문에 감염이 쉽게 되며, 적혈구와 혈소판이 줄어들기 때문에 피를 흘리기 쉽고 이에 따라 빈혈도 생기기 쉽다. 바른 길을 찾지 못하면 감염이 되거나 피를 흘려 죽게 된다.

어린이들은 급성 림프구성 백혈병에, 어른들은 급성 골수구성 백혈병과 만성 골수구성 백혈병에 잘 걸린다. 급성은 덜 자란 백혈구가 많으며, 만성은 다 자랐지만 잘못 만들어진 것들이 많다. 백혈병에 걸리면 얼굴이 차얗게 되고 비장과 림프 마디가 붓는다. 코피가 자주 나고 잇몸에서도 피가 나기 쉽다. 늘 몸이 뜨겁고 잘 식지 않는다.

자연의학에서는 뿌리를 비타민C 모자람, 설탕의 지나침, 발의 탈, 날푸성귀 와 물의 모자람, 고기 단백질의 지나침, 뼈기둥의 뒤틀림, 변비로 인한 묵은찌꺼기와 같을 것들로 본다.

『자연 요법 』
① 감잎/날푸성귀 먹기: 백혈병은 피를 흘리는 것이 가장 큰 걸림돌이다. 비타민C는 핏줄 벽을 만드는 콜라겐의 바탕이 된다. 비타민C가 모자라지 않도록 감잎과 날푸성귀를 넉넉하게 먹는다.

② 미네랄식이섬유/발효효소/물/된장찜질/붕어운동: 묵은찌꺼기와 변비를 없애지 않고서는 백혈병을 낫겠다는 생각을 버려야 한다. 미네랄식이섬유와 발효효소를 꾸준히 먹으면서, 하루에 3리터 남짓의 물을 마신다. 붕어운동과 무릎붕어운동, 모관운동도 꾸준히 한다.

③ 목 베개/평상/허리베개: 뼈기둥을 바르게 하여야 골수가 피를 제대로 만든다. 백혈병은 피가 제대로 만들어지면 낫는다. 잠들 때 평상 위에서 목과 허리에 목 베개와 허리베개를 베고 띠로 무릎과 다리를 묶고 잔다.

④ 모관운동/발목펌프/부채꼴/상하운동/무릎아래찜질: 발과 발목이 나빠지면 백혈병이 올 수 있으므로 발과 발목이 튼튼하여야 한다.

⑤ 풍욕/냉온욕: 체액을 바르게 하고 넘치는 영양, 더욱이 설탕을 태워 없애려면 풍욕과 냉온욕을 꾸준히 해야 한다.

⑥ 토란고약: 탈이 난 곳에 토란고약을 붙인다.

백혈병도 자연요법을 바르게 배워 믿음을 갖고 꾸준히 하면 거의 낫는다.

11. 림프선암의 자연요법

림프에 생기는 나쁜 혹을 림프선암 또는 림프육종, 악성 림프종이라 한다. 스무 살에서 마흔 살 사이의 젊은이들에게 많이 생기며, 목이나 겨드랑이, 넙다리 안쪽의 림프선 쪽에 많이 생긴다.

처음에는 아무런 느낌이 없이 목, 겨드랑이, 가슴, 사타구니 같은 곳의 림프마디에 멍울이 만져진다. 그러다가 차츰 언저리의 림프마디들도 키지게 된다. 암 덩이리가 빨리 자라면서 림프마디껍질을 부수고 언저리로 뻗어나가며 다음에는 살갗에까지 퍼지면서 짓물러진다. 이와 함께 언저리의 조직과 장기들을 누르게 된다. 림프선암은 피 때문에 생긴 암이기 때문에 다른 장기로 잘 뻗어나간다.

『자연 요법』

① 평상/목 베개/붕어운동/모관운동/등배운동: 림프에 병이 생기면 첫째 자세를 고칠 것을 생각하지 않으면 안 된다. 그러자면 꼭 평상과 목 베개를 쓰고 붕어운동과 모관운동을 하여 발을 고치고, 등배운동을 하여야 한다.

② 토란고약: 탈이 난 곳에 토란고약을 붙인다.

③ 날푸성귀 먹기/물/감잎(비타민C): 암은 고기 단백질을 아주 좋아한다. 그와는 달리 푸성귀는 매우 싫어한다. 더러운 피를 좋아하고 맑으면 아주 싫어한다. 물을 하루 3리터 남짓 마신다. 또한 활

성산소는 암을 일으키는 걸림돌이므로 활성산소를 억누르는 비타민 C가 많은 감잎을 많이 먹는다. 설탕은 뼈와 글로뮤 및 림프선을 무르게 하여 림프선이 제구실을 못하게 만든다.

④ 무릎아래찜질/풍욕/냉온욕/모관운동/발목펌프: 암이란 피가 더럽고 흐름이 좋지 않은 병의 하나이다. 피를 잘 돌게 하고 체액을 바르게 하는 것으로 무릎아래찜질/풍욕/냉온욕/모관운동/발목펌프 운동을 들 수 있다.

⑤ 식이섬유/발효효소/된장찜질/날푸성귀 먹기/밥 굶기: 묵은찌꺼기와 변비는 모든 병의 뿌리이기도 하지만, 더욱이 암을 일으키는 뿌리이다.

위와 같은 자연건강법으로 몸바탕을 바꾸면 암은 아무리 말기암이라 할지라도 낫을 수 있다. 암을 낫지 못하는 것은 낫을 길이 없어서가 아니라, 낫는 길을 모르거나 낫는 길을 알았다 하더라도, 그 길을 바르게 가지 않았기 때문이다

12. 콩팥암의 자연요법

콩팥암도 처음에는 아픔이 없이 피오줌이 나오다 깊어지고 나서야 아프거나 찌릿찌릿하다. 콩팥암은 현대의학에서 가장 낫기 힘든 병으로 여기고 있다. 요즘 콩팥암이 생기는 나이가 차츰 낮아지고 있는데 이 또한 잘못된 삶과 먹는 버릇에서 생긴다.

자연의학에서는 발과 콩팥에 탈이 나서 생긴다고 보고 있다. 푹신한 잠자리(침대)나 두꺼운 이불 위에서 자면서 뼈기둥이 틀어지게 되어, 콩팥으로 가는 신경이 나오는 등뼈 9~10번이 틀어지면서 콩팥이 나빠진다.

『 자연 요법 』
① 목 베개/평상/허리베개/다리띠: 평상 위에서 목과 허리에 목베개와 허리베개를 고이고 다리를 띠로 묶고 자야만 뼈기둥이 바르게 되면서 콩팥으로 가는 신경과 핏줄의 흐름이 좋아 진다. 콩팥이 좋지 않은 사람은 꼭 평상 위에서 목 베개와 허리베개 및 다리띠를 써야 한다.

② 날푸성귀 먹기/감잎/물: 물을 조금씩 자주 마시면서 날푸성귀 먹기위주로 먹어야 몸속에 수산석회가 쌓이지 않아 콩팥의 지치는 것을 막는다. 천연비타민C가 모자라지 않도록 감잎을 꾸준히 먹는 것이 좋다.

③ 모관운동/무릎아래찜질/발목펌프: 발의 탈이 콩팥을 망가뜨리므로 발을 고치고 튼튼하게 하여야 한다.

④ 붕어운동/된장찜질/미네랄식이섬유/발효효소: 변비와 묵은찌꺼기는 피를 더럽히고 오줌을 더럽힌다. 피를 깨끗하게 하여 오줌 속에 독과 찌꺼기들을 줄이면 콩팥은 쉬면서 스스로 고친다.

⑤ 풍욕/냉온욕: 콩팥과 살갗은 외배엽에서 만들어진다. 따라서 콩팥과 살갗은 하는 일도 비슷하다. 살갗을 튼튼하게 하는 일은 그래서 콩팥병에 무엇보다 값지다.

위와 같은 자연건강법을 꾸준히 하면 거의 낫는다.

13. 오줌보암의 자연요법

오줌보(방광)에서 생기는 나쁜 혹으로서 마흔이 넘어서면 많이 생긴다. 오줌보암은 더군다나 우리나라에서는 비뇨생식기 암 가운데 가장 흔한 병이다. 느낌은 없지만 피오줌이 나오면 살펴보아야 한다.

뿌리는 여러 가지가 있지만 오줌보에 고름이 끼거나 돌이 생기는 것이 가장 흔한 뿌리이다. 담배도 그 뿌리가 된다. 처음에는 아픔이 없이 가끔 오줌에 피가 섞여 나오는데 차츰 병이 더 깊어지면 핏덩어리가 오줌길을 막아 오줌 누기가 힘들어진다. 더 깊어지면 오줌을 전혀 누지 못하기도 한다.

자연의학에서는 오줌보 암의 뿌리를 발의 탈 및 잠자리에 바람이 잘 나다니지 못하는 것, 세균이 오줌보 안으로 들어온 것들로 보고 있다. 피 섞인 오줌이 잦고, 오줌 누기가 거북하고 아프다. 병이 나타난 지 두해를 넘기기 힘들며, 패혈증/요독증을 일으켜 죽음에 이를 수 있다. 비뇨기 병 가운데 낫기가 가장 힘들다.

『자연요법』

① 밥 굶기: 밥 굶기를 하기 하루 앞날 약을 먹어 기생충을 없애고, 사흘에서 이레의 짧은 밥 굶기를 한다.

② 평상/목 베개/허리베개/다리띠: 뼈기둥이 틀어지는 것이 모든 병의 뿌리이므로, 평상 위에서 띠로 다리를 묶고, 목 베개와 허리베개를 쓴다.

③ 모관운동/발목펌프/부채꼴운동/상하운동/무릎아래찜질: 발의 탈이 뿌리이므로, 모관운동/발목펌프/부채꼴운동/상하운동/무릎아래찜질을 하여 발을 고치고 발목을 튼튼하게 하여야 한다.

④ 풍욕/환기: 방에 바람이 잘 드나들게 하고, 풍욕을 하여 일산화탄소(CO)를 이산화탄소(CO_2)로 만들어야 한다.

⑤ 된장찜질/관장/미네랄식이섬유/발효효소: 묵은찌꺼기는 오줌보 암의 뿌리가 되므로, 미네랄식이섬유와 발효효소를 꾸준히 먹어 묵은찌꺼기를 없애고, 된장찜질과 관장을 한다.

⑥ 날푸성귀 먹기/감잎/물: 오줌보를 되살리고 활성산소를 막아 암이 커가는 것을 억누르고, 감잎과 날 푸성귀를 꾸준히 먹는다. 물은 하루에 3리터 남짓 마셔서 오줌보에 짙은 오줌이 고이지 않도록 한다. 물은 게르마늄과 미네랄 및 음이온이 들어있는 '게르마늄지장약수'를 마신다. 똥이 달라짐을 며칠이면 느낄 수 있다.

그 밖의 것은 암의 일곱 가지 특성을 잘 알아두고, 그에 따른 알맞은 건강법을 꾸준히 하여야 한다.

14. 췌장암의 자연요법

이 책에서는 췌장암과 쓸개길 암(담도암)에 대해서는 다루지 않으려고 했다. 자연의학은 스스로 하지 않으면 아무 것도 얻을 수 없다. 췌장암과 쓸개길 암도 스스로 아픔을 이겨내고 자연의학을 따라할 수만 있다면 얼마든지 이길 수 있는 암이다. 그러나 안타깝게도 연수원을 찾는 이들 거의가 말기가 되어서야 찾기 때문에 췌장암 말기 환우는 견디기 힘든 아픔 때문에 자연의학을 배워 스스로 따라하는 것이 매우 힘들다.

자연의학은 있는 힘껏 할 때만이 목숨을 되찾을 수 있는 것이지 아픔 때문에 따라서 하기조차 힘들다면 목숨을 되찾는 것은 힘들 수밖에 없다. 내가 이 책에서 췌장암과 쓸개길 암을 다루지 않으려 하는 까닭이 여기에 있다. 그럼에도 불구하고 넣을 수밖에 없었던 것은 말기가 되기에 앞서 찾아올지도 모를 췌장암 환우들 때문이다.

현대의학에서는 췌장암에 대해서 뿌리조차 제대로 알지 못한다. 그러니 어찌 낫을 수 있으랴! 췌장암은 췌장이 제구실을 하지 못하기 때문이기 보다는 밥통이나 쓸개의 말썽 때문에 생기기 쉽다. 그래서 췌장암은 몸을 하나하나 떼어놓고 보는 현대의학보다는 온몸을 하나로 보는 자연의학이 더 큰 도움을 줄 수 있다. 남자보다는 여자에게 많은데 그 까닭은 남자보다는 여자가 스트레스를 더 잘 받기 때문인 것으로 생각된다.

『자연요법』

① 밥 굶기/날푸성귀 먹기: 췌장암에 걸리면 밥맛이 떨어지면서 구역질이 나거나 토하고, 배에 가스가 차기도 하며, 변비와 설사를 오락가락 한다. 그것은 여러 가지 까닭이 있겠지만 쓸개즙과 인슐린이 제대로 나오지 않는 것과 창자가 제대로 움직이지 않는 것이 가장 큰 뿌리이다. 따라서 쓸개즙과 인슐린을 많이 써야하는 영양의 지나침을 삼가고 창자를 쉬게 해주어야 한다.

② 풍욕/냉온욕: 아픔이 찾기 힘들면 아픔멎이야(진통제)을 쓰곤 한다. 그러나 굳이 따져보자면 아픔멎이약이란 없다. 아픔멎이약이란 아픔을 없애거나 가라앉히는 것을 말한다. 그러나 요즘 우리가 쓰고 있는 아픔멎이약은 아픔을 없애거나 가라앉히는 것이 아니라 아픔을 감추는 것일 뿐이다. 그래서 아픔멎이약의 힘이 떨어지면 감춰졌던 아픔까지 한꺼번에 나타나기 때문에 더 큰 아픔이 뒤따른다. 암에 걸린 사람에게 있어 참된 아픔멎이약이란 밥 굶기와 풍욕, 냉온욕밖에 없다.

③ 된장찜질/관장/물: 배에 가스가 차거나 변비가 있을 때 아픔이 커진다. 이럴 때 된장찜질과 관장을 해서 똥이 잘 나가게 해주면 아픔이 줄어든다. 물을 꾸준히 마시면 변비와 창자가 굳는 것을 막을 수 있다.

④ 모관운동/등털기: 췌장암에 걸리면 가장 큰 걸림돌은 참기 힘든 아픔이다. 참기 힘든 아픔이 일어나면 모관운동은 물론 거의 모든 운동을 할 수 없게 된다. 그렇다고 가만있으면 아픔은 더 커진다. 이럴 때 연수원에 있는 소형건강기와 등 터는 것으로 모관운동과 등 터는 운동을 해주면 아픔이 줄어든다. 아픔이 일어나기에 앞서 미리 하면 아픔을 막을 수 있다.

그 밖은 밥통암의 자연요법을 따른다.

15. 쓸개길 암의 자연요법

쓸개나 쓸개길(담도) 또는 그 언저리에 나쁜 혹이 생기는 것을 말한다. 쓸개길 암에 걸리면 황달이 잘 나타난다. 쓸개 돌(담석)이 있는 사람이 잘 걸리며 남자보다 여자가 많다.

암은 생기는 곳에 따라 저마다 다른 이름을 붙여 부르고 있을 뿐 그 특성과 맞춤 길은 크게 다르지 않다. 암은 잘못된 버릇과 그릇된 먹거리 때문에 몸속에 독과 찌꺼기들이 가득차고 면역력이 떨어져 생긴다. 쓸개길 암을 이기려면 암의 일곱 가지 특성을 알고 그에 따른 맞춤 길을 찾아 따르면 된다. 이렇게 하여 면역력을 키우고 스스로 낫는 힘을 키우면 말기암이라 할지라도 이길 수 있게 된다.

『자연요법』

쓸개길 암의 자연요법은 '밥통암의 자연요법'과 '췌장암의 자연요법'을 따른다.

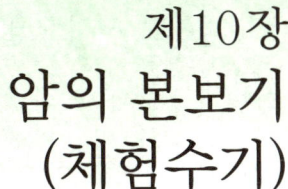

제10장
암의 본보기
(체험수기)

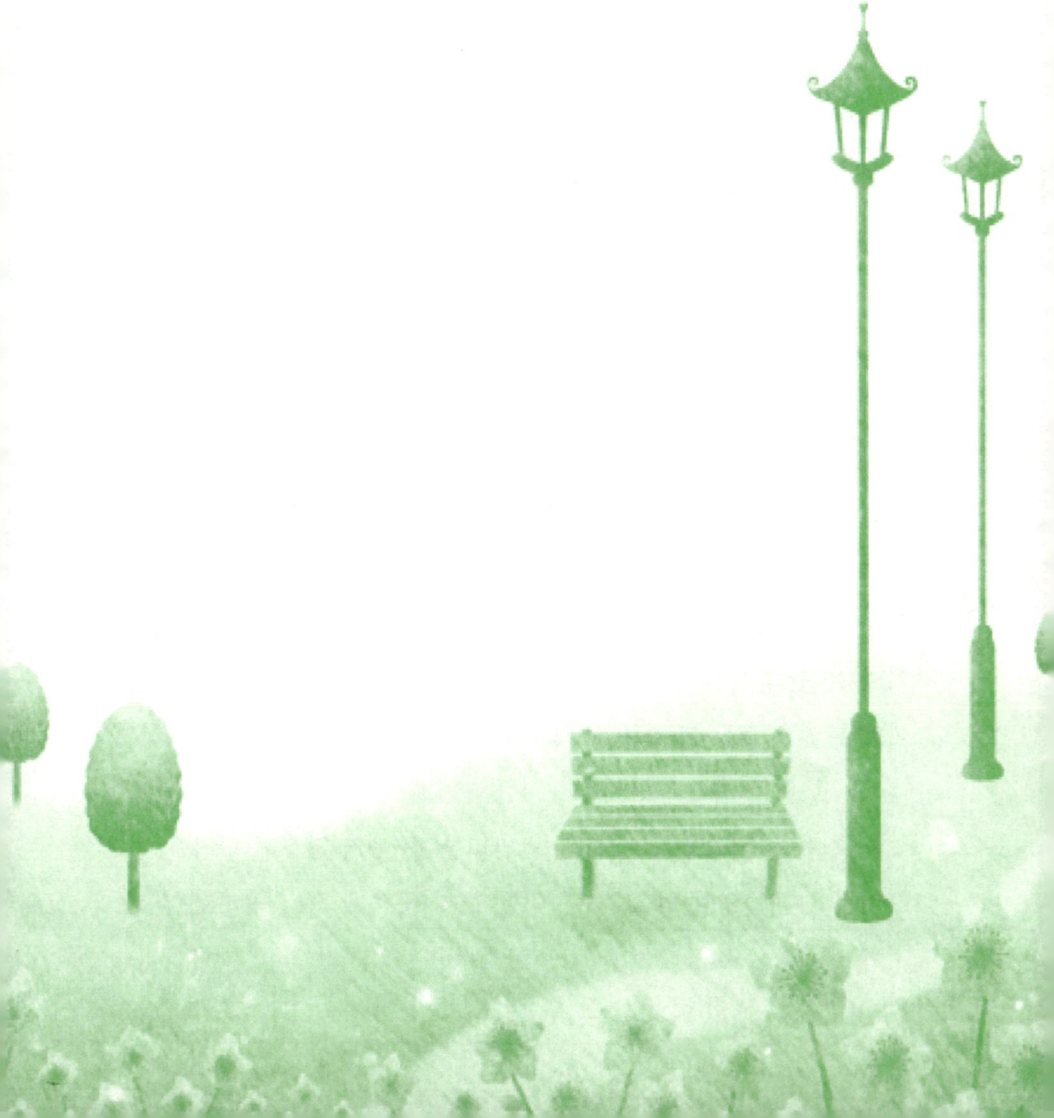

1. 걷지도 서지도 말도 못하던 뇌암말기 환우의 행복한 편지

우리는 생각할 수 있다는 것이, 사람에게 주어진 당연한 특권으로 생각하며 살아간다. 그러나 그것이 누구나 가질 수 있는 특권이 아닐 수 있다.

자연의학의 연구에 깊이 있게 빠져들게 된 것은 건강보험공단을 그만두고 나서부터였다. 공단을 그만두자 곧바로 꿈에서나 그릴 수 있는 환상의 섬 '조금나루' 가까운 문 닫은 배움터에 수련원을 꾸미고 깊이 있는 자연의학 연구에 들어갔다.

공단에 다닐 때부터 공단 근로자들을 상대로 인터넷을 통한 건강상담을 해오고 있었기 때문에 수련원을 열자마자 입소자들이 줄을 이었다. 그 가운데 뇌암 말기 환우가 있었다. 이 환우는 상태가 워낙 나빠서 걷지도 서지도 못하는 것은 물론, 말도 못하고 숫자나 글을 모두 잊어버린 상태였다. 살아있어도 살아있다고 말하는 것이 의미가 없을 만큼 목숨만 부지하고 있는 그 자체였다. 그 삶은 길어도 짧아도 본인은 물론 그 가족에게도 아픔만 줄뿐이었다.

이 환우는 뇌압을 떨어뜨리는 '만니톨'을 쓰지 않으면 발작을 일으키는 상태였으나, 바로 모든 약을 쓰지 못하게 하고 곧바로 된장찜질과 관장, 무릎아래찜질, 풍욕을 시키면서 밥 굶기에 들어갔다. 그랬더니 겨우 사흘 만에 알아듣기는 힘들었지만 말을 하기 시작했다. 그 첫마디가 '원장님만 있으면 살 수 있을 것 같다'는 것이었다. 뿐만 아니라 기둥이나 물건을 잡고 일어서기도 했다.

그리고 이레쯤 지나자 제법 알아들을 만큼 발음이 상당히 좋아졌고 스스로 일어서는 것은 물론, 손으로 벽을 짚으며 혼자 화장실도 다녀올 만큼 놀라운 변화들이 하루가 다르게 일어났다. 아주 기초적이긴 했지만 달력의 숫자를 알아보는가 하면, 한글도 '가나다라'는 알기 시작했다. '단 하루를 살아도 사람답게 살고 싶다'는 노동가요의 노랫말처럼 그는 하루가 다르게 사람다운 모습으로 달라지고 있었다. 열흘 남짓이 지나자 숫자는 거의 알아볼 수 있게 되었고, 강의실 벽에 걸려있는 글들을 더듬더듬 읽어 내려갔다.

보름이 지나자 그는 그때까지 자신을 버티게 해주었던 믿음의 뿌리인 성경책을 읽기 시작하였다. 뇌압이 갑자기 올라가는 것을 막으려고 멀리했던 냉온욕도 이제는 누구보다도 열심히 할 만큼 달라지고 있었다. 누가 시키지 않아도 운동장을 도는가 하면, 강의를 할 때나 풍욕과 밥 먹을 때 울리는 '징'도 스스로 치며, 그 누구보다도 힘써 수련을 하였다.

그렇게 해서 한 달이 지났을 무렵 그는 운동장을 벗어나 수련원 언저리 들길을 조금씩 걷고 뛰었다. 하루는 '원장님 조금나루까지 갔다 와도 될까요?'하고 물어왔다. 갸우뚱하면서도 말을 들어주고 나서 어쩌나 싶어 몰래 뒤를 따라가 보았다. 그랬더니 그는 다른 사람과 거의 차이가 없을 만큼 때론 뛰고 때론 걸으면서 거의 십리가 되는 거리를 그렇게 돌아오고 있었다. 그 모습이 어찌나 가슴을 저미던지 뒤따라가는 나의 눈에서 눈물이 흘러내렸다.

그리고 한 달 반 남짓이 지났을 무렵 그가 무언가를 종이에 마음을 다해 적고 있는 것을 보았다. 무엇을 쓰고 있느냐고 물었더니 보고 싶은 아이들에게 편지를 쓴다고 하였다. 그렇게 시작된 그의 편지는 가족과 이웃들에게, 그리고 직장동료들에게 하루도 거르지 않고 쓰고 또 쓰는 것이었다. 마치 다음에 다시 쓸 수 없을 것처럼 말이다.

2. 물도 마시지 못하던 밥통암 말기 환우가 들려준 이야기

민간요법은 겪은 일(경험)을 바탕으로 한 것이다. 어떤 사람이 '복어 알을 먹고 밥통암이 나았다'고 해서, 나도 그렇게 하면 그 사람처럼 나을 거라고 생각한다는 것은 자칫 큰코다칠 수 있다. 민간요법은 겪은 일을 바탕으로 한 아주 비과학적이고 비합리적인 것이기 때문이다. 복어 알을 먹고 좋아진 사람과 같은 몸바탕이라면 좋은 열매를 얻을 수 있지만, 몸바탕이 같은 사람은 거의 없기 때문에 무조건 남이 하는 대로 따라서 하다가는 큰코다칠 수 있는 것이다.

사상몸바탕이니 팔상몸바탕이니 하며 몸바탕을 나누는 것은 그냥 그렇게 나눈 것일 뿐, 몸바탕은 몇 천 몇 만 가지여서 같은 소양인이라 할지라도 몸바탕이 같은 사람은 거의 없다. 몸바탕은 알되 몸바탕에 얽매어서는 안 되는 까닭이 여기에 있다.

　어느 날 밥통암에 걸린 한 할머니가 찾아왔다. 이웃 동네에서 밥통암을 앓고 있던 투병중인 사람이 복어 알을 먹고 나았다하니까, 당신도 복어 알을 먹었다가 죽음 뻔했던 사람이었다. 암을 고치려다가 밥통까지 크게 다쳐 물도 마시지 못하게 된 것이다.
　연수원에 들어올 때 한쪽 팔에는 아픔멎이주사, 다른 쪽 팔에는 수액주사를 꼽은 채 들것에 실려 들어왔다. 병원에서는 이미 열흘을 넘기기 힘들다는 말을 들은 상태였다.

　물만 마셔도 곧바로 게워냈다. 물을 마시고 게우면 물만 나와야 하는데, 오래된 대롱에서 떨어져 나온 찌꺼기처럼 시커먼 밥통벽 썩은 것들이 떨어져 나왔다. 거기다 피를 만드는 골수를 항암제가 망가뜨려 피를 만들지 못하기 때문에 피를 늘 넣어 줘야 했다. 이러니 병원에서 열흘을 넘기지 못한다고 한 것도 허튼소리는 아닌 듯 싶었다.

　팔에 꽂혀있는 주사를 모두 뽑아버리자 가족들은 할머니가 금방 죽기라도 할 것처럼 어쩔 줄 몰라 했다. '열흘 뒤에 돌아가시나 지금 돌아가시나 열흘 차이밖에 나지 않는다. 그러나 다시 일어서신다면 몇 달, 아니 몇 해를 더 사실 수도 있다. 어느 길로 가겠느냐'고 묻자 가족들은 '원장님 하시는 대로 따르겠다.'고 하였다.

곧 바로 무릎아래찜질과 풍욕을 시키고, 예비관장을 시킨 다음 된장찜질을 시켰다. 조금이나마 아픔을 줄여보려는 생각 때문이었다. 한 시간 남짓 지나자 아픔멎이약 힘이 떨어지는지 아주 아파하면서 아픔멎이약을 달라고 애처롭게 매달렸다.

"아픔멎이약을 쓰지 않고도 이 만큼의 아픔이라면 굉장히 아픔이 줄어든 겁니다. 당장 힘들어도 참고 견디시면 금방 참을 만하게 줄어들 거예요. 이제부터 제가 약손으로 도와드릴 테니 믿고 참아보세요. 어때요? 참을 수 있지요?'라고 말하자 할머니는 이를 악물면서 고개를 끄덕였다.

된장찜질을 하고 있는 그대로 배를 흔들며 허리 붕어운동을 시킨다음, 이어 약손을 하였다. 그렇게 하기를 반시간 남짓 지났을까. 그토록 참기 힘든 아픔이 조금 가라앉았는지 놀랍게도 잠이 스르르 들었다. 이윽고 다섯 시간 남짓 된장찜질을 끝내고 관장을 해서 똥을 누게 하니, 아픔이 많이 줄었다며 얼굴에 희미하나마 웃음이 번지기 시작했다. 그렇게 해서 이레 동안 밥 굶기를 끝내고 되돌아가기에 들어갔는데, 물도 못 넘기던 분이 미음을 맛있게 드시는 것이었다. 병원에서 열흘을 넘기지 못한다고 했던 그 열흘이 지나자 죽기는커녕 죽까지 드셨고, 보름 뒤에는 조금나루 모래밭을 거닐며 바닷바람까지 쏘일 만큼이 좋아졌다.

지금도 그렇지만 자연의학을 찾는 사람들은 거의가 죽음을 눈앞에 둔 환우들이다. 다시 말해 수술과 항암제, 방사선, 민간요법, 건강

식품과 같은 온갖 것들로 '스스로 낫는 힘'을 바닥내놓고 죽음이 눈앞에 이르러서야 '할 것 다해 봤으니 믿져봐야 본전이라'는 생각으로 찾아오는 사람들이 많다. 이러다 보니 이들의 몸을 다시 되살린다는 것은 어찌 보면 달걀로 바위치기처럼 힘이 들 수 있다.

그러나 말기 암 환우라 하더라도 항암제나 방사선으로 면역력을 바닥내지만 않았다면, 자연의학에 모든 힘을 쏟으면 암을 이길 수 있다고 믿는다. 다시 말해 모든 것을 버리고 목숨을 지키기 위해 젖먹던 힘까지 다한다면 달걀로 바위를 부술 수도 있다는 이야기다. 그 할머니도 그랬다.

3. 젖암에서 자궁암, 난소암까지 번진 아가씨의 되찾은 웃음

건강보험공단 직원 동생이 22살의 젊은 나이로 젖암에서 자궁암, 난소암까지 퍼져 찾아왔다. 말을 주고받다가 그녀는 보푸라기가 거의 없는 부드러운 빵과 소젖을 좋아하며, 김치와 된장과 같은 발효 먹거리를 아주 꺼리는 것을 알 수 있었다. 더욱이 고기, 그것도 회를 아주 좋아해 앉은자리에서 두 사람 것은 쉽게 먹어치우는 먹보였다. 더 묻지 않아도 그녀가 병든 까닭을 훤히 알 수 있을 것 같았다.

우리 몸에서는 끊임없이 물질대사가 일어나고, 그에 따라 대사산물인 찌꺼기가 만들어진다. 이러한 찌꺼기는 처리할 만큼만 만들어지면 간이나 콩팥에서 빠르게 부수어 분해하여 몸밖으로 내보낸다. 미처 처리하지 못한 대사산물은 살갗이나 똥구멍, 질, 젖꼭지, 눈,

코, 입, 겨드랑이 따위로 내보냄으로서, 우리 몸이 병드는 것을 막아준다.

우리 몸의 자정능력으로는 도저히 감당할 수 없을 만큼 너무 많은 찌꺼기가 만들어지면, 그 때는 우리 몸의 약한 곳에 찌꺼기가 쌓이면서 병이 된다. 여성들은 합성섬유로 된 옷들로 찌꺼기가 나가는 곳을 막게 되면, 자궁염이나 질염, 냉대하와 같은 여러 가지 병을 일으킨다. 그것의 가장 나쁜 모습이 젖암이나 자궁암, 난소암이다.

그 22세의 아가씨도 독이 되는 것들만 골라 먹으면서도, 독이 되는 것들로부터 만들어진 막대한 찌꺼기들을 내보내지 못하도록 꼭 끼는 속옷을 입어 길을 막아버리니, 젖암이 되고, 자궁암이 되고, 난소암이 되었던 것이다.

그녀의 엉덩뼈와 자궁을 바로잡아주고, 이레 동안의 밥 굶기와 보름 동안의 날푸성귀 먹기를 시켰다. 보름 남짓이 지나자 몸의 아픔이 놀랍게 줄어들고 딱딱하던 젖도 조금은 부드러워졌으며, 질에서도 느른한 것이 거의 나오지 않게 되었다.

젖암과 자궁암은 갑상선암과 함께 가장 다스리기 쉬운 암이다. 젖암이나 자궁암 때문에 젖이나 자궁을 잘라낸 환우들을 보면 그래서 더 안타깝고 아쉬움이 더한가 보다.

22살의 꽃다운 나이로 찾아온 그 환우는 다행히 수술은 하지 않고 들어왔다. 수술을 하지 않았다기 보다는 못했다는 말이 더 옳다. 말기라서 병원에서도 내보냈던 환우였기 때문이다. 단지 아쉬움이라면 항암제와 방사선으로 면역세포와 골수를 망가뜨리고 들어왔다는 것이었다. 게다가 젖암이나 자궁암보다는 힘든 난소암까지 앓고 있어서 보다 꼼꼼하게 어루만져야 했다. 난소암은 작았을 때는 그다지 버겁지 않지만 그 환우는 이미 말기였기 때문에 마음을 놓으면 목숨을 잃을 수도 있는 아가씨였다. 난소암은 자칫 배에 물이 찰 수 있기 때문이다.

다행히 보름 만에 젖도 부드러워지고 자궁도 몰라볼 만큼 깨끗해져서 난소 쪽만 다스리면 되었다. 지금이야 외부강의가 많아 오랫동안 돌보는 것이 어렵지만 조금나루 때만 해도 연수원에 들어온 사람들은 적어도 석 달은 함께하였었다. 왜냐하면 석 달은 지나야 창자가 새로운 세포로 바뀔 수 있기 때문이다. 창자와 피를 깨끗하게 하는 의학인 자연의학은 피와 창자가 튼튼해야 몸이 튼튼하다고 보고 있다. 창자가 더러우면 피가 더러워지고 피가 더러워지면 오장육부를 비롯한 모든 조직과 세포가 병이 들 수 있다.

그래서 석 달은 연수원에 들어와 힘껏 수련을 하게하였던 것이다. 그 환우도 마찬가지였다. 한 달쯤 지났을 때부터 난소 쪽도 달라지고 있었다. 느낌일수도 있었지만 그 환우는 암 덩어리가 줄어들고 있다며 아주 좋아했다. 왼쪽 엉덩뼈 등성이 쪽에 크게 부풀어 올랐던 것이 조금은 가라앉은 것을 만져보고 느낄 수 있었다. 암 덩어리가 줄어들었다기 보다는 부은 것이 빠진 것인데도 그리 믿는 것은 나쁘지 않을 것 같아 그냥 두었다.

암에 걸린 사람은 일부러라도 자기암시가 필요하다. 좋아진다고 자기암시를 계속하면 아픔도 줄어들고 몸과 마음도 한결 부드러워지기 때문이다. 그 환우도 그랬다. 암 덩어리가 줄어들고 있다고 믿는 그 마음이 끝없는 기쁨으로 그녀를 감싸고 있었기에 암의 첫 번째 특성이 차츰 고개를 숙였던 것이다. 그래서 그런지 극심하던 아픔도 보름쯤부터 눈에 띄게 줄어드는가 싶더니 한 달 보름쯤 지났을 무렵에는 묵지근한 느낌뿐이라고 했다.

두 달쯤 지나자 젖은 말기암에 걸린 사람이라고는 믿기지 않을 만큼 부드러워졌으며 암 덩어리도 상당히 줄어든 것을 만져보고 알 수 있었다. 질의 분비물은 다른 사람이나 다름없었으며 자궁의 암 덩어리도 줄어들었음을 알 수 있었다.

나이가 든 어르신들은 체세포의 늘어남과 자람이 느리듯이 암세포의 늘어남과 자람도 느리다. 그러나 젊은이들은 체세포의 늘어남과 자람에 걸맞게 암세포의 늘어남과 자람도 참 빠르다. 그래서 젊은이들은 말기암에 걸리면 나이 드신 어르신보다 훨씬 빨리 죽는다. 자람과 늘어남이 빠른 만큼 자연의학에 모든 힘을 쏟으면 어른들보다 빨리 낫는다.

꽃다운 22살의 젊은 그녀. 들어온 그날부터 병원에 대한 생각을 버리지 못하고 어버이와 말다툼하던 그녀는 들어온 그날이 아니라 석 달이 지난 가을의 끝자락에 집으로 되돌아갔다. 올 때는 병원에 대한 생각뿐이었지만 갈 때는 그녀에게 석 달의 죽음의 덫을 놓았던 병원을 다시는 되돌아보지 않겠다며 돌아갔다. 그리고 또 한 가지. 올 때는 석 달이라는 죽음의 덫을 안고 두려운 마음으로 왔지만 갈 때는 살 수 있다는 꿈과 자연의학에 대한 믿음 그리고 그녀를 연수원으로 보낸, 아니 자연의학과의 인연의 고리를 맺어준 어버이에 대한 고마움과 사랑을 가득 안고 되돌아갔다.

4. 급성백혈병 환우의 되찾은 웃음

어떤 암이건 고달프지 않는 암은 없다. 그것이 비록 갑상선암이라 할지라도 목숨을 건드리기는 마찬가지다. 다만 다른 것이 있다면 다급함의 차이다. 급성골수성백혈병은 암 가운데 가장 다급한 암이다. 낫기 어려워서가 아니라 망설일 짬이 없기 때문이다. 때에 따라서는 알고 나서 보름도 안 되어 목숨을 잃을 만큼 다급한 암이다.

그녀도 그랬다. 나를 만나지 않았더라면, 아니 자연의학과 인연을 맺지 않았더라면 아마 단 며칠을 버티기 힘들었을 만큼 다급했었다. 골수가 제구실을 거의 할 수 없어 응급실에 들어간 지 겨우 사나흘 만에 혈소판이 50,000에서 30,000으로 떨어졌다하니 어찌 그런 몸으로 열흘을 견딜 수 있으랴?

살려고 그랬던 것일까? 가족이 못 가게 하여도 '자연요법이 아니면 차라리 죽겠다.'며 현대의학의 항암제와 수술, 방사선을 목숨을 걸고 물리쳤나보다. 그녀의 뜻이 워낙 굳세서 어쩔 수 없었던지 지아비 홀로 연수원을 찾아왔다. 환우가 바라고 있어서 어쩔 수 없이 데려오기는 하지만 그는 자연요법을 믿지 않고 있다고 했다. '항암제로 백혈구를 죽이고 골수를 떼어다 붙이면 살 수 있다'고 했다면서 그는 의사의 말대로 하고 싶다는 것이었다.

골수를 떼어다 붙이는 일은 그리 쉬운 일이 아니다. 먼저 나와 맞는 골수를 찾는 것이 쉽지 않다. 어렵사리 나와 맞는 골수를 찾았다 해도 모두 살 수 있는 것도 아니다. 이를 세 살 먹은 아이도 알아들을 수 있도록 알려주면서 자연의학으로 얼마든지 살릴 수 있으니 믿고 따라보라고 해도 생각을 바꾸려 하지 않았다. 그동안 숱하게 많은 암 환우 가족들을 만나보았지만 내 앞에서 그런 말을 하는 사람은 처음이었다. 아마 그 환우가 아무런 인연이 없는 환우였다면 두말할 것 없이 돌려보냈을 것이다. 그러나 그 환우는 나와 잘 아는 이의 부탁으로 들어오는 환우였기에 마음에 들지 않았지만 해독수련에 들어올 수 있게 하였다.

다음 날 지아비와 함께 온 환우의 얼굴은 그다지 밝아 보이지 않았다. 핏기 없는 얼굴만 보아도 병이 깊어가고 있음을 쉽사리 알 수 있었다. 그대로두면 열흘을 아니 이레를 넘기기 어렵겠다는 생각이 들었다. 마음이 무거웠다. 믿고 와도 잘못되면 때론 덤터기를 씌우려 드는 나쁜 사람도 있는데 믿음이 없이 나쁜 마음으로 오는 사람이니 잘못되면 덤터기를 씌울 것임은 불을 보듯 뻔했다. 하지만 이 길을 가다보면 벼라 별 사람을 다 만나므로 덤터기 쓰는 것을 막고

자 돌려보낼 수는 없었다. 게다가 환우는 반드시 자연의학으로 암을 이겨보겠다는 뜻이 굳세서 껴안을 수밖에 없었다.

그토록 자연의학을 싫어하던 지아비도 단 한 시간의 강의를 듣고는 마음을 조금씩 여는 것이 눈에 들어왔다. 이틀이 지나자 목 베개 글을 찾아오는 일까지 도울 만큼 마음이 열리고 있었다.

이레가 지나자 핏기 없던 환우의 얼굴에 어여쁜 살색이 돌아옴을 나는 물론 같이 수련하던 환우들도 느낄 만큼 좋아졌다. 입술색은 튼튼한 사람과 구분이 안 될 만큼 매우 좋은 색이 돌아서 누가 보아도 나빠지기는커녕 오히려 좋아지고 있음을 알 수 있었다. 죽음의 그림자가 드리워졌던 모습은 간데없고 어떤 환우보다 힘차고 밝아 이레 앞의 그녀의 모습을 떠올리기조차 힘들 만큼 달라지고 있었다.

열흘의 해독수련이 끝나고 수련생들은 아쉬움을 뒤로 한 채 돌아갔다. 그녀도 그 무리에 끼어 있었지만 그녀와 지아비는 집으로 되돌아간 것이 아니라 내가 대학 강의를 하고 오는 사이 병원진단을 받고 되돌아와 있었다. '병원진단을 받아 좋아졌다는 것이 드러나지 않으면 항암제와 방사선 및 골수이식을 하겠다.'고 지아비가 우기기 때문에 눈에 띄게 좋아졌음에도 병원검진을 받고 왔던 것이다.

생각했던 대로 나빠지고 있다가 되돌아서 30,000까지 떨어졌던 혈소판 수치가 겨우 열흘 만에 두 배도 넘는 70,000까지 올랐으며, 나쁜 백혈구도 빠르게 줄어들었고 좋은 백혈구는 두 배 남짓 늘었다고 한다. 놀랄 일이 아니었지만 자연의학의 힘을 다시 한 번 깨달은 그녀와 지아비는 놀라움에 들떠 있었다.

쓸데없는 병원검진으로 그녀의 면역체계는 조금 망가졌겠지만 지아비의 마음이라도 바꿀 수 있었다. 새옹지마라 해야 할까? 그러나 그러한 자연의학의 고마운 선물에도 그녀의 가족 더욱이 아버지는 자연의학을 고마워하기는커녕 '그래도 항암제는 맞았으면 좋겠다.' 면서 현대의학에 대한 생각을 버리지 않았다고 한다. 그 때 그녀의 아버지 말을 따라 항암제를 맞으면 어떻게 될까? 올랐던 혈소판수치는 목숨을 지키기 힘들 만큼 곤두박질치고, 백혈구는 떼죽음 당하니 골수를 떼어 붙이지 않고는 목숨조차 지키기 힘들게 된다.

암은 암에 걸린 사람 혼자서 이겨내기 힘든 병이다. 가족의 도움이 반드시 뒤따라야 한다. 그런데 도움은커녕 못살게 막는 가족이 있다면 그 환우가 이제는 놀랍도록 좋아지고 있다고 하나 그 뒤끝은 그리 밝다고 보기 힘들다.

해독수련이나 자연의학 강좌에 들어와 배우고 느껴보지 않는 가족은 결코 도우미가 될 수 없다. 아무리 현대의학에 대한 생각을 떨치지 못하는 가족이라 할지라도 해독수련이나 자연의학 강좌에 며칠이라도 함께 하고나면 도우미가 되지는 못할지라도 적어도 못살게 막지는 않게 된다.

5. 다시 도진 간경화환우의 결초보은

간경화가 더 무서운 병이냐, 간암이 더 무서운 병이냐고 묻는다면 나는 결코 간암이 더 무서운 병이라고 말하지 않는다. 왜냐하면 간경화가 깊어지면 간암보다 더 무서운 병이 될 수 있기 때문이다. 황달이 깊어 멀리서도 알아볼 만큼 도진 간경화 환우가 찾아왔던 그 때도 그랬다.

옛날에는 못 먹어서 병들거나 죽었지만, 이제는 너무 많이 먹고 나쁜 먹거리들을 너무 자주 먹어서 병에 걸린다. 그래서 나는 언제나 적게 먹고 가려서 먹으라고 한다. 그래도 '먹고 죽은 귀신이 때깔도 좋다'며 게걸스럽게 먹다가 막상 큰 병에 걸리고 나서야 뉘우침의 눈물을 흘리는 사람이 많으니 안타깝다.

'살면 얼마나 산다고 먹는 재미를 버리면서까지 자연건강법을 하려느냐?'는 사람도 많다. 그러나 그것은 참다운 맛을 모르는 사람들이 하는 말일뿐이다. 나는 고기나 소젖, 가공식품, 어떤 것만 뽑아 만든 건강식품은 먹지 않는다. 그러나 밥상 앞에서 밥맛이 없어서 먹기 힘든 적이 거의 없다. 적어도 푸성귀 밥상을 차리고 나서부터는 말이다.

사실 간암이나 간경화, 지방간, 간염과 같은 간의 병은 영양과 독이 지나쳐서 생기는 병이다. 적게 먹고 몸에 해로운 것만 가려먹어도 이러한 병은 얼마든지 막을 수 있다. 간경화에 걸리면 건강을 되찾지 못하고 죽는 사람들이 많지만 밥상만 제대로 차려도 낫을 수 있다.

어느 날 간경화가 다시 도진 환우가 찾아왔다. 온 눈에 황달이 온 데다 빨갛게 핏발이 서 있어서 검은자위와 흰자위를 가리기 어려울 만큼 아주 다급하였다. 그 만큼이라면 밥 길에 핏줄이 터지면 이레 안에 죽을 수 있는 그런 사람이었다.

이야기를 끝내고 '자칫 잘못하면 피를 쏟고 죽을 수 있으니, 목숨 걸고 모든 힘을 쏟으라.'는 말을 하고, 열흘 동안의 밥 굶기에 들어갔다. 마음을 다하면 하늘을 움직인다는 말이 있다. 이 환우를 보면 그런 생각이 들었다. 풍욕을 하루에 열한 번 남짓 하게하고, 된장찜질과 관장, 무릎아래찜질을 하루에 한 번씩 하도록 했으며, 곤약찜질을 하루 세 번 남짓, 물을 하루에 3리터 남짓, 양조효모를 하루 다섯 개를 먹게 했다.

이렇게 하라고 해도 풍욕이나 물 마시는 일은 제대로 하지 않은 사람들이 많은데, 이 환우는 무서울 만큼 빈틈이 없었다. 풍욕만 하더라도 다른 운동이나 건강법을 하다가 횟수를 채우지 못하게 되면, 새벽이라도 자지 않고 그 횟수를 반드시 채우고 나서야 잠이 들었다.

그는 안양에서 몇 개의 중소기업을 하고 있었는데 땅도 얼마나 많던지 여기저기에서 하루에도 셀 수 없을 만큼 전화가 빗발쳤다. 죽기 싫으면 전화하지도 받지도 말라고 했지만 그것만은 막기가 어려웠다. 그의 말을 들어보니 어렸을 적 워낙 가난하게 살다가 초등학교를 마치고 서울로 올라와 숱한 어려움을 딛고 일어섰기 때문에 돈만큼은 자기 삶의 모두나 다름없다는 것이었다. 죽음을 앞두고 싸우는 사람이 그런 말을 하니까 어이가 없었지만 그것만은 어찌할 수 없는 것 같았다. 그와는 달리 다른 것은 참으로 눈물겨울 만큼 나의 말을 잘 따랐다.

일을 워낙 많이 벌려놓다 보니 오랫동안 잡아둘 수 없어서 들어온 지 보름 만에 짬을 주고 집에 다녀오게 하였다. 그런데 이게 웬일인가? 다시 도진 간경화가 겨우 보름 만에 나았다는 검진결과가 나왔다는 것이다. 다시 말해 딱딱하게 굳어 죽어가던 간세포가 겨우 보름 만에 풀린 것이다. 마음을 다하면 하늘도 움직인다는 말이 생각날 만큼 그렇게 빨리 좋아질 줄은 몰랐다.

그 환우의 간경화는 오래된 간염 때문에 생긴 것이었다. 간경화가 낫게 되었다 하더라도, 간염을 다스리지 않으면 언제든지 도질 수 있었다. 그래서 석 달 동안 수련을 이어가기로 했다.

다시 수련원으로 돌아온 그는 그 앞과 마찬가지로 모든 것에 마음을 쏟았다. 간경화처럼 '굳어지는 병'은 냉온욕을 바로 하지 않고 풍욕을 석 달 남짓 한 다음 좋아지면 그때 가서야 냉온욕을 한다. 그러나 이 환우는 겨우 보름 만에 간경화가 풀렸으니 냉온욕을 미루지 않아도 되었다.

냉온욕도 다른 환우들과 함께 하도록 했더니 뛸 듯이 좋아하는 것이었다. 다른 환우들이 냉온욕을 하는 것을 보며 그는 그렇게도 냉온욕이 하고 싶었다고 했다. 하루는 냉온욕을 하고 오더니 너무 기분이 좋은 듯, "냉온욕은 하루에 한 번만 해야 하느냐"고 물었다. 그래서 "더 해도 되지만 그러려면 혼자 스스로 물 받아서 해야 하는데 귀찮지 않겠느냐"했더니, "그런 것은 걱정 말라"며 저녁 무렵 쉬는 시간에 몇 명의 환우들과 마음을 모아 한 번을 더 하였다.

이렇게 해서 한 달이 다시 흐르고 두 달이 조금 못 미쳤을 때, 그는 병원에 다녀온다며 나가더니 웃음꽃이 가득한 얼굴로 딸기를 한 광주리 들고 들어왔다. 간염이 완치되었다는 것이었다. 그래서 그는 한 달 빨리 되돌아갔다. 그리고 얼마 뒤 반가운 얼굴로 찾아와서는 '안성에 놀고 있는 땅이 있는데, 연수원을 지어드릴 테니 가족에게 탈이 나지 않도록 돌보아 달라'고 하였다. 듣던 중 너무 반가운 말이어서 기다렸는데, 막상 그 약속을 지키려하니 부담이 되었던지 그 뒤로 소식이 없었다.

그러나 은혜를 갚겠다는 그 마음가짐만은 지금까지 그 어떤 환우보다도 컸던 것을 잊지 않는다.

6. 암으로 한쪽 허파와 젖을 잃은 젖암환우 이야기

이제 한창 행복이 무엇인지 알 수 있을 서른 남짓의 젊은 나이에 그녀는 양팔에 주사를 몇 개씩이나 꼽고, 들것에 실려 산소 호흡기까지 하고서 얼굴도 제대로 알아볼 수 없는 모습으로 그렇게 나를 찾아왔다. 사랑지기 연수원을 찾은 거의 모든 환우들이 죽음을 눈앞에 둔 환우들이었기 때문에, 늘 새로운 환우를 만날 때마다 가슴 저미는 연민을 느끼지 않을 수 없었지만 젊은 그 환우는 마음을 더 아프게 했다. 그 환우의 말대로 자신은 차라리 죽는 것만 못한, 그런 목숨을 붙들고 있었던 것이다.

그때까지 목숨을 붙들고 있는 것만 하더라도 믿기지 않을 그런 환우였다. 그녀의 오른쪽 가슴은 암세포가 모두 갉아먹어 숯과 같이 검게되어 있었고, 오른 쪽 허파도 암에게 억눌려 허파의 구실을 거의 할 수 없는 사람이었다. 이런 몸으로 살아있는 것만 해도 놀라웠는데 여기서 그치지 않았다. 왼쪽 젖 또한 이미 주먹크기의 암 덩어리가 자리하고 있어서 젖이 배까지 늘어져 있었다. 게다가 왼쪽 허파도 이미 암세포가 넓게 퍼져 있어서, 남은 한쪽 허파 마저 구실을 거의 하지 못하고 있었다.

이 때문에 그녀는 들어올 때 산소 호흡기를 하고 있었으며, 양쪽 팔에는 아픔멎이약을 비롯해 몇 개의 주사를 꽂고 들것에 실린 채 응급차로 실려 왔었다. 그 환우의 얼굴을 보니 아직 밝은 빛이 남아 있는 것 같았다. 그렇게 한 시간 남짓 암의 특성과 그에 따른 길을 알려주고 다시 환우의 얼굴을 보았더니, 산소호흡기 너머로 희미하나마 밝은 웃음이 번지고 있음을 느낄 수 있었다.

주사와 산소 호흡기를 떼어내는 것이 암을 억누르는 길이었지만 워낙 병이 깊어 망설였다. 그러다가 '이왕 죽을 바에야 한 번 해보자. 해 보지 않고, 보내고 나서 서로가 후회할 바엔 생각대로 한 번 해보는 거야'라는 생각에 과감하게 다 빼내버렸다. 가족들은 "산소호흡기를 빼면 당장 죽을 것이라"며 발을 동동 굴렀다. 그래서 "이렇게 살면 얼마나 살겠느냐? 내가 봐서는 길어야 겨우 한 달이다. 운이 좋아 한 해를 더 산다고 할지라도 이렇게 한두 해를 산다는 것이 무슨 의미가 있겠는가? 가족들도 못할 일이지만, 환우 스스로도 그것을 바라지 않을 것이다. 환우나 가족들은 어떻게 생각할지 모르지만, 이왕 죽을 바에야 이렇게 사느니 여기서 죽는 것이 낫다. 자연의학을 꾸준히 따르면서 모든 힘을 쏟는다면 한 달 남짓은 이보다 나은 삶을 살다갈 것이다. 이런 환우는 오래 사는 것이 좋은 것이 아니라, 단 하루를 살아도 사람답게 살다가야 한다. 나를 믿고, 아니 자연의학을 믿고 따라 달라"고 했다. 이렇게 실랑이를 벌이는 동안 환우는 숨이 넘어갈듯 말듯하며 거의 숨을 쉬지 못하고 있었다.

그때 마음 한 구석에는 '이러다가 죽으면 어쩌지?'하는 생각과, '그렇다고 해보지도 않고 보내도 서로가 후회할 텐데' 하는 생각이 엇갈리고 있었다. 한 시간 남짓 지나자 숨소리가 조금씩 가라앉는 것을 느낄 수 있었다. 그 한 시간이 어찌 그리 길게 느껴지던지 마음속에서 '이거다!'하는 소리가 절로 나왔다. 그때서야 비로소 '잘 했구나!'하는 생각이 들어 마음을 놓을 수 있었다.

요즘 이런 환우를 맡긴다면 아마도 결코 받지 못할 것 같다. 이제 생각해도 오로지 한 길, '어떻게 해서든지 살려야 한다.'는 그 생각한 가지만으로 죽어 가는 환우들과 함께 했던 때가 아니었나 싶다. 그러나 이런 마음 다 바치고도 두어 번에 걸친 덤터기를 쓴 뒤부터는, 다시는 목숨까지 걸고 사람을 살리겠다는 어리석은 생각은 하지 않게 되었다. 요즘은 도움을 주고도 덤터기를 쓸 수 있는 사람이라 생각될 때는 그때와 같은 마음은 주지 않고 있다. 주었던 마음을 다시 거둬들이는 것도 쉽지 않은 일이지만, 마음을 준 사람에게서 덤터기를 쓸 때면 다른 환우들에 돌아갈 수 있는 나의 마음까지 닫을 수 있기 때문이다.

달덩이처럼 부었던 그녀의 몸은 밥 굶기를 하면서부터 조금씩 빠지는가 싶더니, 이레가 지나자 '이제 이 만큼이면 되었다' 싶을 만큼 부은 것이 모두 빠졌다. 놀랍게도 그녀는 사나흘 째부터 벽에 기대고 앉을 만큼 빠르게 좋아졌으며, 이레가 지나자 도우미의 부축을 받으며 화장실과 욕실을 다니게 되었다. 그러나 그때까지도 그녀는 아직 교육을 받지는 못했다.

열흘 남짓 지났을 무렵 강의를 하고 있는데, 창문 밖에서 안쪽을 엿보고 있는 그녀의 모습을 볼 수 있었다. 도우미의 부축을 받고 있긴 했지만 말이 부축을 받는 것이지, 마음만 먹는다면 얼마든지 스스로 짧은 거리는 걸을 수 있을 것처럼 보였다. 당시 연수원은 조금 나루 곁의 문 닫은 배움터를 쓰고 있었기 때문에, 배움 방에서 봐도 골마루의 모습이 조금은 보였다. 가르치는 것을 멈추고 밖으로 나가 겸연쩍은 듯 머리를 긁고 있는 그녀에게 '들어오라'고 하였다. 그녀가 안으로 들어오자 도우미에게 그녀를 붙잡은 손을 놓으라고 하였다. 잠시 조금 흔들리는 것 같더니 힘을 얻은 듯 그대로 서 있었다.

그 때 배움 방 안에서는 우레와 같은 외침과 함께 박수가 터져 나왔다. 어찌나 가슴이 찡하던지 누가 먼저랄 것이 없이 안에 있던 사람들 눈에서는 눈물이 흘러나왔고 엉엉 소리 내어 우는 사람도 있었다. 지금이야 나를 찾는 환우들이 이런 사람도 있고 저런 사람도 있지만, 그때는 모두가 죽음을 눈앞에 두고 찾은 사람들인지라 남의 일 같지 않아서 그랬던 것 같다.

참으로 참기 힘든 하루하루였을 것인데도, 가끔씩 보여주는 해맑은 웃음은 먹구름 사이로 언뜻언뜻 비치는 한 줄기 햇빛과 같았으며, 사막의 불볕더위 속에서 목마른 사람들의 목을 적셔주는 오아시스와 같은 그런 웃음이었다. 요즘도 그녀의 그 웃는 얼굴을 잊지 못한다.

이미 돌이킬 수 없을 만큼 깊었기 때문에 '완치'라는 낱말은 생각할 수조차 없는 그녀였다. 그래서 더는 크게 좋아지리라고는 생각지도 않았나 보다. 하지만 처음 들어왔을 때와 견주면 수련원에서의 삶은 그녀에게 있어서 하늘나라와 같은 삶으로 느껴졌을 것이다. 그렇게 두 달 남짓을 수련원에서 살다가, 그녀는 더는 좋아지지도 않고 더 나빠지지도 않자 집으로 돌아갔다.

돌아간 뒤에도 가끔씩 연락이 왔는데 말소리를 들을 때마다 얼마나 반가웠는지 모른다. 비록 양쪽 허파가 다 망가져서 고운 목소리는 아니었지만, 그 목소리는 하늘의 울림 같았다.

7. 15살 뇌암 말기 아이가 얻는 새 삶의 길

얼마 앞까지만 해도 암이라고 하면 어른이나 걸리는 병쯤으로 알았다. 그것도 나이가 쉰은 넘어야 걸리는 병쯤으로 말이다. 그런데 인간의 끝없는 이기심과 탐욕이 스스로를 파멸의 구렁텅이로 밀어넣어, 이제는 아이들까지도 암의 으름장 속에 떨게 되었다.

몇 해 앞서 중학교 2학년 아이가 뇌암 말기로 찾아왔다. 서울의 G의료원에서 수술불가 판정, S의료원에서 수술은 할 수 있으나 모두 없앨 수는 없어 바로 다시 자란다는 판정을 받은 상태였다. 다시 말해 자연의학을 믿어서 찾아온 것이 아니라 병원으로부터 버림받아서 온 것이었다.

그래서 그런지 뇌압을 낮추는 약인 '만니톨'을 단 하루라도 먹지 않으면, 간질과 같은 발작을 일으키거나 넋을 잃을 만큼 좋지 않은 모습이었다. 그래서 들어오자마자 곧바로 밥 굶기를 시키면서, 병의 뿌리 가운데 하나가 발의 탈이라고 보고, 발의 부채꼴운동, 상하운동, 무릎아래찜질에 힘쓰도록 하였다.

이와 함께 뇌를 지키고 뇌세포를 되살리려고 감잎을 되도록 많이 먹게 하고, 뇌로 나쁜 가스가 들어가지 못하도록 풍욕을 많이 하게 했다. 또 뇌압을 떨어뜨리려고 된장찜질과 관장을 시키는 한편, 머리뼈로 덮여있기 때문에 그다지 토란고약의 힘이 미치지 못할 것이라고 생각됐지만 그래도 길을 찾아야 한다는 생각에서, 잠을 잘 때면 암세포가 있는 곳에 토란고약을 붙이도록 하였다.

아이들은 좋은 세포와 마찬가지로 암세포도 빨리 자라기 때문에 느슨하게 했다가는 다음에 어떤 일이 벌어질지 몰라 모든 힘을 쏟게 하였다. 이렇듯 여러 가지 자연요법에 힘을 쏟자 들어올 때는 하루도 뇌압을 떨어뜨리는 약을 쓰지 않으면 견딜 수 없었는데, 수련원을 나갈 때까지 한 달 동안 겨우 두 번만 약을 먹었을 만큼 몰라보게 좋아졌다.

이렇게 해서 한 달 동안 모든 힘을 쏟아 수련을 하고 돌아갔는데 어이없는 일이 벌어졌다. 아이의 아버지가 들려준 말이 병원에서 검진을 받았더니 '뇌암이 아닌 뇌수종인데 잘못 진단한 것 같다'며 수술로 물주머니(수종)의 고인 물을 뽑아내고 좋아졌다는 것이었다. 어떻게 우리나라에서 둘째가라면 서러운 으뜸가는 병원에서, 그것도 두 군데에서 한꺼번에 잘못된 진단이 있을 수 있을까? 그나마 암덩어리가 작았다면 으뜸가는 병원이라도 워낙 잘못된 진단이 많으니 그럴 수 있다고 치더라도 물주머니를 뇌암 말기로 잘못 진단할 수 있다는 것이 있을 수 있는 일인가?

아무리 엉터리 병원이라도 그럴 수는 없을 것이며, 두 병원 모두 잘못된 진단이었다면 스스로 누워서 침 뱉는 꼴이 아닐 수 없을 것이다. 물주머니를 뇌암 말기로 잘못 진단했다면 어떻게 그들을 믿고 진단을 받을 수가 있겠는가? 그것은 자연의학으로 좋아졌다는 것을 믿지 못하게 하려다 스스로의 발등을 찍는 어리석음이 아니고는 있을 수 없는 짓이다.

그래서 그 아버지에게 수련원에 오기 전에 찍은 사진과, 잘못된 진단이었다고 했을 때 찍은 사진을 가져오라고 하였다. 꼼꼼히 살펴보니 두 사진 사이에는 잘 살펴보면 암을 아는 사람이라면 누구나 알 수 있을 만큼 달랐다. 처음 들어올 때 가져온 사진을 보니 크기는 비슷했지만 날카로운 돌기 같은 것이 뇌 속으로 여러 군데 파고 들어가며 힘차게 뻗어나가고 있는 모습이었다. 그러나 잘못된 진단이었다고 했을 때의 사진은 날카로운 뿌리가 없어지고 누군가에게 밀려들어온 것과 같은 뭉툭하고 둥그스름한 모습이었다

몇 해가 흐르고 대학에 가려한다며 밥 굶기를 하러왔다. 마음 한 구석에 아쉬움과 안타까움으로 남아있던 그 아이의 생각은 그렇게 해서 달랠 수 있었다. 하마터면 젊음이 무엇인지도 모른 채 우리 곁을 떠날 뻔했던 그 아이가, 이제 대학생이 되었다. 이 나라를 이끌 든든한 디딤돌이 되어줄 그 아이를 생각하며 이 글을 맺는다.

8. 갑상선암 환우의 자연의학 사랑 이야기

천안에서 갑상선암에 걸린 사람이 몸도 가누기 힘든 모습으로 찾아왔다. 어찌 왔나 싶을 만큼 몸을 가누지도 못하였다. 그 때는 암과 같은 깊은 병을 가진 사람들이 아니라 그냥 들풀을 배우는 사람들이

모일 때였다. 다시 말해 병이 없거나 있더라도 그다지 깊지 않은 사람들이 들풀을 배우고 그것으로 효소를 만들어 보는 그런 강좌였다. 그래서 그 환우가 함께한 것은 모두를 놀라게 하였다.

암은 수술로는 이기기 힘들다는 것은 독일과 같은 의료선진국에서 더 잘 알려져 있다. 그래서 수술을 하지 않고 암을 죽여보고자 항암제가 나타나게 된 것이 아니겠는가? 수술을 꼭 해야 할 때라도 되도록 작게 잘라내어 좋은 세포를 덜 다치게 하여야 한다. 그러나 우리는 어떠한가? 그렇지 않은 의사도 있겠지만 그러나 안타깝게도 거의 모든 의사들은 암이 있는 곳보다 훨씬 더 많이 도려내 버린다. 자신이 없기 때문이다. 그런 엉터리 수술을 하고 나서도 한결같이 하는 말이 있다. "수술이 잘 되었다"는 말이 그것이다. 무엇이 잘 되었다는 말인가 묻고 싶다.

그녀도 그랬다. 한쪽 갑상선에만 암이 자라고 있어 수술을 하더라도 한 쪽 갑상선만 잘라내야 했다. 그런데 담당의사는 말도 안 되는 토를 달아 두 쪽을 모두 잘라내 버렸다. 그 한 순간의 잘못이 그 환우의 운명을 깊은 수렁으로 몰아넣고 말았다. 그는 "이왕 수술할 바에야 두 쪽 다 잘라내 버리면 수술비를 아낄 수 있으니 다 잘라내 버리자"고 하였다 한다. 이런 사람을 어찌 의사라 하겠는가? 그런데도 이런 운명파괴자를 의사라고 믿고 따르는 이가 오늘도 줄을 잇고 있을 터이니 어찌하랴?

갑상선은 잘라내도 되는 쓸모없는 살덩이가 아니다. 갑상선이야말로 우리 몸이 힘차게 살아갈 수 있게 하는데 없어서는 안 될 아주 값진 틀(기관)이다. 어쩔 수 없이 잘라내야 하는 때라도 지나치게 많이 잘라내서는 안 된다. 갑상선은 두 쪽이라서 한 쪽을 잘라내도 자연의학을 늘 가까이하면 살아가는데 그다지 어려움을 겪지는 않는다. 그러나 두 쪽을 다 잘라내 버리면 삶은 아주 달라진다.

갑상선은 자람(성장)과 신진대사를 다스리는 갑상선 호르몬을 내보내는 곳이다. 갑상선을 잘라내 버리면 신진대사에 탈이나 힘을 잃고 거의 움직일 수조차 없게 되며, 빨리 늙게 되어 제대로 된 삶을 살 수 없게 된다. 여기에 그치지 않고 "호르몬제를 맞으면 그런대로 살 수 있으니 괜찮다"는 말도 안 되는 소리를 한다. 입에서 나온다고 다 말은 아니다. 남의 인생을 송두리째 구렁텅이로 몰아넣고서도 미안해하기는커녕 한 줌도 안 되는 의료상식으로 우롱하려는 짓은 환우를 두 번 죽이는 것과 다를 바 없다.

그랬다. 그 환우를 처음 만났을 때는 삶이 너무나 고달파보였다. 늘 지쳐있었기 때문에 천안에서 홍성까지 겨우 한 시간 반 밖에 안 되는 거리를 승용차에 앉아서 왔음에도 서 있을 기운도 없어 자리에 쓰러지듯 누웠다. 그런데 사람이란 마음만 먹으면 못할 게 없나보다. 그토록 엉망이 된 몸으로 단 한 시간의 강의를 듣고도 얼굴빛이 달라졌다. 그러더니 다음날은 언제 그랬냐 싶게 한 시간이 넘는 강의를 앉아서 듣고 하루 일곱 번 넘는 풍욕까지 따라서 했다. 그 다음 날은 약수 냉온욕을 그리고 마지막 날은 들풀을 배우는 곳까지 따라나섰다.

그러나 그 무엇보다 놀라운 것은 되돌아가는 날 일어난 일이었다. 그녀는 바쁜 남편을 오라고 하기 미안하다며 대중교통으로 천안으로 되돌아갔다. 승용차로도 오기 힘들었던 그 길을 말이다. 그것도 겨우 나흘 뒤 대중교통으로 되돌아가겠다니 이야말로 놀랄 일이 아니겠는가?

그녀가 함께한 것은 열흘 동안 이루어진 해독수련과정이 아니라 나흘 동안 이루어지는 들풀기행이었던 것이다. 지아비가 건축업을 해서 오래 집을 비울 수 없었던 것이다. 그래도 그렇지 그런 몸으로 어떻게 가족의 뒷바라지를 했을까? 하는 생각이 들자 짠한 마음이 들었다.

그녀와의 만남이 있은 지 다섯 해가 지난 요즘 그녀는 말한다. "원장님만 있으면 걱정 없어요. 죽겠으면 원장님만 찾아가면 되는데요 뭐. 그래서 호르몬제 안 먹고 있어요. 정 힘들 때면 반쪽을 먹는데요. 그렇다고 별로 달라지는 것은 없어요."하면서 해맑게 웃는다.

그래서 이 길이 좋다. 단 한 사람의 목숨이라도 건질 수 있다면 나야말로 살만하지 아니하겠는가!

9. 콩팥암, 허파암, 뇌암 말기 환우의 되찾은 빛

우리 사랑지기는 여느 민간요법 모임과는 크게 다르다. 다른 민간요법 모임은 거의가 민간요법을 좋아하는 사람들이나 민간요법으로 살아가는 사람들이다. 그러나 사랑지기는 9천이 넘는 가족 가운데 천 명 남짓이 의사나 간호사, 약사, 한의사, 교수, 양호교사와 같은 제도권 의료인들이다.

그 까닭은 많겠지만 자연의학의 과학성과 합리성 때문이다. 민간요법은 겪은 일만 생각하는 아주 깊이가 얕고 비과학적이지만 자연의학은 과학적이고 합리적인 바탕 위에 이론을 검증할 본보기(체험수기)가 뒷받침된다. 현대의학이나 한의학을 전공한 제도권의료인들이라도 자연의학의 놀라움에 거스를 수 없게 되니 어찌 가족이 되지 않을 수 있겠는가!

그래서 그런지 해독수련에 들어온 수련생들 거의가 흔히 말하는 힘 있는 사람들이다. 대통령후보의 상임고문, 의사, 한의사, 교수들이 해독수련에 함께하고 있는 것만 보아도 그렇다. 그럼에도 시장을 하고 있는 사람의 형이 들어 것은 처음 있는 일이었다.

처음 그 환우를 만났을 때는 짙게 드리워진 죽음의 그림자를 느낄 수 있었다. 그도 그럴 것이 콩팥암에서 허파암과 뇌암으로 퍼져 병원에서 더는 손을 쓰지 못할 만큼 깊어 찾아왔으니 어떠했겠는가? 부부가 함께 들어왔는데 죽음의 그림자가 느껴지는지 아내의 눈에서 눈물이 자꾸 흘렀다. 눈물을 흘리는 것은 좋지 않은 생각을 불어넣을 수 있기 때문에 눈물을 보여서는 안 된다며 막았다. 그 뒤 눈물은 보이지 않았으나 꼭 쓰이는 자연요법까지도 힘들다며 하지 않으려 했다. 돈만 내면 다 알아서 해주는 것으로 알고 들어온 것 같았다.

자연의학은 스스로 하는 의학이다. 현대의학은 모든 것을 의사나 간호사들이 해주고 환자는 그저 따라가면 그만이다. 그러나 자연의학은 스스로 하지 않으면 아무것도 안 된다. 나는 다만 그 길을 알려줄 뿐이다. 그런 쪽에서 그 환우의 아내는 도우미로서는 맞지 않았다. 이미 현대의학의 손을 떠난 다시 말해 현대의학으로부터 버림받은 몸인데다 아내까지 힘써 도우려하지 않으니 큰 바람을 갖기는 힘들었다.

그런데 환우는 달랐다. 뭐랄까? 한 마디로 말하기는 힘들지만 해보겠다는 마음이 있는 것 같아 한 가닥 빛이 보였다. 돈키호테 같다고나 할까? 한번 믿으면 아주 힘써 하는 그런 사람이었다. 그다지 좋아짐을 느끼지 못하는 것 같으면서 그렇게 며칠이 흘렀다. 그런데 뜻하지 않는 일이 일어났다. 들어온 지 사흘 째 되는 아침이었다. 운동실로 나오면서 큰 소리로 "놀라운 일이 벌어졌다."며 웃음이 얼굴 가득 퍼지고 있었다. "무슨 일이냐?"고 물으니 "눈이 밝아졌다"고 하였다. 그 환우는 들어올 때 암 덩어리가 너무 자라 눈의 신경을 누르고 있었기 때문에 눈이 침침했었는데 겨우 사흘 만에 침침하던 눈이 밝아진 것이다. 신경을 누르던 암 덩어리가 줄어들어 눈이 밝아졌나보다. 그러니 놀라워하였나 보다.

해독수련은 조금나루에 있을 때는 석 달 동안 하였지만 이제는 외부강좌를 비롯한 바쁜 나날 때문에 열흘로 줄였다. 그나마도 매달

수련을 하던 것이 벅차 이제는 꼭 살려야 할 사람만 골라 도움을 주고 있다. 하루가 다르게 좋아진 그 환우는 들어올 때의 죽음의 그림자를 생각하지 않아도 될 만큼 다른 사람이 되어 나갔다. 그렇게 한두 달 흐른 뒤 그 환우의 동생이 시장으로 있는 시청에서 연락이 왔다. "시장께서 자신의 형을 살린 자연의학을 꼭 배우고 싶어 할 뿐만 아니라, 시청 전 직원들에게 교육을 받게 하려 한다"며, "만나서 상의 드리고 싶다"기에 서울에서 만나기로 하고 만나기로 한 곳으로 나갔다.

담당과장 한 사람쯤으로 생각하였는데 고위간부 4명과 수행원 한 명까지 나와 있었다. 한 시간 남짓 간략하게 자연의학의 원리와 현 의료실태의 안타까움을 이야기하자, "되도록 빠른 시일 내에 내려와서 시장을 한 번 만나는 것이 좋겠다."며 담당과장부터가 아주 적극적이었다.

쇠뿔도 단김에 빼라는 말이 있듯이 시간이 흐르면 마음이 달라질 수도 있을 것 같아 해독수련이 끝나고 바로 내려갔다. 그런데 가는 날이 장날이라고 하필 그 날이 도청 인사가 있는 날이었다. 안타깝게도 그 일을 추진하던 과장이 다른 곳으로 옮겨 갔다. 그다지 반가운 일은 아니었는데 엎친 데 덮친 격으로 강의가 있던 날은 시청 인사까지 있게 되어 강의에는 시장과 간부들은 함께하지 못하고 일반 직원들만 200~300명이 함께하였다. 인사로 뒤숭숭하여 한 시간의 강좌로 직원들의 마음을 사로잡기 힘들 것이라는 생각과는 달리 아주 좋아했다.

강좌가 끝난 뒤 열린 해독수련에 시청직원 가족 두 명이 함께하였다. 그런 일이 바탕이 되었을까? 이제 자연휴양림과 각급 기관에 자연치유학교가 줄을 잇고 있다. 또 하나의 새로운 이정표가 새겨진 셈이다.

10. 말기 췌장암 환우의 자식사랑이 낳은 기적

췌장암은 완치율이 가장 떨어지는 암 가운데 하나이자, 가장 참기 힘든 아픔이 뒤따른다. 창자와 피를 깨끗하게 하는 의학인 자연의학으로도 낫기가 가장 어려운 암이기도 하다. 췌장암에 있어서 가장 큰 걸림돌은 췌장암이 아니라 참기 힘든 아픔 때문에 스스로 할 수 있는 일이 거의 없다는 것이다. 다시 말해 췌장암이 낫기 어렵게 하는 것이 아니라 참기 힘든 아픔이 이성을 잃게 만들어 자연의학의 길을 접게 만든다는 것이다.

현대의학은 의사에 따라 환자가 살거나 죽는다. 자연의학은 현대의학과는 달리 스스로 배워 스스로 하는 의학이다. 다시 말해 스스로 하지 않으면 아무 것도 할 수 없는 의학이 자연의학이다. 갑상선암이나 젖암, 자궁암과 같은 것들이 자연의학으로 낫기가 쉽지만, 쓸개길 암이나 췌장암처럼 아픔이 매우 큰 암들은 낫기가 힘든 까닭이 여기에 있다.

그래서 이번 글에는 쓸개길 암이나 췌장암은 빼려고 했다. 연수원을 찾는 이들은 말기가 되어야 찾는 이들이 많다. 다른 암에 걸린 사람들은 말기가 되어 찾더라도 아픔이 심하지 않으니 스스로 배워 낫을 수 있지만 췌장암이나 쓸개길 암으로 말기가 되어 찾는 이들은 아픔 때문에 하고 싶어도 할 수 없었기 때문이다.

그렇다. 췌장암이나 쓸개길 암도 아픔만 이겨낼 수 있다면 길은 있다. 다만 걸림돌이 되는 것은 아픔이 적은 사람은 연수원에 오려는 사람이 거의 없다는 데 있다. 그녀도 그랬다. 아픔으로 참을 수 없을 때가 되어서야 왔다. 그것도 병원으로부터 버림받고서야 말이다. 그러나 그녀는 달랐다. 참기 힘든 아픔 속에서도 살려고 발버둥쳤다. 췌장암에 걸린 사람들은 거의가 아픔에 무릎을 꿇고 아픔멎이약을 썼지만 그녀는 이를 부득부득 갈면서도 아픔멎이약을 쓰지 않고 견뎌냈다.

그녀를 처음 만났을 때 그녀는 고3 수험생을 둔 엄마라는 사실이 믿기지 않을 만큼 고왔다. 원주가 고향이라는 그녀는 간절한 바람이 있었다. "우리 아이 대학가는 것이라도 보고 죽게 해주세요!" 그녀가 나를 만나 처음 부탁한 한 마디였다.

바람이 사무친 사람과 그렇지 않은 사람은 그 끝이 크게 다르다. 그 앞에 부산에서 췌장암 환우가 들어왔다. 몸집이 크고 다부진 사람이었으며 아픔도 그다지 크지 않아 얼마든지 이겨낼 수 있을 것 같았다. 그러나 생각과는 달리 아프면 "아파서 쉬겠다."고 하고, 아픔이 없으면 "아픔이 없으니 이럴 때 쉬지 않으면 언제 쉬겠냐?"면서 도무지 낫고자 하는 마음을 찾아볼 수 없었다. 그래도 자연의학은 그 환우라고 비켜가지 않았다. 단 이레 만에 아픔이 몰라보게 줄어든 것이다. 또한 그 환우는 들어올 때 변비약을 먹지 않으면 똥을 눌 수 없을 만큼 변비가 매우 심하였다. 그러나 그러한 변비조차 사흘이 안 되어 눈 녹듯이 사라졌다. 그 환우의 행운은 거기까지였다.

아니나 다를까? 연수원에서 그렇게 아픔도 줄어들고 똥도 놀랄 만큼 수월하게 보던 그 환우는 되돌아간 뒤로 더 게을리 하여 아픔이 다시 심해지고 말았다. 아픔을 이겨낼 의욕도 의지도 없는 그는 자연의학으로 이겨낼 수 있었던 그 소중한 기회를 스스로 박차버린 몇 안 되는 췌장암 환우로 기억될 것 같다.

그녀는 크게 달랐다. 부산의 그 환우와는 달리 살고자 하는 마음이 그 어떤 환우보다 컸다. 그래서 그런지 나보다 세 살이 위인데도 오빠처럼 스승처럼 그렇게 따랐다. 귀찮을 만큼 내 그림자가 되어 따라 다녔다. 물론 내가 시키는 것은 죽으라면 죽는 시늉까지 할 만큼 마음을 다하였다.

마음을 다하면 하늘을 움직인다던가!
열흘쯤 지났을 때였을까? 자신의 가슴 밑을 좀 만져보라며 얼굴 가득 웃음을 머금고 다가왔다. 불룩하던 자리가 놀랍게도 사라진 것이었다. 그와 함께 아픔도 몰라보게 줄어들었다고 했다. 보름이 지나고 한 달이 지나면서 그 고운 얼굴에는 단 한 번도 웃음이 사라지지 않았다. 곱던 얼굴에 아픔으로 일그러진 모습은 그렇게 사라지게 되었던 것이다.

마음이 다급해서였을까, 아니면 아들사랑 때문이었을까, 석 달의 수련을 다 마치지 못한 그녀는 한 달 보름이 조금 넘은 어느 날 울먹이며 "죄송하다"는 말을 남기고 그렇게 떠났다. 그러고 몇 달이 흘렀을까. "원장님, 우리 아들 대학에 합격했어요!"라며 기쁨에 들뜬 소식을 알려왔다. 그 한 마디를 듣고서야 마음에 무거운 짐을 덜 수 있었다. 지극한 아들사랑은 '바람'이 되어 암을 이겨내는데 큰 힘이 되겠지만, 한 편으론 그 아이를 위해 밤낮으로 뒷바라지에 마음을 쓰다보면 몸이 견뎌내질 못할 것 같은 걱정이 앞섰기 때문이다.

일곱 해가 지난 이제 글을 쓰자니 그녀와의 아름다운 인연이 다시금 떠오른다.

11. 손도 못 쓰는 말기 간암 환우가 흘린 뉘우침의 눈물

한서대학교 자연의학 수양관을 접고 홍성에 있는 '수억골'에 연수원을 옮기게 되었다. 이사 온지 얼마 안 돼 한 간암말기 환우가 찾아왔다. 그 환우는 방송통신대학교에서 나의 강의를 들은 사람의 소개로 오게 된 환우였다.

이 환우는 암 수치인 알파태아단백(alpha-feto protein 또는 AFP)의 수치가 10만을 넘어가고 있었다. GPT, GOT와 같은 간을 보여주는 모든 수치가 더없이 나빠서 현대의학으로는 이미 손을 쓸 수가 없는 그런 환우였다. 그렇게 갑자기 나빠진 까닭을 물으니 '간 청소' 때문이라고 했다. 열 해 남짓 간염을 알아오다 이웃사람의 말을 듣고 문 닫은 배움터에서 한의원을 하는 곳에 찾아가 '간 청소'를 받았다 한다. '간 청소'를 하고나니 몸이 가뿐해져 보름 뒤에 다시 '간 청소'를 하였다. 그런데 두 번째 '간 청소'를 받은 뒤부터 갑자기 황달이 오고 기운이 떨어지면서 지친 몸으로 몇 주 뒤에 도저히 견디기 힘들어 병원에 가보니 뜻밖에도 '간경화'라는 말을 듣게 되었다.

병원치료를 받자 조금 좋아지는 것 같더니 다시 되돌아갔다. 담당 의사는 "간경화는 약물치료밖에 달리 길이 없다."며 "평생 약을 먹어야 한다."고 했나보다. 그렇게 몇 개월이 지났을 무렵 황달이 더 깊어지고 지친 몸을 가누기 힘들어 정밀검진을 받았다. 그 결과 '말기 간암'이라는 맑은 하늘에 날벼락과 같은 말을 들어야했다. 뿐만 아니라 현대의학으로는 낫을 수 없다는 말까지 들어야 했다.

두세 시간에 걸쳐서 암의 특성과 그에 따른 길을 일러준 뒤, "가르쳐 준 대로 집에서 힘써 하면 좋아질 것이."라고 몇 번이고 단단히 다짐시킨 뒤 집으로 되돌려 보냈다. 요즘이야 황토방과 운동실, 냉온욕실도 갖추어져 있어서 환우들을 받아들일 수가 있지만, 그 때까지만 해도 환우들이 묵어갈 방조차 없었기에 그 환우를 곁에 두고 도움을 줄 수가 없었기 때문이다.

그로부터 한 달쯤이 지났을 무렵 약간은 들뜬 목소리로 그에게서 연락이 왔다. 놀랍게도 AFP수치를 뺀 모든 수치가 정상으로 되돌아왔으며 암 덩어리도 크게 줄었다고 하였다. 바로 검사결과를 가져오게 해서 살펴보았더니 AFP수치도 160,000을 웃돌던 것이 30.6으로 크게 떨어져 있었다. 그리고 GPT, GOT를 비롯한 검사항목 모두가 정상수치로 되돌아와 있었다.

기뻐하기보다는 걱정부터 앞섰다. 수치에 지나치게 마음을 주면 암을 얕잡아보고 처음 가졌던 마음을 잃게 될 수 있기 때문이었다. 나와 같이 있다면 걱정할 것이 없었지만 나의 눈밖에 있었기 때문에 마음이 놓이지 않았던 것이다. 그래서 '좋아지게 되어 좋기는 하지만 수치는 수치일 뿐 큰 뜻은 없다. 이럴 때일수록 마음을 다잡고 암이 모두 없어질 때까지 흔들림 없이 밀고 나가야 한다. 처음 가졌던 마음을 잃으면 당신은 되돌아오지 못할 길로 빠질 수 있음을 잊어서는 안 된다.'라고 말하면서 처음 가졌던 마음을 잊지 않겠다는 다짐을 몇 차례나 받았다.

걱정과는 달리 그는 자연요법에 힘을 쏟았다. 그리고 다시 한 달이 지난 뒤 정기검진을 받으러갔던 그 환우에게서 들뜬 목소리로 전화가 왔다. '암 수치(AFP)까지 정상으로 나왔으며 암 덩어리가 없어졌다.'는 것이었다. 생각은 했었지만 너무 빨리 좋아져 기쁘기는 하지만 마음이 놓이지 않아 조심스레 말을 꺼냈다.

'참으로 기쁜 일인데 왜 이리 마음이 놓이지 않은지 모르겠다. 암 수치가 정상으로 돌아왔다는 것은 암의 움직임이 멈추는 것을 뜻한다. 항암제나 방사선을 쓰지 않고 정상으로 돌아왔으니, 조금만 힘써 밀고 나가면 암과의 싸움이 의외로 빨리 끝날 것 같다. 이제부터 마음을 다잡고 여섯 달만 이제까지처럼 밀고 나가길 바란다. 암 수치가 정상으로 돌아오고, 암 덩어리가 컴퓨터단층촬영(CT)에서 사라졌다고 해서 암 세포 자체가 없어진 것은 아니니 결코 마음을 놓아서는 안 된다. 여기서 마음을 놓으면 그야말로 공든 탑이 무너지는 것은 초읽기와 같다'며 처음 가졌던 마음을 잃지 말라고 힘주어 말했다.

하지만 그는 그가 대표이사로 있던 농협주유소에 나가 일을 하다가 나에게 들통이 났다. 그 뿐만 아니라 '풍욕을 하면 가스가 차는 것 같다'며 풍욕도 하지 않는 것을 비롯해, 암과의 싸움이 모두 끝난 사람 같았다. 이러한 걱정은 끝내 일을 내고 말았다. 겨우 두 달도 안 돼 다시 병원을 찾기 시작하더니, 도무지 납득할 수 없는 까닭을 내세워 그만 '색전술'을 하고 만 것이다. 그의 말에 따르면 '다시는 암세포가 만들어지지 못하도록, 암 덩어리가 있었던 곳에 색전술을 하자'는 병원의 말대로 색전술을 했다는 것이었다.

'아뿔싸 한 발 늦었구나!'하는 생각이 들었지만 엎질러진 물이었다. 아니나 다를까 한 동안 소식이 끊겼던 그 환우로부터 세 달 남짓 지나 연락이 왔다. '색전술을 한 곳에 처음 나타났던 것보다 더 큰 암 덩어리가 나타났는데 어찌하면 좋을지 모르겠다.'는 말이었다. 그래서 '다시 도진 암은 용수철을 눌러놓았던 것과 같아서 처음 나타났을 때보다 더 힘을 쏟지 않으면 나을 수 없다. 당장 모든 것을 그만두고 암과의 싸움에 모든 힘을 쏟아야 한다.'고 힘주어 말했다. 그러나 한 번 편한 길에 맛들인 그 환우는 나의 말대로 하는 것이 힘들고 귀찮다고 생각했는지, 이번에도 병원의 말에 따라 더 넓은 곳에 색전술을 하였으며, 그것이 잘못되자 중국에 건너가 간을 바꾸고 돌아왔다.

무서운 암으로부터 벗어날 수 있었던 길을 스스로 버린 그는 뒤늦게 때늦은 눈물을 흘리며 다시는 되돌아오지 못할 길로 떠나고 말았다. 참으로 생각하면 생각할수록 너무나 안타깝고 서글픈 일이었다. 그러나 어떻게 하겠는가. 그 또한 자기 복인 것을 말이다.

12. 뇌암으로 접게 된 젊음의 나래

뇌암은 암 덩어리가 무서운 것이 아니라 덮게 뼈로 이루어진 좁은 틀이 걸림돌이 되는 때가 많다. 간암이나 밥통암처럼 언저리가 넓은 때에는 암 덩어리의 크기는 그다지 걸림돌이 되지는 않는다. 그러나 뇌암은 다르다. 단단한 머리뼈가 뇌를 감싸고 있기 때문에 암이 커지면 암이 어느 곳에 있느냐에 따라 여러 가지 큰 걸림돌이 생긴다. 작은 뇌 쪽에 있을 때는 평형중추를 누르게 되어 균형감각을 잃고 쓰러지게 되며, 숨골(연수) 쪽에 자리하면 염통이 뛰는 것이나 숨쉬기와 같은 일을 다스리는 숨골을 건드리게 되어 죽음에 이르게 되고, 눈의 신경 언저리에 자리하면 눈이 침침해지거나 눈이 멀게 된다.

마음이 고운 젊은이가 간암말기로 찾아왔다. 거의가 그렇듯이 그도 병원으로부터 버림받고서야 찾아왔다. 그런 그가 단 열흘 만에 놀랄 만큼 좋아져서 되돌아갔다. 앞서 말했듯이 무안에 있을 때는 석 달 동안의 해독수련이 주어졌지만, 이제는 외부강연과 같은 일들로 짬이 거의 없어 열흘도 쉽게 내기 힘들었다. 그래서 그도 열흘의 수련을 마치고 돌아가야 했다.

걸림돌은 그 다음이었다. 집에 돌아간 그는 두 달도 안 되어 나와의 약속을 저버리고 일터에 다시 나갔다. 나갈 때 그는 나에게 한 해 동안은 결코 다른 생각하지 않고 병을 이기는데 힘을 쏟겠다고 다짐했었다. 그런 그가 몸이 놀랄 만큼 좋아지자 딴 생각을 품게 된 것이었다. 간은 다른 것과 달라서 죽음이 눈앞에 다가올 때까지 모르는 때가 많다. 그도 그랬다. 몸속에 죽음을 부르는 암 덩어리가 그의 목숨 줄을 갉아먹고 있음에도, 몸이 놀랄 만큼 좋아져서 되돌아갔기 때문에 다 나은 것처럼 생각하였던 것이다.

한 해 동안만 다른 것 생각하지 말고 모든 힘을 쏟으라는 것은 가장 짧은 동안일 때가 많다. 왜냐하면 암이 없어질 때까지 혼자서 수련을 하라고 하면 지레 겁을 먹고 딴 생각을 하는 사람이 많기 때문이다. 그도 마찬가지였다. 그러나 그 짧은 바람조차 그의 마음에서 받아들일 틈이 없었나 보다. 영화 같은 것을 보노라면 "나 버리고 떠났으면 잘 살아야 할 거 아냐. 그런데 그 꼴이 뭐야"라는 말이 나오는 것을 가끔씩 볼 수 있다. 그를 향한 나의 바람도 그랬다. "이왕 다시 일을 할 바엔 하던 일도 잘하고 튼튼하게 살 것이지 죽긴 왜 죽어"라는 푸념 말이다.

일을 다시 해서는 안 된다는 나의 말에도 일터에 다시 나간 그는 단 한 달도 버티지 못하고 쓰러지고 말았다. 일터에 돌아간 지 보름쯤 지났을 때였다. 갑자기 그로부터 힘이 빠진 목소리로 전화가 왔다. 갑자기 머리가 깨질듯이 아프다는 것이었다. 아무래도 큰 탈이 난 것 같아 병원에 가서 진단을 받아보게 했다.

며칠 뒤 "뇌암이 나타났지만 수술이 어려워 방사선으로 태워 죽이자고 한다."며, "의사가 시키는 대로 하고 싶다"고 하였다. "뇌암은 창자를 다스려야 하니 당장 모든 일을 접고 다시 들어오라."고 하였으나 끝내 방사선치료를 하고 말았다. 그로부터 사흘쯤 지났을 무렵 아내로부터 안타까운 말을 들었다. 방사선을 두 번째 쏘이다 죽고 말았다는 것이었다.

도저히 받아들일 수 없는 며칠 동안의 일들을 떨쳐버릴 수 없어 다른 일에 힘을 쏟을 수가 없었다. 왜 쉬운 길을 두고 죽음의 길로 들어갔을까? 어떻게 두세 달 앞에도 보이지 않았던 뇌 속의 암 덩어리를 태워 죽인다며 사람의 목숨까지 잃게 만들었을까? 하는 그런 물음들 때문이었다.

그가 나를 처음 찾아왔을 때 놀라우리만치 삶에 대한 집착과 두려움이 컸다. 누구라도 "고칠 수 있느냐?"거나 "살 수 있느냐?"는 물음은 던지게 마련이지만 그는 더 그랬다. 죽음의 그림자를 보는 듯했다. 어느 날인가는 "저승사자를 보았다"며 잔뜩 겁을 먹은 얼굴로 "원장님 시키는 대로 하면 살 수 있느냐?"는 말을 하였다. 그런 그도 하루가 다르게 좋아지자 나갈 때가 가까워졌을 때는 같이 수련하는 다른 환우들과 말도 많이 하고 얼굴도 밝아지는가 싶더니 기수 회장까지 맡으며 다른 사람이 되어 갔다. 그렇게 그는 살 수 있다는 꿈을 갖고 집으로 되돌아갔던 것이다.

그런 그가 한 때의 잘못으로 다시는 돌아오지 못할 길로 떠나버렸다는 것은 마음 속의 돈을 버리지 못하고 죽음의 길로 걸어들어 가고 있는 수많은 이 땅의 암 환우들에게 본보기로 남을 것 같아 이 글을 남긴다.

이 글은 쓸까 말까 가장 많이 망설였던 글이다. 왜냐하면 그의 동생이 우리 사랑지기의 소중한 가족으로 비슷한 병을 이기기 위해 어려운 길을 가고 있기 때문이다. 그럼에도 이글을 쓸 수밖에 없었던 것은 그의 동생이나 가족에게는 미안한 마음이지만 그래도 더 많은 환우들에게 본보기가 될 것 같기 때문이다. 마음이 상했다면 머리 숙여 사과드린다.

본보기(체험수기)를 마치기에 앞서 한 마디 하고 싶다. 나는 이 책을 쓰면서 본보기는 올리고 싶지 않았다. 그러나 본보기부터 보는 이 땅의 바보들이 있기에 어쩔 수 없이 쓸 수밖에 없었다. 그렇다. 본보기는 다른 사람이 겪은 일일뿐이다. 몸바탕(체질)이 다르기 때문이다. 그럼에도 많은 사람들이 "누가 뭘 먹고 좋아졌다 더라" "누가 뭘 해서 좋아졌다 더라"는 말에 지나치게 마음을 쓰는 사람들이 많다. 아니 거의 모두가 그렇다.

그것이다. 그것 때문에 이 땅의 많은 환우들이 살 수 있는데도 죽는 것이다. 그런 환우들의 잘못된 생각 때문에 본보기를 많이 넣은 책들이 더 잘 팔린다. 안타까운 일이다. 그러고도 낫기를 바란다면 그것이야말로 우물에서 숭늉 찾는 꼴이 아니고 무엇이랴!

이 책에는 보다 많은 자연의학의 원리와 그 길을 실어야 옳다. 그래야 보다 많은 환우들이 새 길을 찾을 수 있기 때문이다. 그럼에도 그것을 알고 있는 나까지도 이 아까운 쪽에 본보기(체험수기)를 올리고 있으니 안타깝기 그지없다. 그러나 어찌하랴, 바보들이 그 길을 가라 하거늘.

그렇다. 이 책에 올리는 본보기는 꿈을 심어주기 위해 올린 몇몇에 지나지 않는다. 당신이 목숨을 지키고자 한다면 더는 남이 겪은 본보기에 마음을 두어서는 안 된다. 당신이 사는 길은 남의 본보기에 마음을 두는 것이 아니라 나의 본보기를 남기는 길이다. 다시 말해 내가 본보기의 관객이 되는 것이 아니라 본보기의 주인공이 되는 것이다.

내가 제일 싫어하는 말이 있다. "무슨 암인데 고친 사람이 있느냐?"는 물음이 그것이다. 그런 사람은 신비주의적이고 형이상학적이며 겪은 일만 따르려는 민간요법에 휘둘리기 십상이다. 어차피 우리의 울타리에 들어와 목숨을 건질 사람이 아닌 것이다. 그래서 난 그들이 가장 싫다.

자연의학의 원리와 바른 길은 뒤로한 채 본보기로만 이루어진 책,

그것은 책이 아니라 쓰레기에 지나지 않는다. 아는가? 당신들이 본보기에 마음을 두는 동안, 당신들의 잘못된 마음을 채우기 위해 올리는 본보기의 쪽 수만큼 자연의학의 원리와 바른 길을 줄일 수밖에 없다는 것을.

제11장
자연건강법과 나

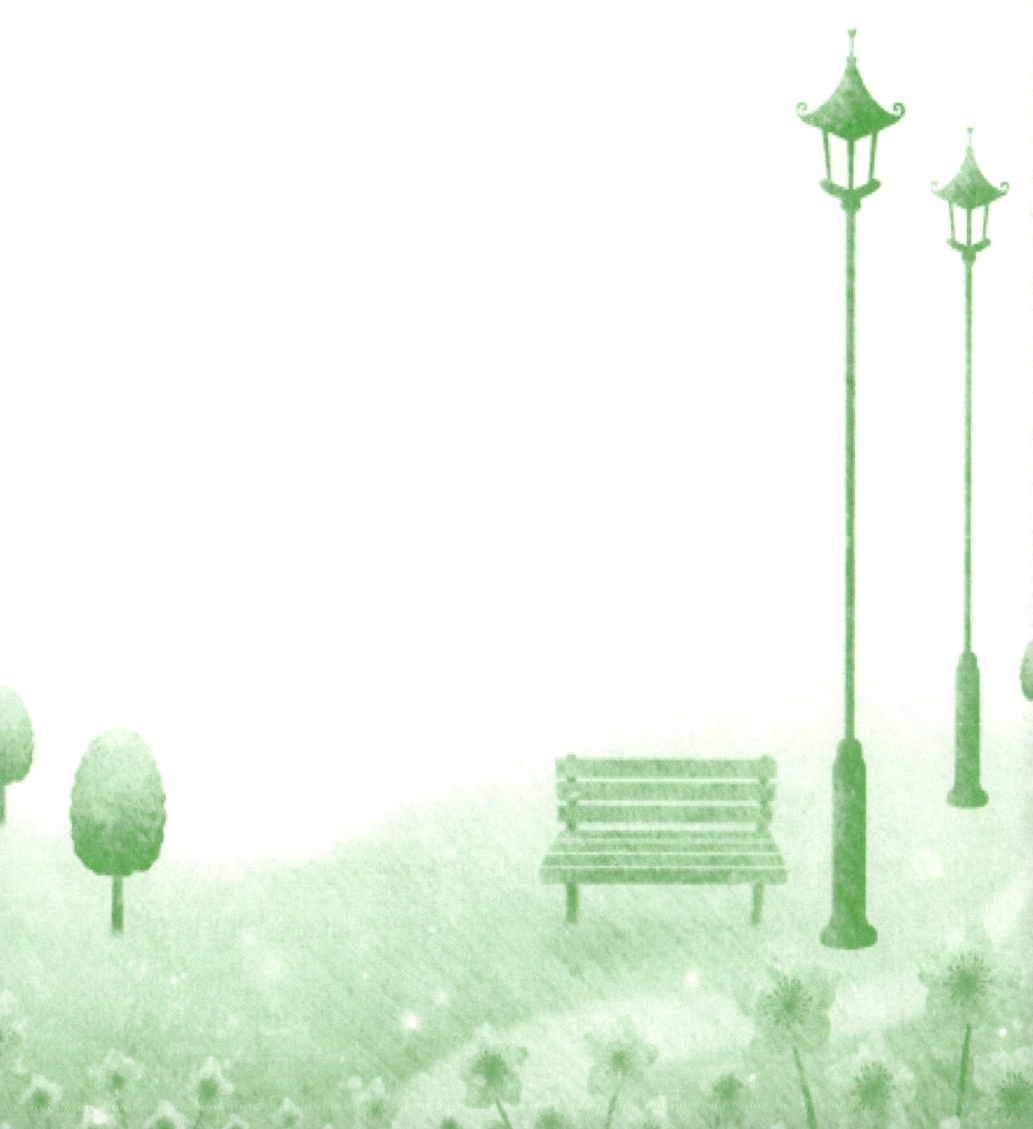

1. 자연건강법과 나

　나는 어렸을 적부터 골골했다. 성적은 늘 보잘것없었다. 그런데도 과학자가 되겠다는 꿈은 한결같았다. 초등학교 4학년 때 자연(과학) 시험을 봤는데 많은 아이들 가운데 나 혼자 100점을 맞았다. 그 때까지만 해도 한 번도 선생님으로부터 주목받지 못하던 나는 태어나 처음 선생님으로부터 치켜세우는 말을 듣게 되었다. 그 뒤로 나는 졸업할 때까지 한 번도 1등을 놓치지 않았다. 사람에게 추어올리는 말 한 마디는 그토록 큰 힘이 되는가 보다.

　나는 몇 사람 앞에만 서도 떨려서 말을 더듬었다. 언젠가 겨우 다섯 명밖에 안 되는 사람들 앞에서 강의를 하는데도 얼마나 굳어서 떨었던지, 2시간 주어진 강의 시간을 훨씬 넘겨 3시간이 넘게 강의를 했었나 보다. 그런데 강의가 끝나고 회장님께서 '참 강의 잘했다. 다만 가르치는 솜씨를 다듬으면 더 좋을 것 같다. 다음부터는 때를 보아가면서 가르치는 것을 늘리거나 줄이면 더 좋을 것이다'는 말씀을 해주셨다.

　요즘 내가 강의하는 모습을 본다면 떨려서 사람들 앞에 서질 못했던 그때의 모습을 생각할 수 있는 사람은 거의 없을 것이다. 그 때 그 추어올린 한 마디가 오늘의 나를 있게 만든, 잠들었던 힘을 일깨우는 불씨였지 않나 생각한다. 겨우 몇 해 앞만 해도 강의라는 말만

들어도 가슴이 떨릴 만큼 사람들 앞에 서는 것을 두려워했던 나를, 강단에만 서면 힘이 솟을 만큼 다른 사람으로 바뀌게 만든 그 한 마디는 바로 추어올린 말이었다.

빗대어 말하기 알맞을지 모르지만 이런 옛이야기가 있다.
한 어린아이가 밤하늘을 바라보고 있었다. 아버지가 '무엇을 바라보고 있느냐'고 묻자, 그 아이는 '달을 바라보고 있어요.'라고 말했다. 아버지는 '왜 그렇게 달을 바라보고 있느냐'고 다시 묻자, 아들은 '달나라에 가보고 싶기 때문이에요'라고 했다.

그 때 아버지는 '아들아, 넌 얼마든지 할 수 있을 거야. 네가 지금의 꿈을 잃지 않고 끝까지 나아간다면 너는 얼마든지 달나라에 갈 수 있을 거야'라고 아들을 북돋워주었다. 그리고 서른 해 뒤, 그 어린아이는 달나라에 갈 수 있었다. 그 아이가 바로 제임스 어윈이다.
꿈과 북돋는 말은 이렇게 값지다.

암이란 누구나 다 걸릴 수 있는 병이다. 그리고 암에 걸린 사람 가운데 암이라는 것을 알게 된 사람보다는, 암에 걸려 있으면서도 '건강하다'는 잘못된 말을 듣는 사람이 훨씬 더 많다. 그런데도 암이라는 말을 듣게 되면 죽을 생각부터 하는 사람들이 많다. 꿈은 누구나 가질 수 있다. 참으로 꿈을 지녀야 하는 것은 목숨을 다투는 암 환우이다. 꿈이 자리하여야 할 때에 지레 꿈을 접어버린다는 것은 참으로 안타까운 일이 아닐 수 없다.

이것은 환우 한 사람의 일이 아니라 우리 모두의 일이다. '암은 고칠 수 없는 병이다'는 잘못된 생각을 딛고 일어설 수 있는 힘을 주는 것 또한 우리 모두가 할 일이다. 어디 이뿐이겠는가? 자연의학으로 손쉽게 나을 수 있는 고혈압이나 당뇨, 지방간, 아토피와 같은 손쉬운 병조차도 '낫기 힘든 병'으로 알고 있는 사람들이 많으니 갈 길이 너무도 멀다는 생각이 든다.

언젠가 토종국화 몇 뿌리를 얻어다 좋은 것은 꽃그릇(화분)에 심고, 남은 것은 꽃밭에 버리듯이 아무렇게나 심어둔 적이 있다. 가을이 되니 좋은 것만 골라 심었던 꽃그릇의 국화는 물도 자주 주고 애써 돌보았음에도 불구하고 튼튼하게 자라지 못했으며 꽃도 냄새도 좋지 않았다. 그러나 버리듯이 심어놓은 꽃밭의 국화는 그다지 애써서 돌보지 않았지만 꽃도 예쁘게 피고 냄새도 좋아 벌들이 많이 달려들었다. 국화에게는 꽃그릇보다는 꽃밭이 더 좋은 보금자리였던 것이다.

우리는 여기에서 무엇이, 어떻게 하는 것이 암에 걸린 사람에게 참으로 옳은 길인가를 깨달아야 한다. 그것은 자라나는 아이들도 마찬가지이다. 아이들도 저마다의 꿈이 있을 것이다. 그 꿈 가운데는 꽃을 피울 수 있는 꿈도 있고, 피지도 못한 채 시들어 버릴 꿈도 있을 것이다.

꿈이라는 것도 마치 국화와 같아서 아이에게 맞는 꿈이면 꽃도 피고 냄새도 좋겠지만, 남이 꾸는 꿈을 따라가거나 어버이가 꾸는 꿈을 아이의 꿈에 끼워 맞추려 한다면 그 꿈은 꽃을 피우지 못하거나, 피더라도 냄새 없는 꽃이 되고 말 것이다. 꿈은 남이 꾸어줄 수도, 남이 이루어 줄 수도 없는 오직 나만의 것이다. 나의 이기심 때문에 내 사랑하는 아이들의 꿈을 빼앗고 짓밟는 어버이가 되어서는 안 된다. 더군다나 '사랑이라는 덫으로 아이들의 꿈을 바꾸려 한다면, 그것은 사랑이 아니라 욕심이요, 집착이다.

암에 걸린 사람들 또한 다르지 않다. 반드시 낫는다는 믿음을 갖고 스스로 올바른 길을 찾아야 한다. 이웃사람들, 더욱이 가족의 생각이나 부추김은 살펴 생각하되 내 갈 길은 내가 찾아야 한다. 그들이 내 삶은 결코 살아주지 않기 때문이다. 어떠한 치우친 생각도 버리고 차분하게 모든 것을 살펴서 가장 바른 길을 가야한다. 가족도 암에 걸린 사람이 바른 길을 갈 수 있도록 곁에서 차분하게 도와줘야 한다. 반드시 이길 수 있다는 믿음을 심어주는 것은 무엇보다도 값지다.

2. 고치며 바꾸고 살아온 자연의학의 길

1) 들풀효소를 두고 푸성귀효소를 쓰는 자연건강법 지도자들

세상을 살아가다 보면 아무리 생각해도 받아들이기 힘든 일이 참 많다. 자연건강법을 연구하고 가르쳐오면서 그런 것들을 너무 많이 보아야 했다. 말하자면 마땅한 근거나 논리가 없이 주먹구구식으로 하는 것이 많다는 것이다. 이런 것들 때문에 더러는 우리 자연요법이 믿음을 주지 못하는 것 같아 안타까운 마음이다. 잘못된 것이 있다면 마땅히 바로잡아야 한다. 그런 것을 고치지 않고 아직도 잘못된 것을 쓰고 있는 자연건강법 지도자들이 있으니 안타깝고 걱정스럽다.

요즘은 들풀(산야초) 효소를 구하기가 쉽지만 열 해 앞만 해도 발효효소라고 하면 겨우 푸성귀효소가 고작이었다. 푸성귀효소만으로도 좋은 발효효소라 생각하였던 때였다. 푸성귀효소를 '야채효소'라 하는 사람들도 있지만 '야채'는 '푸성귀'의 일본말이기 때문에 '야채'란 말을 쓰지 않는 것이 바람직하다.

그런데 아직도 푸성귀효소 밖에 모르는 사람이 있고, 또 요즘도 푸성귀효소만 쓰는 자연건강법 지도자도 있으니 그 때는 더욱 그러했을 것이다. 나 또한 처음에는 들풀에 대해 잘 몰랐다. 그러다 '푸성귀효소보다는 들풀을 발효시킨 들풀 발효효소가 훨씬 좋다'는 것을 알게 되어 들풀 발효효소 연구에 접어들게 되었다. 그러나 그때만 해도 들풀효소를 만드는 사람들조차 잘 알지 못하고 주먹구구식으로 만들고 있었다.

자연의 센 힘을 지닌 100가지 들풀로 만든 들풀효소

흔히 '들풀은 다섯 가지 남짓을 섞어서 담그면 독이 서로 중화되어 없어진다.'고 한다. 이러한 잘못된 상식 때문에, 독초든 약초든 마구잡이로 섞어서 만드는 사람들이 많았다. 이것은 요즘도 마찬가지이다. 독이 없거나 적은 것들만 골라 만들면 그다지 걱정하지 않아도 되겠지만, 들풀 가운데는 독이 센 것들이 많다. 이 때문에 함부로 섞어서 만들면 무서운 독이 생길 수가 있다. 따라서 들풀효소를 만들 때는 반드시 발효시키는 동안만이라도 따로 발효시켰다가 숙성시킬 때 섞어야 한다.

그때만 해도 건강보험공단에 있었기 때문에 들풀효소를 만들 짬이 나지 않아 되도록 만들어져있는 들풀효소를 사서 쓰고 싶었지만 바르게 만드는 사람들을 찾기 힘들었다. 그래서 조금나루 가까운 문 닫은 배움터에 들풀마다 따로 항아리를 마련해 발효시켰다. 처음에는 뜯기 쉬운 민들레며, 엉겅퀴, 불미나리, 냉이, 바다바람 맞은 쑥과 같을 것들부터 담으면서 차츰 더덕이나 찔레 순, 멍석딸기 따위를 한 가지씩 늘려가다 보니, 어느 덧 항아리는 눈덩이처럼 불어나 골마루를 다 채우고도 남을 만큼 늘어났다.

항아리는 일흔 개 남짓인데, 들풀은 백 가지가 넘기 때문에 석 달이 지난 것들은 짜서 약성이 비슷한 것끼리 모으고, 거기서 생긴 빈 항아리에 다시 새로운 들풀을 발효시켰다. 한 해가 지날 무렵에는 그렇게 해서 백 가지를 훌쩍 뛰어넘게 되었다.

그 무렵 나는 들풀을 뜯으러 다니면서 들판을 헤매다 보니 온몸이 상처투성이였다. 이윽고 백 가지가 넘는 들풀효소를 만드는 일을 갈무리 할 무렵, 아는 사람이 '바닷가 바로 옆에 천 평 남짓 되는 양파밭이 있는데 쓸려면 뽑아가라'는 말을 하였다. 양파 값이 똥값이 되는 바람에 그렇게 한 것이다. 그 때 많이 만들어 두었으면 좋았을 것을, 그때는 그 값어치를 모르고 1톤 남짓만 뽑아다 만들었다. 그 양파를 발효시킨 것이 이제까지 아껴서 쓰고 있는 양파발효효소이다.

2) 미네랄의 보물창고 칠면초와의 만남

① 칠면초 발효효소를 만들다

아무리 좋은 약초라 할지라도 한 가지 약초는 특정약성과 영양에 치우쳐 마치 편식과 같은 좋지 않은 탈을 낳는다. 때문에 한두 가지 약초만으로 효소를 만드는 것은 좋지 않지만, 칠면초만큼은 한가지로 담아도 좋을 만큼 알차다. 물론 칠면초효소라고 할지라도 칠면초 한 가지만 넣는 것이 아니라 칠면초와 약성이나 영양성분이 비슷한 함초와 해홍나물, 나문재를 같이 넣어서 되도록 약성이나 영양의 치우침을 막고 있다.

칠면초를 이렇듯 으뜸으로 여기는 것은 신진대사의 5대 요소를 두루 지니고 있는 보기 드문 약초이기 때문이었다. 병의 대부분이 신진대사에 탈이난 것 때문이라면, 신진대사의 5대 요소가 들어있는 칠면초, 나문재, 함초, 해홍나물 만큼 좋은 약초가 없을 것이다.

처음 칠면초와 나문재, 함초, 해홍나물을 만난 것은 2001년 단오 무렵이었다. 조금나루에서 20리쯤 떨어진 문 닫은 소금밭에서였다. 그 모습이 얼마나 탐스럽던지 그때 그 뭉클함이 아직도 눈앞에 보이는 것처럼 또렷하다. 아내와 둘이서 이레 남짓 쉴 사이 없이 뜯었지만 양은 겨우 1톤 남짓밖에 되지 않았다. 우리가 뜯어온 것은 모두 효소를 담았다.

그러다가 수억골로 사랑지기 연수원이 옮긴 뒤 만난 서해 갯벌에서 드넓은 칠면초 무리를 만나 넉넉하게 뜯을 수 있었다. 효소로도 만들고 남은 것은 말려 칠면초가루와 칠면초 알갱이는 물론 이 칠면초가 들어간 미네랄식이섬유까지 만들게 되었다.

② 변비와 다이어트를 위해 만든 미네랄식이섬유

보푸라기(섬유질)는 우리 몸에 들어오면 변비와 묵은찌꺼기가 생기지 않게 하고 독과 찌꺼기들을 내보내며, 창자 속의 좋은 균인 비피더스균과 젖산균의 자람을 돕는다. 그와는 달리 칼슘이나 철분과 같은 미네랄과 지용성비타민인 β-카로틴이나 토코페롤 따위를 끌고 나가버리기 때문에 그렇지 않아도 요즘사람들에게 모자란 미네랄의 모자람을 부추길 수 있다. 온갖 병의 뿌리는 미네랄의 모자람에 있기 때문에 보푸라기만으로 만든 시중의 보푸라기제품들은 도리어 우리 몸에 탈을 부를 수 있어 그다지 좋지 못하다.

이와 같은 보푸라기의 나쁜 점을 바로잡고 요즘사람들에게 모자라기 쉬운 보푸라기와 미네랄을 함께 채워주기 위해서 만든 것이 바로 미네랄식이섬유이다. 몇 해 앞부터 칠면초와 함초, 해홍나물, 나문재에 들어있는 엄청난 미네랄로 보푸라기의 좋지 않은 것을 바로잡은 으뜸의 보푸라기를 만들려고 했지만, 조금나루에 있을 때만 해도 칠면초가 드물어서 생각에 머무를 수밖에 없었다.

그랬던 것이 수억골로 이사를 온 다음부터 칠면초와 함초, 해홍나물, 나문재를 보다 쉽게 얻을 수 있게 되어 미네랄식이섬유를 만들 수 있게 된 것이다.

3) 천연비타민C의 보물창고 감잎을 생각하며

처음에는 감잎을 잘게 썬 다음 찌고 말려서 우려먹었다. 그런데 요즘 들어서 티백에 넣어 뜨거운 물에 우려먹는 사람들이 많아졌다. 감잎은 비타민C나 카테킨과 같은 물에 우러나오는 것만 들어있는 것이 아니라, β-카로틴이나 엽록소, 수지, 토코페롤, 플라보노이드 같은 물에 녹지 않는 것도 많이 들어 있다. 그러므로 물에 우려먹으면 이런 영양소는 모두 쓰레기통에 들어가고 만다.

이 같은 잘못을 바로잡으려 가루로 된 감잎을 만들었지만 물에 잘 풀리지 않아서 그만 두었다. 그래서 새로 만든 것이 찹쌀 풀 같은 것을 쓰지 않고 올리고당과 감잎만으로 씹어 먹을 수 있게 만든 알맹이 감잎이다. 이 '씹어 먹는 감잎'은 먹기에도 좋고 영양도 매우 뛰어나서 많은 사람의 사랑을 받고 있다.

뿐만 아니라 씹어 먹는 감잎에 들어가는 올리고당은 창자 속의 좋은 균인 비피더스균과 유산균을 돕기 때문에 많이 먹어도 변비가 생기지 않아 참 좋다. 감잎은 천연비타민C가 엄청나게 들어있는 비타민C의 보고이지만, 많이 먹게 되면 타닌 때문에 변비가 생겨 꺼리는 사람이 많다. 이와는 달리 많이 먹어도 변비가 생기지 않는 씹어 먹는 감잎은 누가 보더라도 으뜸이라 할 것이다.

4) 온도도 맞지 않은 무릎아래찜질기를 바로잡다

 자연의학의 길에 접어들었을 때 알게 된 잘못된 것 가운데 하나가 들풀효소와 보푸라기 같은 자연건강 식품이었다면, 또 다른 하나는 무릎아래찜질기나 평상, 목 베개(경침), 허리베개(요침), 된장찜질팩과 같은 것들이었다.

 그 가운데 다른 것들은 다음에 차츰 바꾸어 나가도 되었지만, 직접 우리 몸에 전자파를 쏘여야하는 무릎아래찜질기와 된장찜질 팩은 도저히 그냥 두고 볼 수가 없었다. 더욱이 무릎아래찜질기를 처음 샀을 때 만든 사람은 물론 자연건강법 지도자들의 잘못된 생각에 놀라지 않을 수 없었다. 온도도 맞지 않은데다가 무릎아래찜질의 참뜻에 따라 온도를 올리고 싶어도 마음대로 되지 않는 엉터리 무릎아래찜질기들 뿐이었기 때문이다.

 그래서 먼저 무릎아래찜질기의 온도부터 맞출 수 있도록 디지털 무릎아래찜질기를 새로 만들었다. 그리고 디지털 무릎아래찜질기가 나와 온도를 맞출 수 있게 되자 무릎아래찜질의 원리에 따라 저절로 온도가 바뀌는 무릎아래찜질기를 새로 만들었다. 이만큼이면 됐다는 생각에서 무릎아래찜질기를 널리 알리려 했는데 물을 쓰는데서 오는 걸림돌만은 어쩔 수 없었다. 곧, 전자파와 화상 그리고 감전위험이 그것이었다.

 그래서 물을 쓰지 않는 무릎아래찜질기를 새롭게 만들고 싶은데 할 일도 많고 돈도 모자라 아직은 생각뿐이다. 물을 쓰지 않는 무릎아래찜질기는 황토와 게르마늄, 일라이트, 제오라이트, 음이온볼, 숯과 같은 것에서 나오는 원적외선과 음이온의 치유효과까지 얻을 수 있다.

된장찜질은 묵은찌꺼기와 변비를 없애고 살갗 밑 기름을 녹이며, 물찬 배와 복막염을 막는다. 그러나 우리나라에는 된장찜질용 팩조차 없어 환우들이 허리찜질용 팩을 쓰고 있어 무척이나 안타까웠다. 그래서 나름대로 많은 애를 써서 된장찜질용 팩도 새로 만들었지만 만드는데 돈이 많이 들어 값이 비싸다보니 쓰는 사람들이 많지 않아 그만두었다. 그러나 머지않아 내가 새롭게 만든 된장찜질용 팩도 빛을 볼 날이 오리라고 믿는다.

5) 목을 오히려 더 망칠 수도 있는 잘못된 목 베개

또한 목 베개도 잘못된 것들이 나돌고 있었다. 이미 나돌던 목 베개는 하나 같이 둥그런 나무를 반으로 쪼갠 것들이었다. 이것은 우리 몸의 공학을 무시한 엉터리 목 베개였다. 그래서 우리 몸의 목뼈에 잘 맞는 목 베개를 새로 만들었다. 또한 여기에서 한 발 더 나아가 '발목펌프운동기'로도 쓸 수 있게 만들었다.

이미 나돌던 목 베개는 높이 또한 자신의 목 높이에 맞는 목 베개를 골라 써야하는 번거로움이 있었다. 그러다보니 멀리 있는 사람들은 목 베개를 파는 곳까지 가서 맞는 것을 고르거나 아니면 여러 개를 사서 그 가운데 맞는 것을 골라 써야 했다. 그래서 높낮이를 맞춰 쓸 수 있는 목 베개를 새로 만들었다. 발목펌프운동기로도 쓸 수 있기 때문에 우리 몸을 지키는 또 하나의 디딤돌이 아닌가 생각된다.

6) 뒤뚱거리는 평상을 생각하며

평상을 쓰면 콩팥과 염통이 좋아지고, 뼈기둥이 바르게 되어 아픈 허리가 낫고 머리가 좋아지며 살갗이 고와지고 신경의 흐름이 좋아진다. 그러려면 먼저 평상이 튼튼해야 하는 것은 물론 뒤틀림과 같은 것들이 없어야 한다.

그런데 이미 쓰이고 있던 평상은 뒤뚱거려 틀어진 뼈기둥을 바르게 하는 일을 제대로 할 수 없는 것들이 많았다. 이 같은 잘못을 바로잡으려고 새로 만든 것이 사랑지기 평상이다. 그런데 처음에는 오동나무를 엇갈려 만들면 될 줄 알고, 몇 가지로 엇갈려 만들어 보았으나 휘는 것을 막을 수 없었다. 그것은 오동나무 판자의 줄어듦이 서로 다르기 때문이다. 이것을 바로 잡느라 많은 잘잘못을 되풀이한 끝에 마침내 뒤틀림이 없는 평상을 만들 수 있었다.

이미 나돌던 평상이 끈으로 묶어 쓰기 때문에 너저분했던 것을 새로 만든 평상은 자석으로 깔끔하게 만들었고, 잠자는 동안의 움직임에 따라 끈이 늘어지면서 평상이 틀어지던 것을 속속들이 바로잡아, 아무리 잠버릇이 고약한 사람도 평상의 틀어짐 없이 단잠을 이룰 수 있게 하였다.

7) 튼튼한 허리를 만드는 허리베개

자연건강법에서는 '평상에서 목 베개를 베고 자면 뼈기둥이 바르게 된다.'고 가르치고 있다. 그러나 이것은 뭔가 톱니가 빠진 느낌이다. 뼈기둥을 보면 목만 들어가는 것이 아니라 허리도 들어가 있는데, 왜 목 베개만 목에 베고 허리는 그대로 두게 되는지 아쉽다. 허리받침을 고이지 않으면 허리가 뒤로 빠질 수 있으니 톱니가 빠진 것이나 다름없다. 다시 말해 튼튼한 뼈기둥은 목은 들어가고 등은 나오며 허리는 들어가야 한다. 목만 들어가서는 튼튼한 뼈기둥이 될 수 없기 때문에 허리에는 허리베개를 고이고 자야 뼈기둥이 바르게 된다.

그래서 허리베개를 새로 만들면서 몇 차례의 잘잘못을 다듬으며 인체공학에 맞는 가장 바람직한 허리베개를 새롭게 만들 수 있었다. 허리베개를 넣고 누워서 걷기, 다리띠로 묶고 허리 돌리기 같은 몇 가지 운동을 하면 스스로 틀어진 허리를 바로 잡을 수 있다. 허리베개야말로 세상에서 가장 값싸고 좋은 뼈기둥 교정기라고 할 것이다.

8) 탄력이 없는 다리띠를 쓰는 자연건강법 지도자들

자연건강법에서는 'O'자 다리나 'X'자 다리를 고치고, 무릎뼈마디와 엉덩뼈의 틀어짐을 바로잡으려 다리띠로 다리를 묶고 자도록 한다. 그런데 참 안타까운 것은, 자연건강법 지도자들 가운데 탄력이 없는 다리띠를 쓰는 지도자들이 많다는 것이다.

탄력이 없는 다리띠를 쓰게 되면 숨 쉬는 동안 움직이는 뼈마디의 움직임을 억누르게 된다. 이렇게 되면 먼저 마음이 가라앉지 않아 단잠을 못 드는 것은 물론 뼈마디에 탈이 날 수도 있다. 그럼에도 이 같은 뜻을 모르는 제조업자들이 탄력이 없는 다리띠를 만들고 또 이를 환우들에게 쓰도록 하는 사람들이 많다는 것은 안타까운 일이었다.

그래서 탄력다리띠를 새롭게 만들게 되었다. 탄력다리띠는 잘 늘어나 다리가 굵거나 가늘거나 누구든지 쓸 수 있다. 더욱이 고리를 써서 찍찍이를 붙여 만들어, 아무리 오래 써도 찍찍이가 떨어져 쓰지 못하는 일은 없도록 만들었다. 탄력이 있는 다리띠와 탄력이 없는 다리띠의 차이에 대해 대수롭지 않게 생각하는 지도자들이 있을지 몰라도, 이 차이가 우리 몸에 미치는 힘은 크다.

9) 수돗물을 약수로 바꾸는 게르마늄 지장약수기

손으로 눈을 가리고 하늘을 보면 하늘이 보이지 않는다. 그러나 두 눈을 크게 뜨고 세상을 보면 잘못된 것들이 한두 가지가 아니다. 그 중 하나가 우리 몸에 아주 값진 물 이야기이다.

요즘 많이 쓰고 있는 정수기들은 오히려 물을 더 나쁘게 만들어 수돗물 보다 못한 물이 되게 하는 것들이 많다. 또 몸에 좋다고 먹는 지장수도 그 속을 들여다보면 오히려 몸을 망친다. 이는 그 무엇보다도 우리가 깊이 생각해야 할 일이 아닐 수 없다.

이 같은 것들을 깊이 생각해 만든 것이 특허까지 따낸 '게르마늄 지장약수기'이다. 게르마늄 지장약수기는 3단계에 걸쳐서 황토와 숯, 일라이트, 제오라이트, 맥반석, 염소제거볼 같은 것들로 물을 거르고, 이렇게 걸러진 물은 다시 황토와 게르마늄, 맥반석, 금강약돌, 제오라이트, 수장볼, 음이온볼, 항균볼과 만나 미네랄과 음이온을 머금고 있다가 우리 몸속으로 들어간다.

세계적인 약수나 기적의 물이라고 일컬어지는 물들은 하나 같이 이 게르마늄이 들어있다. 따라서 게르마늄 지장약수기로 만든 물이야말로 몸에 좋은 물인 셈이다.

10) 고치며 바꾸고 살아온 자연의학의 길

모난 돌이 정을 맞고 앞서가는 사람이 힘들듯이, 자연의학의 길도 마찬가지이다. 그냥 말없이 주어진 것들만 보고 따르면 편하다. 그러나 오랜 세월에 걸쳐 타성에 젖고 관행으로 굳어진 잘못된 것들을 바로 잡아 고치고 바꾸며, 자연의학의 길을 걸어가는 것은 참으로 거칠고 힘든 길이다.

잘못된 것을 알면서도 환우에게 쓰도록 하는 것은 올바른 지도자의 길이 아니다. 그것은 마음이 이끌지 않기 때문이다. 잘못된 것이 있다면 누군가는 이것을 바로 잡아야 한다. 이 때문에 하루도 편하게 실수가 없는 것이 나의 운명이자 자연의학도로서의 나의 길인 듯하다. 앞으로도 얼마나 많은 잘못된 것이 내 앞에 나타날지, 얼마나 많은 시련들이 내 앞길에 기다리고 있을지 모른다.

그렇다고 할지라도 나는 이 길을 가고 있는 것에 대해서 한 번도 후회해 본 적이 없으며 앞으로도 그럴 것이다. 고치며 바꾸고 연구하며 살아온 지난 자연의학의 길 보람이자 기쁨이다.

글을 마치며

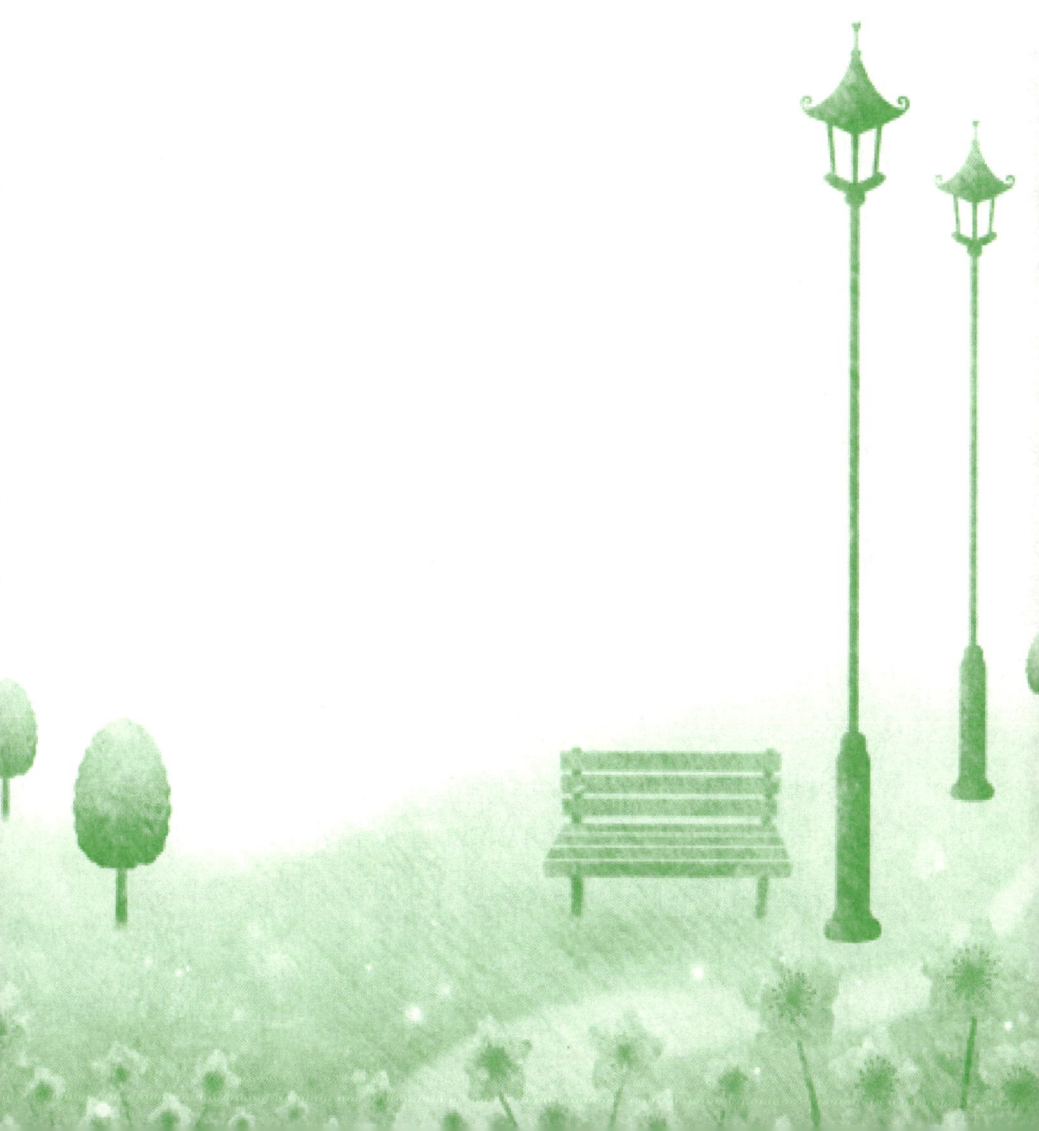

글을 마치며

이 책은 처음 찍은 책(초판본)이 아니다. 그런데 처음 찍은 책처럼 쓰인 것은 출판사를 새로 만들어 책을 펴냈기 때문이다. 다시 말해 이 책은 두 번째 찍은 책이다. 그래서 이미 많은 사람들이 이 책을 보았다.

나는 이 책이 나가면 많이 바빠질 줄 알았다. 이 책에서 하라는 데로만 하면 암의 멍에로부터 벗어날 수 있으니 앞다투어 나를 찾을 줄 알았던 것이다. 그래서 나는 '어떻게 하면 좀 더 많은 사람들에게 내가 아는 것을 나눌 수 있을까?'하는 가슴 설레는 걱정 아닌 걱정을 하기도 하였다. 이 책에 들어있는 것들은 나만이 아는 것들이 많아서 나의 도움 없이는 암이라는 늪에서 빠져나오기 힘들 것이기 때문이다.

하지만 이러한 나의 생각을 비웃기라도 하듯이 거의 모든 사람들이 목숨보다는 돈부터 생각하는 것 같았다. '먹어야 할 것도 많고 해야 할 것도 많던데, 그 가운데 하나만 한다면 어떤 것부터 해야 하냐?'거나, '바다풀소금은 비싸던데 다른 소금은 안 되나?'와 같은 것들 말이다. 하다못해 복수가 차올라 숨쉬기도 힘든 사람들조차 목숨보다는 돈이 먼저였다. 돈이 없어서라면 그럴 수 있다지만 안타깝게도 돈이 없어 내 책에서 하라는 것을 하지 못할 사람은 거의 없다.

돈이 없어서가 아니라 돈이 먼저이기 때문이다. 암은 굶주리고 고달 픈 사람에게는 잘 생기지도 않는다.

왜 이 땅이, 아니 우리 겨레가 이렇게 돈밖에 모르는 뒤틀리고 꼬인 겨레가 되었을까? 처음에는 이를 몰라 마음이 무거웠다. 이제는 다는 아니지만 조금은 그들의 마음을 알 것 같다. '돈이면 범의 수염도 뽑아올 수 있다.'는 그릇된 생각이 이 땅을 그림자처럼 덮고 있기 때문이다. 하지만 아무리 아니라고 우겨도 결코 바뀌지 않는 것이 있다. 손바닥으로 하늘을 가릴 수는 없다.

이 땅의 거의 모든 사람들이 손바닥 속의 돈만 바라본다하여도 당신만은 아니기를, 이 땅의 거의 모든 사람들이 하늘을 손바닥으로 가리려할 때 당신만은 그 하늘을 볼 수 있기를, 그래서 그 맑고 푸른 하늘 속에서 당신의 꿈이 그려질 수 있기를 바란다. 그런 당신을 기다리며 마친다.

덧붙임 말

너무 두꺼우면 책을 읽으려들지 않기 때문에 여기에 모든 것을 담을 수는 없었다. 이 책에 들어있는 자연건강법은 이글을 읽는 암 환우들이 꼭 알아야 할 몇몇만 고르고 고른 것이다. 더 배우고 싶거나 여기에서 모자람을 느낀다면 나의 책 〈의사가 필요 없어지는 자연건강법 59가지〉를 보기 바란다. 또한 이 책에서 알려준 암의 특성에 어긋나지 않는 다른 건강법이 있다면 그것까지도 폭 넓게 배우고 익혀 암을 이기는 길의 길동무로 삼길 바란다.

　끝으로 이 책이 당신의 소중한목숨을 지키는데 도움이 될 수 있다면 이제까지의 수고가 헛되지 않으리라 믿으면서, 이 책을 읽는 당신에게 건강과 평안이 늘 함께 하기를 바란다.

우리말 풀이

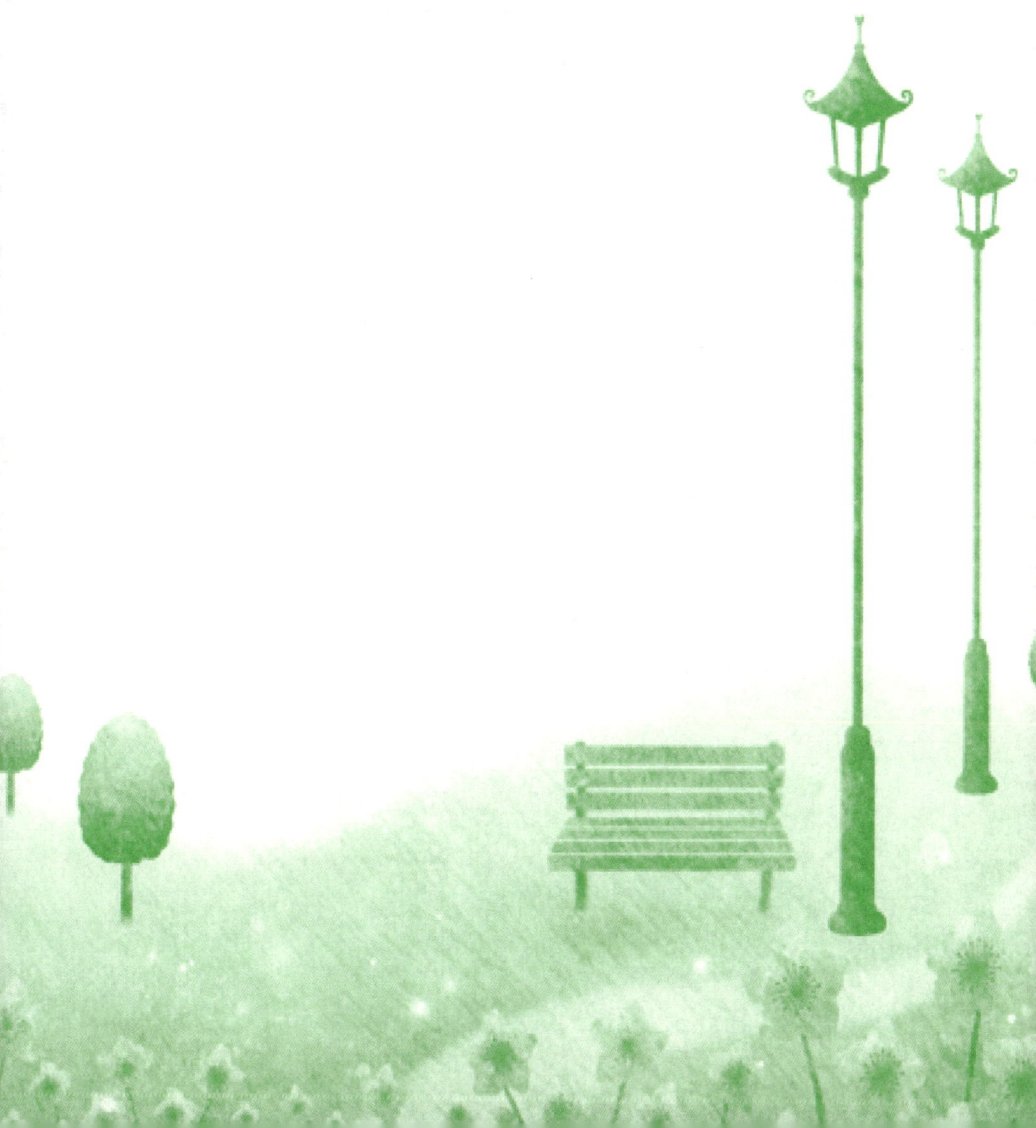

우리말 풀이

글을 마치면서 내 글 속에 들어있는 한자말과 일본말을 보고 놀라지 않을 수 없었다. 되도록 우리말을 쓰려고 했던 내 글에서 이만큼 많은 일본말과 한자말이 들어있다면, 우리말과 글이 얼마나 더럽혀져 있을지 생각하니 서글펐다. 그래서 우리말과 글로 바꾸려니 오히려 낯설어 모두 바꿀 수는 없었다.

조금밖에 바꾸지 않았는데도 글 쓰는 것보다 우리말로 바꾸기가 더 힘들었다. 우리말본에서도 찾기 힘든 것들은 내 나름대로 만들어 쓴 낱말도 있다. 그러다보니 글을 읽으면서 오히려 우리말이 더 낯설지도 모른다. 그래도 겨레의 얼을 되살리는 길에 함께한다는 생각으로 보듬어 주었으면 한다.

아래의 낱말들은 내 글 속에서 우리글과 말을 더럽혔던 일본말과 한자말들이다. 어떤 말은 우리말로 바꾸기 힘들어 그대로 두었다.
언젠가는 순우리말로 된 책을 쓰고 싶다.
그때를 기다려 본다.

우리 곁에서 사라지고 있는 우리말

온(백), 즈믄(천), 미리내(은하수), 히나리(장작), 말본(문법), 되받아 펴냄이(편집인), 뫼(산), 가람(강), 나리(개천), 누리(세상), 얼(혼, 정신), 부아(화, 분, 원통, 스트레스), 예그리나(연인), 온새미로(자연 상태), 가온누리(세상중심), 소리갈음(성음), 씨갈(품사론), 월갈(통사론)

아름다운 순우리말

가라사니: 어떤 것을 가름할 수 있는 앎이나 실마리
가람: 강의 우리말
가론: 말하기를, 이른 바, '소위'의 순우리말
가시버시: 아내와 남편의 우리말
가온길: 정직하고 바른 가운데(가온대: 옛말) 길로 살아가라고 지은 이름
가온누리: 무슨 일이든 세상(누리: 옛말)의 중심(가온대: 옛말)이 되어라
가우리: 고구려(중앙)
까미: 얼굴이나 털빛이 까만 사람이나 동물을 일컫는 말
건잠머리: 일을 시킬 때에 방법을 일러주고 도구를 챙겨주는 일
(예: 그는 건잠머리가 있으니 잘 가르쳐 줄게다)
겨레: '겨레붙이'의 줄임말, 살붙이, 친척(親戚), 피붙이
겨레붙이: 겨레, '민족'의 순우리말
겨르로이: [옛] 한가로이, 겨를 있게
곁부축: 부축, 겨드랑이를 끼거나 붙잡아서 다른 사람이 걷는 것을 도움
고갱이: 풀이나 나무의 줄기 한가운데 있는 부드러운 곳, 배추속대, 배추 속의 한가운데에서 올라오는 곳과 잎 빛깔이 노릇하고 맛이 달콤하고 고소하다 나뭇고갱이, 속고갱이, 배추고갱이
고타야: 안동의 순 우리말
꼬꼬지: 아주 오랜 옛날
꼬리별. 혜성
꼬두람이: 맨 꼬리 또는 막내
꽃가람: 꽃이 있는 강 (가람: 강의 우리말)
꽃샘바람: 봄철 꽃이 필 무렵에 부는 찬바람
꽃잠: 신혼부부의 첫날밤을 이르는 우리말
구다라: 백제(큰 나라)
구래: 방의 구들장 밑으로 나 있어, 불길과 냉갈이 나가는 길
골갱이: 고갱이
구들: 아궁이에 불을 때어 그 불기운이 방바닥 밑으로 난 방고래로 퍼지도록 하여 방을 덥게 하는 것
구실아치: 벼슬아치 밑에서 일하는 사람
구을방울: 옛날 말 타고 겨루기를 하던 모습 가운데 하나를 이르는 말
귀견줌: 옛날 말 타고 겨루기를 할 때 지팡이를 들어 말의 귀와 가지런히 하는 움직임

333

그루잠: 깨었다가 다시 든 잠
그린나래: 그린 듯이 아름다운 날개
그린내: 연인의 우리말
그린비: 그리운 남자라는 뜻의 우리말
그미: 그 여자
금: 틈, 값, 사람의 값어치나 됨됨이, 나누려 그은 자국, 접거나 구겨진 자국, 갈라지지 않고 터지기만 한 자리
금가다: 금나다
금나다: 금가다, 갈려져 금이 생기다
끄트머리: 맨 끝, 끝머리, 어떤 일을 풀 수 있는 실마리
길가온: 길 가운데
길미: 빌려 쓴 돈의 대가, 보탬이 되는 것, '이익'의 순우리말
나르샤: 날아 오르다를 뜻하는 우리말
나린: 하늘이 내린
나릿물: 냇물
나비잠: 갓난아이가 두 팔을 머리위로 벌리고 편히 자는 잠
난이: 공주의 순수한 우리말
내내: 언제나, 늘, 곧장, 마냥, 줄곧
너울: 바다의 사나운 큰 물결
너비: 널리
노: 늘, 언제나 달라지지 않고 늘 한결같이
노: 노끈, 실이나 삼 또는 질긴 종이 따위로 가늘게 비비거나 꼰 줄
노: 뜻밖에 얻은 재물이나 행을 뜻하는 순우리말
노고지리: 종달새
눈바래기: 멀리 가지 않고 눈으로 마중한다는

느루: 한 번에 몰아치지 않고 시간을 길게 늦추어 잡아서
는개: 안개비와 이슬비 사이의 가는 비
늘: 언제나, 곧장, 마냥, 줄곧, 내내
늘솔길: 언제나 솔바람이 부는 길
늘옴치래기: 늘었다 줄었다 하는 것
늘해랑: 늘 해와 함께 살아가는 밝고 다부진 사람
늦마: 늦은 장마 비
다급하다: 앞뒤를 가릴 수 없을 만큼 몹시 급하다
다님길: 사람이 다니는 길
다소니: 사랑하는 사람
다소다: 애틋하게 사랑하다
다솜: 애틋한 사랑
다원: 모두 다 원하는, 모두 다 사랑하는 사람
다훤: 흰 눈꽃같이, 누리를 다 희게 하는 사람
단미: 달콤한 아낙, 사랑스러운 아낙
단지: 독, 드므, 목이 짧고 배가 부른 작은 독
달보드레하다: 연하고 달콤하다
닻 별: 별자리 중에서 '카시오페아'를 달리 이르는 말
땅거미: 어스름, 해질 무렵, 땅거미, 해가 진 뒤 어두워지기 앞의 어스름
대목: 글의 한 토막
대수로이: 일 따위가 아주 값지다고 여길 만하게
도닐다: 가장자리를 빙빙 돌아다니다
도래솔: 무덤가에 죽 늘어선 소나무
도담도담: (어린아이 등이) 별 탈 없이 잘 자라는 모습
도돌방울: 옛날 말 타고 겨루기를 할 때 지팡이 안쪽으로 공을 빗당겨 높이 일으킨 다음 막

대기의 바깥쪽으로 공을 돌려 밀어 당기는 움직임
을 이르던 말
도투락: 어린아이 머리댕기
도틀어: 통틀어, 모두, 도파니, 이러니저러니 할 것
없이 죄다 몰아서
도파니: 도틀어
독: 단지, 질그릇, 오지그릇, 운두가 높고 배가 부르
며 전이 달린 큰 오지그릇이나 질그릇
돌개바람: 회오리 바람
동이: 독, 질그릇의 하나 키가 작고 몸이 둥글며 아
가리가 넓고 양옆에 손잡이가 달렸으며, 주로 물을
긷는 데 쓰인다
두루뭉술하다: 모난 데는 없으나 아주 둥글지도 않
다, 맺고 끊음이 뚜렷하지 못하다
듀뤳체리: 늦게 얻은 사랑스러운 딸자식
드다루다: 들어올려 다루다
드다르다: 모두 다르다, 다 다르다- 드달라, 드다르니
드므: 독, 단지, 질그릇, 높이가 낮고 넓적하게 생긴
독, 주로 물을 담아 놓는 데 쓴다
등쌀: 몹시 귀찮게 구는 짓
뜰: 꽃이나 나무를 가꾸는 빈터
라온제나: 기쁜 우리
라온하제: 즐거운 내일를 뜻하는 우리말 (라온: '즐
거운' 이라는 순 우리말)
라온힐조: 즐거운 이른 아침 (힐조: '이른 아침'의
순 우리말)
마냥: 언제나, 늘, 곧장, 줄곧, 내내
마늘마늘: 음식이 씹어 먹기 알맞도록 부드럽고 말
랑말랑하다

마루: 하늘의 우리말
마소두래기: 말을 이곳저곳 옮겨 퍼뜨리는 것
마파람, 앞바람: 남풍의 순우리말
막상: 막, 정작, 어떤 일에 이르러
말미: 어떤 일에 매인 사람이 다른 일로 말미암아
얻는 짬
맞조이: 마중하는 사람 영접하는 사람
매무새: 맵시, 품새, 품, 몸가짐과 맵시, 생김새
매지구름: 비를 머금은 검은 조각구름
맨드라미: 흔히 알고 있는 식물 순 우리말이다
맵시: 몸가짐, 생김새, '자태'나 '모양'의 순우리말
모꼬지: 놀이나 잔치 또는 그 밖의 일로 여러
사람이 모이는 일
무명: 명, 솜을 자아 만든 무명실로 짠 천
무녕베: 닝, 무닝, 솜에서 뽑아낸 실로 짠 베
물마: 비가 많이 와서 땅 위에 넘치는 물
물비늘: 잔잔한 물결이 햇살 따위에 비치는 모양
미리내: 은하수의 우리말
미르: 용 의 순수우리말
미쁘다: '진실하다'의 순우리말
바루다: 비뚤어지지 않도록 곧게 하다- 바뤄, 바루
니, 바루어
바오: 보기 좋게
배기다: 끝까지 참고 견디다
배기다: 받치다, 딱딱한 것에 받치어 결리다
버겁다: 만만하지 않고 힘에 겹거나 벅차다
벗: 친구의 순수 우리말
베론쥬빌: 배신을 당한 아낙
베리, 벼리: 벼루

벼리: 일이나 글에서 뼈대가 되는 줄거리, 그물의 위쪽에 코를 꿰어 잡아당길 수 있게 한 줄
벼슬: 나랏일을 맡아 다스리는 자리나 그 일, '직책'이나 '직위'의 순우리말
별찌: 유성
볼우물: 보조개를 뜻함
부라퀴: 자기 이익을 위해서는 물불 가리지 않고 덤비는 사람
부축: 곁부축, 겨드랑이를 끼거나 붙잡아서 다른 사람이 걷는 것을 도움
북새바람, 됫바람, 된 바람: 북풍의 순우리말
비나리: '축복의 말'의 우리말
비롯: 어떤 것의 처음
비롯하다: '비롯한', '비롯하여', '비롯해서'의 꼴로 쓰여 여럿 가운데서 처음으로 삼다
비마중: 비를 나가 맞이하는 일
사나래: 천사의 날개를 뜻하는 우리말
사부랑사부랑: 물건을 느슨하게 묶거나 쌓아놓은 모양
사시랑이: 가늘고 힘없는 사람
산돌림: 옮겨 다니면서 한줄기씩 내리는 비(소나기)
샅: 샅추리, 샅귀, 샅구니, '대퇴부'의 순우리말
새라: 새롭다
샘바리: 어떠한 일에 샘이 많아 안달하는 마음이 굳센 사람
'바리'는 어떤 한 곳에 마음을 쏟는 사람을 낮추어 부르는 우리말 예)악바리, 군바리
새, 하, 마, 노: 순서대로 동, 서, 남, 북의 순우리말
샛별: 새벽에 동쪽 하늘에서 빛나는 금성을 이르는 말

서리서리: 국수나 새끼 등을 헝클어지지 않게 빙빙 둘러서 포개 감는다는 것
섬: '섬돌'의 줄임말
섬돌: 디딤돌, 집채와 뜰을 오르내릴 수 있게 만든 돌로 된 오르내림 턱
섬서하다: 지내는 사이가 서먹서먹하다
성: 골, 노하거나 언짢아서 치밀어 오르는 울컥함
소담하다: 생김새가 탐스럽다
소소리바람: 이른 봄에 살 속으로 기어드는 차고 음산한 바람
속마음: 마음에 품은 본디의 속내, 본뜻을 이르는 순우리말
속내: 겉으로 드러나지 않는 마음
손톱 밑 가시: 늘 마음에 꺼림칙하게 걸리는 일이 있음, 늘 마음에 꺼림칙하게 걸리는 일이 있음을 비유적으로 이르는 말
수선: 마음을 어지럽히는 말이나 품새
수선스레: 떠들썩하고 시끄러워 마음을 어지럽게
수선대다: 어지러울 만큼 자꾸 떠들거나 움직이다-수선거리다, 수선수선하다
수월하다: 쉽다, 까다롭거나 어렵지 않아 하기가 쉽다
수월수월하다: 그다지 어려운 것 없이 퍽 쉽다
수월내기: 다루는 사람은 놀릴 때 얕잡아 이르는 말
수월놀이: 술래놀이, 수월래놀이, 강강술래의 춤과 노래를 하는 놀이
수월수월: 그다지 어려움 없이 매우 쉽게
수월스럽다: 까다롭거나 힘들지 않아 하기 쉬운 데가 있다

수월스레: 까다롭거나 힘들지 않아 하기 쉬운 데가 있게
수피아: 숲의 요정
숯: 신선한 힘
슈룹: 지금은 사라져버린 우산의 옛말
시나브로: 모르는 사이에 조금씩, 조금씩
신울: 신의 양쪽 가에 댄, 발등까지 올라오는 울타리 줄임말-울
아가리: 입, 그릇 따위의 속으로 들어가는 구멍의 입, 따위의 드나드는 어귀
아낙: 남의 집 여자를 부르는 순우리말
아라가야: 함안의 순 우리말
아람: 탐스러운 가을 햇살을 받아서 저절로 충분히 익어 벌어 진 그 과실
아람지: 자기의 자지가 된 섯
아띠: 벗, '친구'의 순우리말
아슴푸레하다: 기억이 또렷하지 않고 조금 희미하다, 어슴푸레하다
아라: 바다의 우리말
아름드리: 한 아람이 넘는 큰 나무나 물건 또는 둘레가 한 아름이 넘는 것
아련하다: 보기에 부드러우며 가냘프고 약하다
아리아: 요정의 우리말
아미: 눈썹과 눈썹사이(=미간)
아사: 아침 (우리나라에서 일본으로 건너간 말이어서 일본말(아사=일본말로 아침) 과 뜻이 같다 우리나라가 일본의 어버이나라인 것을 알 수 있을 것이다)
아스라이: 아득히, 흐릿한

아토: 선물
악세다: '억세다'의 작은 말, 악착스럽고 세다
안다미로: [부사]담은 것이 그릇에 넘치도록 많이
앙짜: 앳되게 점잖을 빼는 짓
약: 비위가 몹시 상하거나 화가 났을 때 생기는 감정이나 마음
고추나 담배 따위의 식물이 한창 자랄 때 생기는 맵고 자극적인 기운
애오라지: 마음에 차지 않지만 겨우, 그저 그런 대로 넉넉히, 넉넉하지는 못하지만, 오로지의 옛말
어귀: 드나드는 목의 첫머리
어라연히프제: 치마를 입고 화살 쏘는 아낙들
어림: 어림잡아, '짐작'의 순우리말
어스름: 해질 무렵, 땅거미, 해가 진 뒤 어두워지기 앞의 어슴푸레한
어스무레하다: 어슴푸레하다, 뚜렷하지 않고 흐릿하다
어슴푸레하다: 아슴푸레하다, 뚜렷하지 않고 흐릿하다
어슴막: 막 어두워지려는 때를 이르는 말, 이른 저녁, 저녁 무렵
얼추: 어림, 어림잡아
엄두: 감히 무슨 일을 하려는 마음
에우다: 빙 두르다, 다른 곳으로 돌리다, 쓰임새가 없는 곳을 지우다
에멜무지로: 단단하게 묶지 아니한 모양, 결과를 바라지 아니하고, 헛일하는 셈 치고 시험 삼아 하는 모양
여대치다: 가진 힘은 뛰어넘다, 뛰어넘음, 앞지름

여우별: 궂은 날 잠깐 났다가 숨는 별
여우비: 해가 난 날 잠깐 내리는 비
예그리나: 사랑하는 우리사이
예다: '가다'를 예스럽게 이르는 말
옛살비: 고향
오로시: 돼지가죽으로 만들어 일할 때에 신는 신, 함경북도 텃말
오롯이: 남고 처짐이 없이 고스란히, 아주 조용하고 쓸쓸히
오목가슴: 명치
오비다: 좁은 틈이나 구멍 속을 갉아내거나 도려내다
오지: '오지그릇'의 줄임말
오지그릇: 붉은 진흙으로 만들어 볕에 말리거나 조금 구운 다음에 오짓물을 입혀 다시 구운 질그릇
온: 백(100)의 순우리말
온누리: '온세상'을 이르는 순우리말
온새미로: 자연 그대로, 언제나 변함없이
올리사랑: 자식의 부모에 대한 사랑 또는 아랫사람의 윗사람에 대한 사랑
옴니암니: 아주 자질구레한 것 (예: 그렇게 옴니암니 따지지 말게)
우수리: 물건 값을 치르고 거슬러 받는 잔돈
운두: 그릇이나 신, 모자 따위의 둘레나 둘레의 높이
윤슬: 햇빛이나 달빛에 비치어 반짝이는 잔물결
울: 풀이나 나무 또는 돌 따위를 얽거나 쌓아서 줄지어 집 둘레를 막은 것, 믿고 든든하게 기댈 수 있는 사람, 속이 비고 위가 트인 것의 가를 둘러싼 곳

울어예다: 울면서 가다
움: 싹, 새싹, 눈, 굴
은가람: 은은히 흐르는 강(가람)을 줄여 만듦
은가비: 은은한 가운데 빛을 발하라
이내: 저녁나절에 어스름한 기운
이든: 착한, 어진
인: 여러 번 거듭되어 몸에 깊이 밴 버릇 - 인이 배겼다
자귀: 짐승의 발자국
정: 돌을 쪼아 다듬거나 구멍을 뚫는 데에 쓰는 쇠로 된 연장 네모꼴 또는 둥근꼴인데, 끝이 뾰족하게 되어 있다
종잡다: 어림잡아 헤아리다
즈믄: 천(1000)의 순우리말
질그릇: '옹기'의 순우리말, 잿물을 입히지 않고 진흙만으로 구워 만든 그릇 겉에 반질반질하지 않다
짐짓: 속마음이나 속마음(본뜻)은 그렇지 않으나 일부러 그렇게
집알이: 새 집 또는 이사한 집을 인사차 찾아보는 일
천: 옷, 이불 따위의 감이 되는 피륙
초아: 초처럼 자신을 태워 누리를 비추는 사람
치니매기: 옛날 말을 타고 겨루기를 한 뒤에 몸을 말 머리 쪽으로 비스듬히 눕는 듯이 하면서 말의 꼬리에 비기는 움직임을 이르던 말
커리췰하프: 마을 우두머리의 싸움터에서 쓸 것들, 전쟁도구장비들을 이르는 순우리말
타니: 귀걸이
타래: 실이나 노끈 등을 사려 뭉친 것

터울: 나이차이
토: 끝말
토씨: '조사'의 순 우리말
통틀어: 모두, 도틀어, 도파니, 있는 대로 모두 모아
파니: 아무 하는 일 없이 노는 모습
퍼르퍼르: 가벼운 것이 가볍게 날리는 모습
포롱거리다: 작은 새가 가볍게 날아오르는 소리
푸르미르: 청룡의 순수 우리말
푸실: 풀이 우거진 마을
품: 매무새, 품새, 몸가짐과 맵시, 생김새
품새: 몸가짐, 생김새, '자태'나 '모양'의 순우리말
피륙: 아직 끊지 아니한 베나 무명, 비단 따위의 천을 통틀어 이르는 말
하나린: 하늘에서 어질게 살기를 바람
하늬바람: 서풍
하람: 꿈의 뜻, 하늘이 내리신 소중한 사람에서 줄임말을 따서 지은 이름
하리타분하다: '흐리터분하다'의 작은 말
하슬라: 강릉의 순 우리말
하야로비: 해오라기
하제: 내일
한뉘: '평생'을 이르는 순우리말, 사람이 태어나서 죽을 때까지의 살아 있는 동안
한 별: 크고 밝은 별
한울: 한은 바른, 참된, 가득하다는 뜻이고 울은 울타리 우리 터전의 뜻
한울: 우주의 순우리말
한살이: 한뉘, '한평생'의 순우리말
함부로: 마음대로
핫어미: 유부남의 우리말
핫아비: 유부녀의 우리말
해류뭄해리: 가뭄 후에 오는 시원한 빗줄기
헤윰: 생각을 뜻하는 우리말
혹: 살가죽에 툭 불거진 군더더기 살덩이
흉: 흉터, 자국, 아문자리의 살갗에 남은 자국
휘들램: 이리저리 마구 휘두르는 짓
흐노니: 누군가를 굉장히 그리워 하는 것
호드기: 버들피리 사투리로 호들기(소설'동백꽃')
흐리터분하다: 또렷하지 않고 흐리터분함, 사람이나 그 바탕이 아주 또렷하거나 깔끔하지 못하다, 하늘이나 물이 맑지 않고 흐리다
희나리: 마른장작의 우리말

우리말을 더럽히는 다른 나라 말

우리말을 더럽히는 일본말

생애(生涯, しょうがい) -〉 살아가는 동안
전 생애(生涯, しょうがい) -〉 태어나서 죽을 때까지
역할(役割, やくわり) -〉 구실, 할 일

입장(立場, たちば) -〉 뜻, 바탕
체념(諦念, ていねん) -〉 그만두다, 버리다

우리말을 더럽히는 한자말

가격(價格): 값
가공(加工): 만듦
가금류(家禽類): 날짐승
가급적(可及的): 되도록
가능성(可能性): 일을 이루어낼 수 있음
가능(可能)한: 되도록
가량(假量): 쯤, 어림
가령(假令): 이를테면, 이를터이면, 말하자면
가액(價額): 값
가임기(可妊其): 애를 밸 수 있는 때
가정(家庭): 집
가중(加重): 더욱 무겁게 함, 커져감
가치(價値): 값어치, 값, 쓸모, 지니고 있는 값이나 쓸모
가(加)하다: 더하다, 덧붙이다
가혹(苛酷): 견디기 힘든, 매우 세찬
각(各): 저마다 따로, 따로 떼어놓은 하나
각각(各各): 저마다 다 따로, 따로 떼어놓은 하나하나의 것

각기(各其): 저마다 따로
각(脚)띠: 다리띠
각양각색(各樣各色): 서로 다른 저 나름의 여러 모습과 빛깔
각인(刻印): 깊이 새기다
각종(各種): 여러 가지, 갖가지
각탕(脚湯): 무릎아래 찜질, 아래다리 찜질
간격(間隔): 사이, 틈새
간병(看病): 돌봄
간병인(看病人): 도우미, 돌보미
간장질환(肝臟疾患): 간의 병
간절(懇切)하게: 사무치게
간단(簡單): 까다롭지 않게, 손쉽게
간병인(看病人): 돌보미, 도우미
간편(簡便): 까다롭지 않게, 손쉽게
갈증(渴症): 목마름
감격(感激): 마음속 깊이 느껴 뭉클함, 가슴이 뭉클함
감기(感氣): 고뿔
감내(堪耐): 견뎌냄, 어떤 일을 견디어 내거나 받아

들임

감당(勘當): 견뎌냄, 어떤 일을 견디어 내거나 받아들임

감동(感動): 마음이 움직임, 깊이 느껴 마음이 움직임

감소(減少): 줄어듦

감수(甘受): 달게 받아들임, 어쩔 수 없이

감정(感情): 마음이나 생각 따위

강도(強度): 세기

강력(強力)한: 센

강렬(強烈)한: 거센, 매우 거센, 억세고 사나운

강인(強靭)한: 질긴, 센, 굳센, 세찬, 튼튼한

강조(強調): 힘주어 말함

강화(強化): 튼튼하게, 세게

개량(改良): 고치고 바꿈, 고쳐 더 좋게 함

개발(開發): 새로 만듦

개봉(開封): 닫힌 것을 엶, 떼어서 엶

개선(改善): 고침, 좋아짐, 고치의 나아짐, 뜯어고침, 바로잡음

개시(開始): 처음 엶, 처음 문을 엶

개월(個月): 달

개인주의적(個人主義的)인: 저만 아는

개체(個體): 낱몸

거대(巨大)한: 큰

거부(拒否): 받아들이지 않고 물리침

건강(健康): 몸 튼튼, 튼튼

건강식품(健康食品): 튼튼먹거리

건강(健康)한: 튼튼한

건강(健康)유지(維持)의 근원(根源): 몸을 튼튼하게 하는 바탕

검사(檢查)해: 살펴

격려(激勵): 북돋아 줌

격언(格言): 본보기 말

견해(見解): 서로 다른 생각

결과(結果): 열매를 맺음, 말미암아 이루어짐, 열매, 그 끝

결국(結局): 마침내, 끝에 이르러, 그예

결석(結石): 돌

결성(結成): 맺어짐, 모임을 이룸

결실(結實): 열매, 열매를 맺음

결여(缺如): 모자람, 넉넉하지 못함, 떨어짐

결정(決定)되다: 정해지다

결정적(決定的)인: 판가름할, 큰

결초보은(結草報恩): 풀을 묶어서 되갚음, 죽은 뒤에라도 베풂을 잊지 않고 삶음

결핍(缺乏): 빠짐, 모자람

결핍(缺乏)이 심각(深刻): 크게 모자람

결합(結合)된: 묶인

겸(兼)하다: 아울러 거지다, 아우르다, 더 맡다, 곁들이다

경각(頃刻): 눈 깜짝할 동안

경계(境界): 다른 것과 나누는 울타리, 울

경고(警告): 꾸짖음

경력(經歷): 겪은 일

경쟁(競爭): 다툼

경우(境遇): 때, 바름, 지켜야할 바른길

경합(競合): 다툼

경향(傾向): 흐름

경험(經驗): 몸소 겪음

경험(經驗)한: 보아온, 겪어온
계기(契機): 불씨, 어떤 일이 일어나거나 바뀌게 되는 불씨
계단(階段): 오르내림 턱, 높이가 다른 곳으로 움직일 때, 밟고 오르내릴 수 있도록 만들어진 여러 턱 또는 그 하나의 턱
계속(繼續): 잇따름, 곧장, 내내, 마냥
계통(系統): 같은 핏줄, 같은 실마리, 같은 무리
고가(高價): 값비싼
고갈(枯渴): 없어짐, 사라짐
고관절(股關節): 가랑이마디
고구려(高句麗): 가우리
고등학교(高等學校): 노픈배움터, 높은배움터, 줄기배움터
고농도(高濃度): 많이, 짙게
고민(苦悶): 걱정
고안(考案): 만듦, 새롭게 만듦, 새롭게 나옴, 깊이 생각해 냄
고열(高熱): 높은 기운
고유(固有): 어느 것만 지니고 있는 것
고장(故障): 탈이 남
고집(固執): 자기 생각을 바꾸거나 고치지 않고 굳게 지켜서 우김, 우김질
고통(苦痛): 아픔, 괴로움
곡선(曲線): 모남 없는 굽은 금
곤충(昆蟲): 벌레
곤충(昆蟲)사체(死體): 죽은 벌레
골간(骨幹): 뼈, 고갱이, 골갱이
골반(骨盤): 엉덩뼈

골자(骨子): 뼈, 고갱이, 골갱이
공감(共感)하는: 따르는, 생각을 같이하는
공격(攻擊): 내달려서 치고 부딪침, 침
공급(供給): 불어넣음, 대어 줌
공급(供給)작용(作用): 불어넣는 일
공급(供給)하여: 주어, 보내, 보내주어
공급(供給)받아: 얻어
공복감(空腹感): 배고픔
공주(公主): 난이
공진(共振): 함께 어울려 떪
공헌(貢獻): 힘써 이바지함, 이바지
교란(攪亂): 뒤흔들어 어지럽힘
교부(交付): 내어줌, 넘겨줌
교정(矯正): 바로잡음, 틀어지거나 잘못된 것을 바로잡아 고침
과다(過多): 너무 많음, 지나치게 많음
과다(過多)하게 축적(蓄積)되고: 지나치게 쌓여
과량(過量): 지나치게 많은
과로(過勞): 일을 많이 하여 지침
과민반응(過敏反應): 지나친 되받음, 지나치게 날카롭게 움직임
과부족(過不足): 넘치거나 모자람
과언(過言): 지나친 말, 뻥
과유불급(過猶不及): 넘침은 모자람만 못함
과일(果實): 열매
과잉(過剩): 넘침, 남아돎
과잉섭취(過剩攝取): 지나치게 먹음, 지나치게 받아들임
과정(過程): 때, 따름, 길

과채류(果菜類): 열매와 푸성귀
관(管): 대롱
관(棺): 널, 안쩝
관련(關聯): 무엇이 다른 어떤 것과 서로 얽혀 있음 또는 그러한 일
관여(關與): 어떤 일에 힘을 미침
관절(關節): 마디, 뼈마디
광선(光線): 빛, 빛줄기
굉장(宏壯)한: 아주 큰
교감(校監): 가온스승
교실(敎室): 배움 방, 가르침 방
교육감(敎育監): 무리스승
교육부(敎育部): 가온무리배움터
교육청(敎育廳): 작은무리배움터, 조금무리배움터
교육청장(敎育廳長): 가온무리스승
교장(校長): 큰스승
교차(交叉): 엇갈림, 서로 맞닿거나 엇갈림
권(權)하다: 부추기다
권유(勸誘): 부추김, 꾐
권장(勸奬): 부추김, 꾐
구매(購買): 돈으로 사들임
구입(求入): 돈으로 사들임
구조(構造): 뼈대, 생김새
구성(構成): 이루어짐, 짜임
구취(口臭): 입 냄새
구(求)하다: 찾다, 얻다, 찾아서 풀다
구(救)하다: 건져내다, 벗어나게 하다
권고(勸告): 무엇을 하도록 부추김
국부(局部): 어느 한 곳

굴(窟): 굴, 움, 사람이 모이는 곳
굴복(屈伏): 무릎을 꿇음
궤양(潰瘍): 살갗이나 끈끈막이 헐어서 짓무르고 피가 나기 쉬운 병
귀의(歸依): 품에 안김, 믿고 따름
귀중(貴重)한: 값진
규칙적(規則的)으로: 고르게
균형(均衡): 어울림
균형(均衡) 있게: 고루, 골고루
균형조절(均衡調節): 바로서기
균형(均衡)이 깨져도: 치우쳐도
균형추(均衡錘): 무게가 어느 한쪽으로 치우치거나 기울지 않고 균형을 이루도록 하는 데 쓰는 추, 지렛대
균형(均衡)이 파괴(破壞)되면서: 디딤돌이 무너지면서
균형적(均衡的)인 발육(發育)에도 영향(影響)을: 바르게 자라도록
균형(均衡)과 조화(調和): 어울림
극단(極端): 맨 끝, 마지막까지, 크게 치우침
극대화(極大化): 더할 수 없이 크게, 으뜸이 되게
극도(極度): 더할 수 없이, 매우
극심(極甚): 지나침, 매우 지나침, 몹시 지나침
극심(極甚)한 통증(痛症): 참기힘든 아픔
극초미립자(極超微粒子): 눈에 보이지 않는 아주 작은 것
극(極)히: 아주, 매우, 더없이
근거(根據): 바탕, 까닭
근거지(根據地): 노니는 땅, 노니는 터, 노닌 터, 보

금자리
근방(近方): 가까이, 곁, 언저리, 옆, 가까운 곳
근본(根本)요소(要素): 밑바탕
근육(筋肉): 힘줄과 살
근원(根源): 뿌리
근처(近處): 가까이, 곁, 언저리, 옆, 가까운 곳
금상첨화(錦上添花): 더없이 좋음
급격(急擊)히: 갑자기 세차게, 빠르게
급기야(及其也): 마침내, 끝에 이르러, 그예
급속(急速)히: 빨리, 몹시 빨리
긍지(矜持): 보람
기골(肌骨): 몸집
기관(器官): 그릇, 틀
기교(技巧): 솜씨
기구(器具): 연장
기근(饑饉): 굶주림
기능(機能): 구실, 일
기능(機能)저하(低下): 제구실을 못함
기력(氣力): 기운과 힘, 살아가는 힘
기대(期待): 일이 되기를 바라고 기다림, 바람
기법(技法): 솜씨를 부리거나 보이는 방법
기분(氣分): 마음이나 생각 따위
기색(氣色): 얼굴빛, 낯빛, 눈치
기억력(記憶力) 향상(向上): 잘 외움
기여(寄與): 이바지, 남에게 도움이 되도록 이바지함
기적(奇蹟): 놀랄 일
기적적(奇蹟的): 생각할 수 없을 만큼 놀랍게
기존(旣存): 이미 있는
기진맥진(氣盡脈盡): 힘이 다해 쓰러질 듯함, 스스로 몸을 가누지 못할 만큼 기운이 다함
기초(基礎): 주춧돌
기초적(基礎的)인: 바탕이 되는
기타(其他): 그 밖의, 그 밖의 또 다른 것
기포(氣胞): 거품
기피(忌避): 꺼리어 벗어남, 꺼림
기형아(畸形兒): 잘못 태어난 아이
나락(奈落): 도저히 벗어나기 힘든 벼랑 같은 곳에서 떨어질 것 같은
나중(乃終): 다음, 얼마의 나날이 지난 뒤
낙관적(樂觀的): 모든 일이든 좋은 쪽으로 생각함
낙엽(落葉): 떨어지는 잎
난생(生): 태어나
난치병(難治病): 고치기 힘든 병
남편(男便): 지아비, 바깥어른
내성(耐性)이 생기다: 익숙해지다
내(內)에서: 안에서
내외(內外): 안팎
내장하수(內臟下垂): 창자가 처짐
냉수(冷水): 찬물
냉탕(冷湯): 찬물
노인(老人): 늙은이, 어르신
노폐물(老廢物): 나쁜 찌꺼기
논리(論理): 생각 바탕, 옳은 까닭, 오르니 그르니
논쟁(論爭): 옳고 그름을 따짐, 서로 다른 견해
논쟁(論爭)에서 자유(自由)로울 수는 없는: 말이 많을 수밖에 없는
농도(濃度): 짙고 옅음
농후(濃厚)한: 짙은

누차(屢次): 다시, 거듭, 되풀이
누출(漏出): 새어나옴, 빠져나옴
누출액(漏出液): 새어나온 물
늑막(肋膜): 가슴막
늑막염(肋膜炎): 가슴막염
늑막(肋膜)강: 가슴막안
능가(凌駕): 뛰어넘음, 앞지름, 여대치다
능력(能力): 가진 힘, 지닌 힘
능선(稜線): 뫼 등성이, 등성이
다다익선(多多益善): 많을수록 좋음
다량(多量): 많이, 듬뿍
다분(多分)하다: 많다, 꽤 많다
다소(多少): 조금, 그다지 많지 않은
다양(多樣): 여러 가지로 많음
단(單): 올, 오직, 다만, 하나, 혼자, 외로움, 오식 그 것뿐임을 나타내는 말
단기(短期): 잠시, 잠깐
단속(團束): 다독거려 미리 보살핌, 동여매다, 잡아매다
단식(斷食): 밥 끊기, 밥 안 먹기
단위(單位): 홑자리
단지(但只): 오로지, 오직, 애오라지
단초(端初): 실마리
달성(達成): 이룸
담낭(膽囊): 쓸개
담당(擔當)하는: 일을 도맡아 하는
담석(膽石): 쓸개 돌
답(答): 풀이, 실마리
당도(糖度): 닿아서 이름, 다다름

당시(當時): 그때, 앞서 말한 그때
당(當)하다: 겪다
당연(當然)히: 마땅히, 모름지기
대개(大槪): 거의 모두
대략(大略): 얼추, 어림, 어림잡아, 어림쳐서 헤아림
대량(大量): 많이
대부분(大部分): 거의
대다수(大多數): 거의 모두
대사(代謝): 살아있는 몸에서 일어나는 모든 일들
대사산물(代謝産物): 찌꺼기, 남은 찌꺼기
대사성질환(大司成疾患): 막힘 병
대사(代謝)하기: 다루기, 흐르기
대상(對象): 어떤 일은 맞은쪽
대식가(大食家): 먹보
대신(代身)하나: 버닡나
대용(代用): 다른 것으로 씀
대응법(對應法): 맞춤 길, 그에 따른 길, 일에 따른 나름대로의 풀이
대장(大腸): 큰창자
대중 매체(大衆媒體): 글모듬, 글보따리
대중화(大衆化): 널리 알림, 널리 퍼짐
대지(大地): 땅, 흙, 터
대책(對策): 알맞은 길, 바른 길
대처(對處): 바르게 맞음
대체적(大體的)인: 두루, 큰 줄거리가 되는 것
대충(大總): 어림으로 헤아려, 어림잡아
대퇴부(大腿部): 넙다리, 넓적다리
대표적(代表的): 본보기, 으뜸
대표적(代表的)인: 널리 알려진, 으뜸인

대학교(大學校): 큰배움터
대학원(大學院): 더큰배움터
대항(對抗): 맞서 싸움, 맞서 버팀
덕분(德分): 베풀어준 도움
덕택(德澤): 베풀어준 도움
도교육청(道敎育廳): 무리배움터
도구(道具): 연장
도달(到達): 다다름
도리(道理): 바른 뜻, 바른 길, 마땅히 가야할 바른 길
도중(道中)에: 가다가, 가다보면, 하다가, 하다보면
도착(到着): 이르러 닿음
독성물질(毒性物質): 독이 들어있는, 독
독성부산물(毒性副産物): 독을 지닌 찌꺼기
독성학적측면(毒性學的側面): 독 쪽에서 바라볼 때
독소(毒素): 독
독소(毒素)분해(分解)기능(機能): 독을 없애는 구실
독특(獨特): 견줄 수 없을 만큼 뛰어남
동맥(動脈): 날핏줄
동물성식품(動物性食品): 고기, 고기와 같은 것
동반(同伴): 같이, 함께, 짝을 지음
동시(同時)에: 때맞춰, 함께
동일성(同一性): 서로 같게 함
동작(動作): 움직임
두개골(頭蓋骨): 머리뼈
둔(鈍)하다: 무디다, 더디다, 날카롭지 못하여 잘 들지 않다
등(等): 들, 따위, 와(과) 같은 여러 가지
등(等)을: 들을, 따위를, 와(과) 같은 것을
등장(登場): 오름, 나타남

마비(痲痺): 굳음, 저림, 움직임이 멈춤
막대(莫大)한: 더없이 큰, 더할 나위 없이, 엄청난
막무가내(莫無可奈): 제멋대로
막연(漠然)히: 두루뭉실하게
만류(挽留): 못하게 타일러 말림
만면(滿面): 얼굴가득, 온 얼굴
만성피로(慢性疲勞): 늘 고단함
만신창이(滿身瘡痍): 마음을 크게 다쳐 몸과 마음이 엉망이 됨, 온몸이 제대로 성한 데가 없을 만큼 여러 군데를 다침 일이 아주 엉망이 됨
만약(萬若): 말하자면, 이를테면
만일(萬一): 말하자면, 이를테면
말미(末尾): 일의 끝, 끄트머리, 끝머리
매일(每日): 날마다
매입(買入): 사들임
면(綿): 명, 무명, 무명베, 솜으로 만든 실이나 천
면(免)하다: 벗어나다
명품(名品): 뛰어난 물건
모공(毛孔): 털구멍, 땀구멍
모관현상(毛管現象): 빨아올림
모세혈관(毛細血管): 실핏줄
모양(模樣): 겉으로 나타난 생김새, 매무새, 맵시, 품새, 품, 몸가짐, 생김새
모호(模糊): 또렷하지 않고 흐리터분함
몰두(沒頭): 마음을 한곳에 모음
몰입(沒入): 마음을 한곳에 쏟음
묘(妙)하다: 신기하고 낯설다
무관(無關)하지 않다: 때문이다
무궁무진(無窮無盡): 끝도 없고 다함도 없음

무당일(無糖日): 단것 없는 날, 단것 안 먹는 날
무독성(無毒性): 독이 없는
무력(無力): 힘을 잃음
무력감(無力感): 아무런 힘이 없음을 깨달았을 때나 무슨 짓을 하여도 아무 쓸모가 없음을 깨달았을 때의 맥빠진 듯한 느낌
무력화(無力化): 힘을 잃게 만듦
무시(無視): 못 본체 함, 업신여겨 깔봄, 못 들은 체 함
무염일(無鹽日): 소금 없는 날, 소금 안 먹는 날
무정자증(無精子症): 씨알이 없는
묵인(默認): 모른 척 함, 모른 체 함
문전성시(門前成市): 문 앞에 저자를 이룸
문제(問題): 물음, 일, 말썽, 걸림돌
문제(問題)려니와: 불론, 석성
물건(物件): 무리
물질(物質): 바탕
미래(未來): 올적, 올 날, 올 때
미련(未練): 품었던 생각을 딱 끊지 못함
미소(微笑): 소리를 내지 않고 빙긋이 웃음, 빙긋 웃는 모습
미심(未審)쩍: 마음에 걸리는 데가 있음, 걸리는 구석이 있음
미용(美容): 아름답게 보이기 위해 얼굴, 머리를 다듬고 가꾸는 일
민감(敏感): 날카롭고 빠르게 움직임
민감(敏感)하게: 날카롭고 빠르게
민족(民族): 겨레
밀접(密接): 매우 가까움, 썩 가까움

반대(反對)로: 거꾸로
반면(反面)에: 그와는 달리
반복(反復): 거듭, 되풀이
반신반의(半信半疑): 갸우뚱, 미덥지 않음, 마음에 거리낌이 남음
반신불수(半身不隨): 몸 한쪽을 못 쓰는
반응(反應): 되받아침, 받아 일어남, 움직임이 나타남
반찬(飯饌): 반찬, 곁들임먹거리
발견(發見): 나타남
발산(發散): 내놓음, 내뿜음
발생(發生)하는: 나오는, 나타나는, 생기는
발작(發作): 갑자기 일어남, 거세게 일어남, 떨림
발표(發表): 쏠말, 쏜말, 말, 널리 알림, 알림거리, 밝힘
발현작용(發現作用): 드러나게 함
발휘(發揮): 떨쳐 드러냄
방광(膀胱): 오줌보
방법(方法): 길, 수, 따라 하기
방부(防腐): 썩음 막기
방사(放射): 뿜어져 나옴
방심(放心): 긴장이 풀려 마음을 다잡지 않고 놓아 버림
방영(放映)된: 나간
방출(放出): 내보냄, 밖으로 내보내짐, 쌓여 있던 것이 밖으로 풀려나감
방해(妨害): 잘못되게 함, 못하게 함, 마음 막음
발암물질(發癌物質): 암을 일으키는
발열(發熱): 열이 남
발진(發疹): 두드러기
배가(倍加): 곱절, 곱, 갑절

배가(倍加)되다: 갑절 또는 몇 곱으로 늘어나다
배설기관(排泄器官): 찌꺼기를 내보내는 곳, 내보내는 틀
배제(排除): 받아들이지 않고 물리쳐서 따돌림, 따돌림
배출(排出): 빼냄, 내보냄
배출구(排出口): 빠져나가는 곳
백년초(百年草): 손바닥선인장
번식(繁殖): 늘어남
범람(汜濫): 넘침
범위(範圍): 둘레 틀, 에우는 곳, 틀 언저리
벽(壁): 담, 벼랑, 벽
변질(變質)되다: 바뀌다, 달라지다
변종(變種): 씨가 바뀐
변(變)하다: 달라지다, 탈바꿈하다
별(別)나다: 일반적인 것과 아주 다르다
별도(別途)의: 따로
보고(寶庫): 값진 것을 넣어두는 광
보관(保管): 맡음, 넣어둠, 둠, 놓아 둠
보급(普及): 널리 알림, 널리 퍼뜨림, 널리 퍼짐
보급(補給): 모자라거나 떨어진 것을 대줌
보물(寶物): 값진 것
보상작용(補償作用): 되 메움
보완(補完): 바로잡음, 모자란 것을 맞추어 채움
보조(補助): 거들거나 도움, 뒷일꾼
복강(腹腔): 배, 뱃속
복구(復舊): 처음으로 되돌림, 바른 모습으로 되돌림
복도(複道): 골마루, 샛길, 방 사잇길, 방 곁길
복부팽만(腹部膨滿): 부푼 배, 배가 부풀어 오르는 것

복원(復元): 처음으로 되돌림, 바른 모습으로 되돌림, 으뜸으로 되돌림
복직(復職): 일터에 다시 나감
보통(普通): 널리 두루 통함
보통(普通)- 어림잡아
보호(保護): 지킴
복대(腹帶): 띠, 배를 묶는 띠, 배띠
복부(腹部): 배
복부비만(腹部肥滿): 뱃살, 배에 살이 찜, 배가 나옴
복수(腹水): 물찬 배, 배에 물이 참
복용(服用): 먹거나 마심
복통(腹痛): 배앓이
복합적(複合的)으로: 한꺼번에
복합적(複合的)인 현상(現狀): 뒤죽박죽
본격적(本格的): 비로소 제대로
본래(本來): 그 처음, 밑바탕, 맨 처음
부검(剖檢)하다: 갈라보다
부근(附近): 가까이, 곁, 언저리, 옆, 가까운 곳
부기(浮氣): 부은 모습
부담(負擔): 짐스러움
부분(部分): 어느 한곳, 나눈 것의 하나
부분(部分)을 보완(補完)하여: 바로잡아
부식(腐植): 썩게 함, 썩음, 썩어 문드러짐
부신(副腎): 곁콩팥
부유물질(富裕物質): 떠다니는 무리
부위(部位): 몸의 어떤 자리, 곳
부작용(副作用): 잘못쓰임, 바람직하지 못함, 잘못됨
부적절(不適切): 알맞지 않음
부족(不足): 모자람

부종(浮腫): 부은 모습
부지(扶支): 목숨 따위를 어렵게 버티어 배겨냄
부패(腐敗): 썩음
부활(復活): 되살림, 되살아남
분량(分量): 부피나 개수의 많고 적음
분명(分明): 뚜렷하게, 어긋남이 없이
분비(分泌): 내보냄
분비촉진(分泌促進): 잘 나오게
분열(分列): 나뉨, 갈라져 나뉨, 쪼개짐, 나뉘어 벌어짐, 나뉘어 늘어남, 자람
분자(分子): 씨낱알
분해(分解): 나누어짐, 부숨
분해(分解)되다: 나뉘다
불가분(不可分): 나누려 해도 나눌 수 없음
불감증(不感症): 느끼지 못함, 잘못을 느끼지 못함
불과(不過): 겨우, 고작, 아직, 지나지 않음
불과(不過)하다: 지나지 않는다
불안정(不安定)한 상태(狀態)가: 뒤죽박죽이
불용성(不溶性): 불에 녹지 않는
불임(不姙): 아이를 못 뱀
불충분(不充分): 모자람
불치(不治): 못 고침
불편(不便)한: 거북한
불허(不許): 받아들이지 않음
붕괴(崩壞)되다: 무너지다
비관적(悲觀的): 나쁜 쪽으로 생각함
비교(比較): 견줌
비교(比較)가치를 매기는: 견주는
비교(比較)연구(研究)조사(調査): 견주어 보았을 때

비교적(比較的): 그보다는 더
비논리적(非論理的)인: 생각이 짧은
비대증(肥大症): 부푸는 병
비대(肥大)해지는: 살찌는
비례(比例): 견주어 같게, 한쪽이 늘어나는 것에 대하여 다른 쪽도 늘어나다
비만(肥滿): 살찜
비법(秘法): 나만이 알고 있는 것, 숨겨진 것
비염(鼻炎): 코고름
비애(悲哀): 슬픔과 설움, 서글픔
비유(比喩): 견주어 말함, 빗대어 말함
비중(比重): 다른 것과 견주는
비참(悲慘): 더없이 슬프고 끔찍함
비판(批判): 잘못이나 허물 따위를 드러내어 꼭 집어 말함 꼭 집어 가르침, 꼭 집어 말함
사고(事故): 다침, 좋지 않은 일, 말썽, 말썽을 일으키는 일
사고(思考): 생각
사례(事例): 본보기
사망(死亡): 죽음
사본(寫本): 베낌, 옮겨서 베낌, 옮김
사실(事實)상: 짐짓
사용(使用): 씀
사회병리학적측면(社會病理學的側面): 겨레나 무리를 견줌
산란(産卵): 알을 낳음
산란(産卵)장소(場所): 알 낳는 곳
산만(散漫)하다: 어수선하다, 부산하다, 바쁘다, 떠들썩하다, 시끄럽다

산야초(山野草): 들풀
살균(殺菌): 버섯 죽임
살육(殺戮): 마구 죽임, 함부로 죽임
삼사일: 사나흘
삽시간(霎時間): 눈 깜짝할 사이
상(傷)하다: 다치다
상당(相當)히: 적잖이, 어지간히, 자못, 제법
상당기간(相當其間): 제법 오래
상대방(相對方): 맞은쪽 사람, 서로 맞서거나 마주하고 있는 맞은쪽의 사람
상상(想像): 생각
상승(上昇): 오름
상온(常溫): 늘 따뜻한 기운
상처(傷處): 다친 자리, 다친 자국, 다친 자취
상태(常態): 모습, 모양, 꼴
상호(相好)반응(反應)에도 관여(關與)하며: 일에도 쓰이며
상황(狀況): 모습, 때
색(色): 빛, 빛깔
색(色)깔: 빛, 빛깔
생기(生起)있게: 활발하고 기운차게, 힘차게
생리학적측면(生理學的側面): 우리 몸이 들려주는 이야기
생명(生命): 목숨, 삶
생명력(生命力): 살아있는 기운, 삶의 기운
생명(生命)현상(現象)이 정지(停止)될 수: 숨을 거둘 수
생리(生理)활성(活性)물질(物質): 몸에 좋은 밑바탕
생산(生産): 만들어 냄

생산량(生産量): 만든 것의 부피나 크기
생산(生産)된: 만든
생생(生生)하다: 마치 눈앞에 보이는 것처럼 또렷하다, 싱싱하다
생선(生鮮): 물고기, 말리거나 절이지 않은 잡은 그대로의 날 물고기 셈은 마리, 손(두 마리), 못(열 마리), 두름(스무 마리), 짝 들이 있다
생성(生成): 만듦
생육(生育): 자람, 기름
생존(生存): 살아남음
생존경쟁(生存競爭): 살아남기 위한 다툼, 살기위한 다툼
생존(生存)에 필요(必要)한: 살아가기 위한
생체(生體): 몸
선생(先生): 스승
선암(腺癌): 샘의 암, 샘암
선택(選擇): 가려 뽑음, 가려냄, 고름, 찾음
설득(說得): 따르도록 깨우쳐 말함
설혹(設或): 말하자면, 이를테면
섭취(攝取): 빨아들임, 받아들임, 끌어들임
성공(成功): 바라는 바를 이룸,
성격(性格): 됨됨이
성기능장애(性機能障碍): 앉은불
성분(成分): 바탕, 바탕을 이루는 낱낱
성실(誠實): 마음을 다하여 참됨
성장(成長): 자람
성장기(成長期): 자라나는
성장(成長)속도(速度)저하(低下): 더디 자람, 천천히 자람

성장기(成長期): 자라나는
성장촉진(成長促進): 잘 자라게 함
성품(性品): 사람 됨됨이
성화(成火): 등쌀
성황리(盛況裡)에 운영(運營) 중(中): 넘침
세계인(世界人): 온누리 사람
세계적(世界的)인: 온누리에 널리
세심(細心)하게: 꼼꼼하게
세월(歲月): 나달, 흘러가는 나날
소개(紹介): 이어줌
소개(紹介)되는: 알려지는
소견(所見): 자기 생각
소굴(巢窟): 도적 따위의 무리가 노니는 보금자리
소독(消毒): 독을 없앰, 독을 빼냄
소동(騷動): 시끄럽게 떠들어 내며 술렁거림
소망(所望): 바람
소용(所用): 쓸모, 무엇에 쓰임, 무엇에 쓰이는 바
소용(所用)없는: 쓸모없는
소유자(所有者): 가진이, 지닌이
소위(所謂): 이른 바, 말하기를, 가론
소중(所重)한: 값진
소홀(疏忽): 가벼이 여김, 가벼이 여겨서 조심하는 마음이 모자람
소홀(疏忽)히: 가벼이
소화(消化): 빨아들임, 받아들임
속도(速度): 빠르기
속발성(續發性): 이어서 생기는
수관(水管): 물기둥, 물이 지나는 대롱, 물대롱
수동적(受動的): 시키는 대로

수량(數量): 개수를 헤아림, 개수의 많고 적음
수명(壽命): 목숨, 목숨 줄, 살아있는 동안
수십(數十) 수백(數百): 몇십 몇백
수액(樹液): 나무물
수용(受容): 받아들이다, 그대로 들어주다
수용성(水溶性): 물에 녹는
수정(修正): 잘못된 것을 고쳐서 바로잡음
수정보완(修正補完): 다듬음, 잘못된 것을 고쳐서 바로잡음
수종(水腫): 물혹, 물주머니
수준(水準): 쪽
수치(數値): 셈값
수혈(輸血): 피를 넣음
수확(收穫): 거두어들임
숙면(熟眠): 깊이 잠이 듦, 단잠
숙변(宿便): 묵은 똥, 묵은 찌꺼기, 묵은 때
숙성(熟成): 묵힘, 익힘
순간적(瞬間的)으로: 짧은 사이에, 잠깐 동안
순식간(瞬息間): 눈 깜짝할 사이
순환(循環): 돌아감, 돎
순환기능(循環機能): 돌도록 하는 구실
습관(習慣): 버릇
승모근(僧帽筋): 등세모근
승화(昇華)할 때: 피어오를 때
시간(時間): 때, 틈, 사이, 짬
시방(時方): 이제, 말하고 있는 바로 이때-사투리로 잘못알고 있는 사람이 많음
시시각각(時時刻刻): 점점, 시나브로
시신(屍身): 주검, 죽은 몸

시작(始作): 처음으로 함, 첫걸음, 첫 발걸음
시절(時節): 한 때, 때
시점(始點): 처음
시점(時點): 때
시정(是正): 바로잡음
시초(始初): 처음, 어떤 일의 맨 처음
시판중(市販中)인: 팔리고 있는
시행착오(試行錯誤): 잘잘못을 되짚음
식단(食單): 밥상, 차림글
식사(食事): 끼니, 먹는 일
식생활(食生活): 밥상, 먹는 버릇
식욕(食慾): 밥맛, 먹고 싶은 생각, 먹을거리의 맛
식이섬유(食餌纖維): 보푸라기
식사(食事): 끼, 끼니, 밥
식탁(食卓): 밥상
식품(食品): 먹을거리
식후(食後): 밥 먹은 뒤
신개념(新槪念): 새 생각
신경(神境)을 안정(安定)시키는 작용(作用): 마음을 가라앉히는 구실
신기(新奇)하다: 보통과 다르고 이상하다
신념(信念): 믿음
신뢰(信賴)하다: 믿다
신비주의(神秘主義): 숨겨진 귀신같은 일들을 옳다고 믿음
신비(神秘)한: 놀라운
신생(新生): 새롭게, 새롭게 태어남
신속(迅速): 매우 빨리, 재빨리
신진대사(新陳代謝): 몸 돌림

실명(失明): 눈이 멈
실제(實際)로: 있는 그대로
실천(實踐)하면: 따르면
실패(失敗): 일을 그르침, 바라는 것을 얻지 못하거나 뜻한 대로 되지 않고 그르침
실행(實行): 그대로 함
실험(實驗): 생각한 것이나 알고 있는 것이 그대로 되는지 알아보는 것, 살펴봄
실험결과(實驗結果): 알아본 바, 살펴본 바
심각(深刻): 몹시, 매우 깊음, 깊이 새김
심각성(深刻性): 아픔 따위가 깊음
심장(心臟): 염통
심지어(甚至於): 하다못해, 한술 더 떠
십중팔구(十中八九): 거의 모두
악성종양(惡性腫瘍): 나쁜 혹, 나쁜 부스럼
악착(齷齪)같이: 억척같이
악착(齷齪)스럽다: 억척스럽다
안과질환(眼科疾患): 눈병
안도(安堵): 마음을 놓음
안색(顔色): 얼굴빛, 낯빛, 눈치
안이(安易)한: 걱정 없이 너무 쉽게 여기는
안전(安全): 탈이 없음, 믿을만함
안전(安全)한: 탈이 없는, 믿을만한
안정(安定): 들뜬 것을 가라앉힘, 바뀌거나 흔들리지 않게 함
안하무인격(眼下無人格): 사람을 업신여기는 모습
암환자(癌患者): 암에 걸린 사람
암(癌)환우(患友, 患憂): 암에 걸린 사람
압력(壓力): 누르거나 미는 힘

압박(壓迫): 누름, 눌림
애매(曖昧): 또렷하지 않고 흐리터분함
애매모호(曖昧模糊): 역전앞과 같이 '또렷하지 않고 흐리터분함'을 겹쳐서 말함
애원(哀怨): 애처롭게 매달리며 간절히 바람
액체성분(液體成分): 묽은 바탕
야기(惹起)하다: 부르다, 끌어내어 일으키다
야채(野菜): 나물, 남새, 푸성귀, 들나물을 이르는 일본말
약간(若干): 조금, 그다지 많지 않은
약석(藥石): 약돌
약속(約束): 다짐
약속장소(約束場所): 만나기로 한 곳
약점(弱點): 모자라거나 남에게 뒤떨어지는 것
약화(弱化)시키나: 힘 따위를 작거나 무르게 하나
양(量): 부피나 개수의 많고 적음, 헤아림
어류(魚類): 물고기
어색(漁色)하다: 낯설다
어성초(魚腥草): 약모밀
에너지: 기운
억제(抑制): 억누름
억제작용(抑制作用): 억누름, 억누르는 일, 억누르는 힘
여지(餘地)가: 틈새가
여지(餘地): 틈, 자리
역력(歷歷)한: 훤히 알 수 있게 또렷하다
역시(亦是): 또한, 또, 바로
역전(逆轉): 뒤바뀜, 뒤집힘, 일이 잘못되어 거꾸로 감
연구(研究): 견주어 가름함 견줌, 가름

연구보고(研究報告)가 있다: 밝혀졌다
연기(煙氣): 냉갈, 그을음
연령(年齡): 나이
연(連)달아: 잇달아, 잇따라, 이어서
연소(燃燒): 태워 없앰, 사름, 불사름
연속(連續): 끊이지 않고 죽, 잇따름
연쇄 반응(連鎖反應)이 발생(發生)하여: 어울림이 무너지면서
연수(延髓): 숨골
연장(延長): 늘림, 길게 끎, 길게 이어감
열(熱): 더운 기운
열심(熱心)히: 힘써, 힘껏
열풍(烈風): 거센 바람, 세찬 바람
염려(念慮): 근심, 걱정
염력(念力): 생각, 생각에 미치는 힘, 생각의 힘
염분(鹽分): 든 소금, 소금, 짠맛
염생식물(鹽生植物): 소금을 먹고 사는 풀, 바닷물에 사는 풀
염전(鹽田): 소금밭
염증성분해물(炎症性分解物): 고름찌꺼기
영향(影響): 힘을 미침
예(例): 보기
예민(銳敏): 날카롭고 빠르게 움직임, 뛰어나고 빠름,
예방(豫防): 미리 막음
예사(例事)로: 늘 하듯 아무렇지도 않게
예사(例事)로이: 흔히 있을 만하여 대수롭지 않게, 그다지 다를 바 없이
예상(豫想): 미리 생각함, 앞으로 일어날 일을 미리 헤아려 봄, 헤아림

예외(例外): 벗어남, 들러리

예외(例外)없이: 모두 다

예화(例話): 옛이야기

예후(豫後): 뒷일, 뒤에 일어날 일

오류(誤謬): 잘못, 그릇됨

오심(惡心): 울렁거림, 메슥거림

오염(汚染): 더럽혀짐

오염물질(汚染物質): 더러운 것, 더러운 찌꺼기

온도(溫度): 기운

온돌(溫突): 구들, 아궁이에 불을 때어 그 불기운이 방바닥 밑으로 난 방고래로 퍼지도록 하여 방을 덥게 하는 것

온수(溫水): 더운물

온전(穩全)한: 그대로

온탕(溫湯): 더운물

요도(尿道): 오줌길

우화(寓話): 지어낸 이야기, 본보기를 삼아 들려주는 이야기

옹기(甕器): 질그릇, 독, 단지, 동이, 질그릇과 오지그릇을 통틀어 이르는 말

완강(頑強): 끈기가 있고 질기며 굳셈, 씩씩하고 다부짐

완벽(完璧)하게: 빈틈없이, 톱니바퀴처럼 어우러지게, 어떠한 모자람이나 잘못이 없이

완전(完全): 한 치의 어긋남도 없음

완전산화(完全酸化)된: 다 탄

완전식품(完全食品): 다 갖춘 먹거리

완전(完全)히: 모두, 다, 한 치의 어긋남도 없이

완치(完治)하다: 뿌리 뽑다

왕성(旺盛)함: 기운이 넘침

외면(外面): 모른 체함, 입다물다, 꺼리다

요긴(要緊)하다: 값지다

요법(療法): 병을 다스리는 일, 병을 고치는 일, 병을 낫는 길

용기(勇氣): 씩씩한 기운

용적(容積): 부피

왈가왈부(曰可曰否): 옳으니 그르니

외부자극(外部刺戟): 바깥 찌름

우려(憂慮): 걱정, 근심

우선(于先): 먼저, 어떤 일에 앞서 먼저

우슬(牛膝): 쇠무릎지기

우유(牛乳): 소젖

운동(運動): 움직임

운동성(運動性)을 증진(增進)시킨: 움직임을 좋게 하는

운명(運命): 앞날

원(圓): 동그라미

원래(原來): 맨 처음

원리(原理): 바탕, 바탕이 되는 뜻, 참뜻, 속뜻

원상태(原狀態): 바뀌기 앞의 모습

원인(原因): 까닭

원천(源泉): 바탕, 밑바탕, 밑

원천봉쇄(源泉封鎖): 하지 못하도록 모두 막아버림, 뿌리부터 잘라버림

원활(圓滑)하게: 부드럽게, 좋게, 거침없이, 모난데 없이, 잘 흐르게

월등(越等)히: 훨씬 뛰어난

유리(遊離)시켜: 따로 떼어내, 떨어뜨려, 따로 나눠

어

유명세(有名稅): 이름값
유발(誘發): 어떤 것 때문에 다른 일이 일어남, 일어남, 생김, 만들어짐
유사(類似)한: 비슷한, 서로 닮은
유선(乳腺): 젖샘, 젖멍울, 젖줄
유아(幼兒): 어린아이, 젖먹이 아이
유아원(幼兒園): 젖먹이쉼터, 아이쉼터
유익(有益)한: 도움이 되는
유익균(有益菌): 몸에 좋은 균
유전(遺傳): 대물림, 물려받아 내려옴
유일(唯一)한 대안(代案): 오직 하나의 길
유지(維持)시켜: 지켜
유지(維持): 그대로 이어감
유치원(幼稚園): 어린이배움터
유통(流通): 두루 흐름, 두루 쓰임, 널리 쓰임, 여러 곳에 보내짐
유통과정(流通過程): 두루 쓰는 사이, 널리 쓰는 사이, 여러 곳에 보내는 사이
유통(流通) 중(中)인: 나돌고 있는
유해(有害): 해로운, 나쁜, 해치는
유해물질(有害物質): 몸에 나쁜 것
유해성분(有害成分): 몸에 나쁜 것
유형(有形): 같은 것들로 묶은 하나의 틀
육각수(六角水): 벌집물
육식동물(肉食動物): 고기 먹는 짐승
위생적(衛生的): 깨끗한
위인(偉人): 큰사람
위인(爲人): 사람 됨됨이, 사람됨

위주(爲主): 어떤 것을 으뜸의 것으로 삼음
위(爲)하여: 이루려, 이롭게, 잘되게, 아끼어, 받들어
위험성(危險性): 위태로움
위험(危險)인자(因子)를 가진: 앓고 있는
위협(威脅): 으르다, 으름장
은근(慇懃): 겉으로 드러나지 아니하게 속으로 생각하는 깊은 마음
은밀(隱密): 겉으로 드러나지 않고 속으로 생각하는 마음
은은(隱隱): 숨기고 가림, 멀리서 들려오는 소리가 들릴 듯 말 듯 똑똑하지 않게, 겉으로 뚜렷하게 드러나지 않고 아슴푸레하며 흐릿하게
음료(飮料): 마실 거리
음식물(飮食物): 먹을거리
의미(意味): 뜻
의아(疑訝): 뜻밖의 일에 놀람, 뜻밖, 믿기지 않음
의욕(意慾): 무엇을 하고자 하는 마음
의의(意義): 값, 값어치
의견(意見): 생각, 자기 생각
의심(疑心): 믿지 못함, 미덥지 못함, 꺼림직함, 마음에 걸림
의지(意志): 굳은 뜻, 뜻, 마음
의(依)하다: 따르다, 말미암다
이기적(利己的)인: 저만 아는
이물질(異物質): 부스러기, 찌꺼기
이동(移動): 움직임, 옮겨감, 움직여 자리를 바꿈
이상(異狀)하다: 별나다
이상(以上): 낫거나 앞섬, 남짓

이상적(理想的)인: 바람직한
이상증식(異狀增殖): 바르지 않게 늘어남, 제멋대로 늘어남
이용(利用): 쓰다, 베풀다
이유(理由): 까닭
이전(以前): 앞선 때, 앞서
이치(理致): 바른 뜻, 바른 길, 마땅히 가야할 바른 길
이해(理解): 너그럽게 받아들임, 헤아림
인간(人間): 사람
인간성(人間性): 사람 됨됨이
인격(人格): 사람 됨됨이
인근(隣近): 가까이, 곁, 언저리, 옆, 가까운 곳
인도(引導)하다: 이끌다
인사불성(人事不省): 제 몸에 벌어지는 일을 모를 만큼 흐리멍덩함
인색(吝嗇): 지나치게 아낌
인식(認識): 읽힘, 알아차림
인정(認定)하다: 고개를 끄덕이다
인체(人體): 몸, 사람 몸
인체(人體)에: 몸속으로
인체(人體)의 구성요소(構成要素)로: 사람 몸을 이루는 바탕
인터넷이나 대중매체(大衆媒體): 여기저기 떠도는
인(因)한: 때문
인(因)하여: 때문에
일각(一刻): 눈 깜짝할 사이
일대(一大): 아주 큰, 한바탕
일대항전(一大抗戰): 한바탕 싸움
일류(一流): 으뜸, 첫째가는 자리

일반적(一般的)인: 어느 한쪽에 치우치지 않는, 고른, 널리
일반적(一般的)으로: 어림잡아
일부(一部): 몇, 모두 가운데 몇, 조금, 어느
일상생활(日常生活): 늘 하듯이, 늘 하는 일
일생(一生): 한살이, 한뉘
일평생(一平生): 한살이, 한뉘, 사람이 태어나서 죽을 때까지의 살아 있는 동안
일석이조(一石二鳥): 꿩 먹고 알 먹기, 도랑 치고 가재 잡기
일수(日數): 날짜
일순간(一瞬間): 눈 깜짝할 사이
일시(一時): 한꺼번에
일종(一種): 그 가운데 한 가지
일주일(一週日): 일곱 날, 이레
일정(一定)한: 한결같은, 늘
일체(一體, 一切): 모두 다
임차료(賃借料): 빌린 값
임파절(淋巴節): 림프마디
임파(淋巴節皮膜): 림프마디껍질
입소(入所): 들어옴, 들어감
입증(立證): 밝힘
잉태(孕胎): 아이를 가짐, 지님
자격(資格): 꼴임, 쓰임꼴
자극(刺戟): 성가심, 성가시게 함
자기(自己): 몸소, 스스로
자동(自動)으로: 스스로, 저절로
자료(資料): 글귀
자세(姿勢): 몸가짐, 마음가짐, 모습, 몸을 움직이거

나 가누는 모습
자신(自身): 스스로, 몸소
자연치유력(自然治癒力): 저절로 낫는 힘
자체(自體): 스스로, 몸소, 저절로
자태(姿態): 매무새, 맵시, 품새, 품, 몸가짐과 맵시, 생김새
작동(作動): 움직임, 움직이게 함, 일
작용(作用): 일, 일으킴, 힘을 미침
잔류농약(殘留農藥): 먹거리에 남아있는 약
잠재능력(潛在能力): 숨은 힘, 잠들었던 힘
장(腸): 창자
장내(腸內): 창자 속
장골능(腸骨稜): 엉덩뼈 등성이
장기(長期): 오래
장기(臟器): 몸속 덩이, 몸속 덩어리, 몸속 뭉치, 몸속 틀
장기간(長期間): 오래, 오랫동안
장대(壯大): 크고 씩씩함
장면(場面): 어떤 곳에서 벌어지는 일
장수(長壽): 오래 삶
장애(障碍): 거리낌, 가로막힘, 거치적거림, 말썽
장애물(障碍物): 걸림돌
재간(才幹): 일을 잘해내는 솜씨
재배(栽培): 심고 가꿈, 기름
재생(再生): 되살림
재생기능(再生機能): 되살리는 일 또는 구실
재생력(再生力): 되살리는 힘
재앙(災殃): 뜻하지 않게 생긴 아주 나쁜 일, 무서운 일
재직(在職): 벼슬을 가짐,

재차(再次): 다시, 거듭, 되풀이
저농도(低濃度): 조금씩, 옅게
저렴(低廉)한: 싼
저자(著者): 글쓴이
저장(貯藏): 갈무리, 둠, 모아둠
저하(低下): 떨어짐, 낮아짐
적당(適當)한: 알맞은, 좋은, 마땅한
적송(赤松): 붉은 소나무
적응(適應): 맞추어 잘 어울림
적절(適切)한: 알맞은, 좋은, 마땅한
적절(適切)히: 잘, 알맞게
적합(適合)한: 알맞은, 좋은, 마땅한
전(前): 앞
전갈(傳喝): 말을 알림, 알려옴
전(全)국민(國民): 온 겨레
전달(傳達): 보냄
전신(全身): 온몸
전이(轉移)된: 퍼진
전적(全的)으로: 숫제
전체(全體): 모두
전(全)혀: 아주, 영
전(全)혀 다르다: 드다르다
전환(轉換): 바꿈
절감(切感): 아주 깊이 느낌, 뼈저리게 느낌, 사무침
절대(絶對): 어떤 일이 있더라도, 어떤 일이 있어도 반드시
절실(切實)하게: 사무치게
점막(粘膜): 끈끈한 살갗, 끈끈막
점액변(粘液便): 끈끈한 똥, 느른한 똥

점점(漸漸): 차츰, 조금씩 더하거나 덜해지는 모습을 나타내는 말
점차(漸次): 차츰, 서두르지 않고 조금씩
점화(點火)선(線): 불씨
접(接)하다: 만나다, 듣거나 알고 겪다
정도(程度): 만큼, 쯤
정맥(靜脈): 들핏줄
정보(情報): 모은 바탕
정상세포(正常細胞): 탈 없는 세포, 제대로 된 세포, 좋은 세포
정상(正常): 탈 없이 제대로
정상기능(正常機能): 제구실
정성(精誠): 온 힘을 다하려는 마음
정원(庭園): 뜰, 울타리가 있는 밭 또는 터
정제염(精製鹽): 거름소금, 찌꺼기를 거른 소금
정제당(精製糖): 거름설탕
정지(停止): 멈춤
정체(停滯): 흐르지 못하고 머무름, 나아가지 못하고 멈춤
정(定)하다: 마음을 굳히다
정화(淨化): 깨끗하게 함, 씻어냄, 걸러냄
정화(淨化)시키다: 거르다
정화작용(淨化作用): 깨끗하게 함, 씻어 냄
정확도(正確度): 얼마나 바른가
제목(題目): 머리글, 머리이름, 붙이는 이름
제압(制壓): 억누름, 억눌러 다스림, 내리눌림
제외(除外)하고는: -이 아니라면, 따로 떼어 내어 한데 놓이지 않음
제조업자(製造業者): 만드는 사람, 만든 사람

제한(制限): 넘지 못하게 함, 줄임
조달(調達)하기: 얻기
조력자(助力者): 돕는 사람, 도우미
조성(造成)된: 만들어 이룸, 만듦
조심(操心): 잘못이나 없도록 말을 가려서 씀
조언(助言): 도움말
조절(操切): 맞춤, 바로잡음, 다스림
조절(操切)작용(作用): 다스림
조절판(調節瓣): 맞춤이
조처(措處): 알맞은 길을 찾음
조치(措置): 알맞은 길을 찾음
조화(調和): 어울림, 어긋나거나 부딪침이 없이 서로 고르게 잘 어울림
족속(族屬): 살붙이, 겨레, 피붙이
족적(足跡): 발자취, 자국, 발자국, 자욱, 지내온 일의 자취
종기(腫氣): 뽀루지
종국(終局): 끝, 마지막
종류(種類): 가지, 갈래, 무리
종일(終日): 해가 질 때까지, 아침부터 저녁까지, 하루 내내
종족(種族): 씨줄, 핏줄, 겨레, 겨레붙이, 무리
종족번식(種族繁殖): 씨뿌리기, 무리를 늘려나감
종종(種種): 더러, 가끔
좌골신경통(坐骨神經痛): 앉은뼈아픔
좌지우지(左之右之): 제멋대로, 마음대로, 이리저리 제 마음대로 다루거나 휘두름
주거(住居)문화(文化): 집, 잠자리
주력(注力): 힘껏, 힘을 쏟음, 온 힘을 기울임

주(主)를 이루며: 가장 많으며
주범(主犯): 좋지 않은 일을 불러들인 으뜸의 것
주의(注意)하다: 마음에 새겨 두고 살피다
주장(主張): 내세우는 말
준비(準備): 기다림, 미리 마련하여 갖춤, 미리 갖추어 차림
중금속(重金屬): 무거운 쇠, 무건쇠
중단(中斷): 멈춤
중병(重病): 큰 병
중(中)에: 가운데, 속에
중요(重要)한: 값진, 으뜸인, 좋은
중학교(中學校): 가온배움터
즉(卽): 곧, 다시 말해
즉시(卽時): 곧바로, 바로, 곧, 냉큼
즉흥적(卽興的): 내키는 대로, 기분 내키는 대로
증가(增加): 늘림, 늘어남
증강(增强): 힘 따위를 늘려서 세지다, 늘어나고 세지다
증류수(蒸溜水): 맹물
증상(症狀): 나타나는 모양, 병의 조짐
증세(症勢): 병의 조짐, 증세
증식(增殖): 늘어남, 불어남, 새로 만들어짐
증진(增進): 더하여 좋아짐, 늘어남
즉(卽/則): 바꾸어 말하자면, 말하자면, 다시 말해
지금(只今): 이제, 이때, 말하고 있는 바로 이때
지금(只今)도: 아직도
지기(地氣): 땅의 기운
지경(地境): 처한 모습, 지경, 처한 꼴
지대(至大)한: 큰, 더할 나위 없이 큰

지면(誌面): 쪽수
지상(地上): 이 땅, 땅의 위, 사람들이 살고 있는 땅
지성(至誠): 마음을 다함
지속(持續): 쭉 이어짐, 끊이지 않고 이어짐, 곧장, 내내, 마냥
지연(遲延): 끌다, 늦추다
지인(知人): 아는 사람
지장(支障): 거치적거림, 걸리적거림, 거추장스러움
지적(指摘): 잘못이나 허물 따위를 드러내어 꼭 집어 말함 꼭 집어 가르침, 꼭 집어 말함
지목(指目): 꼭 집어 가리킴
지탱(支撑): 버팀, 오래 버티거나 배겨 냄
지혜(知慧): 슬기
직위(職位): 벼슬자리
직접(直接). 바로, 아무깃도 끼거나 거치지 않고 바로
직책(職責): 벼슬
진정(鎭靜): 가라앉힘
진실(眞實): 거짓 없이 참됨
진통(鎭痛): 아픔을 가라앉힘, 아픔멎이, 아픔을 줄이거나 없앰
진통제(鎭痛劑): 아픔멎이 약
진화(進化): 나아가며 바뀜
질병(疾病): 병
질환(疾患): 병
짐작(斟酌): 얼추, 어림, 어림잡아, 어림쳐서 헤아림
집단(集團): 무리, 모임, 떼
집중(集中): 힘을 쏟음, 힘을 한곳에 모음, 한곳으로 모음

집착(執着): 마음을 버리지 못하고 매달림
징표(徵標, 徵表): 어떤 것과 다른 두드러짐
차단(遮斷): 끊거나 막음,
차지(借地)하는 비중(比重)은: 줄잡아
차지(借地): 자기 몫으로 가짐, 자리함
착수(着手): 일을 하려고 손을 댐
참고(參考): 살펴 생각함, 도움이 될 것으로 삼음, 견주어 봄
참여(參與): 함께함
창고(倉庫): 광
창백(蒼白): 핏기 없는 얼굴
채소(菜蔬): 나물, 남새, 푸성귀, 들나물
채식(菜食): 푸성귀만 먹음, 고기를 먹지 않음
채식동물(菜食動物): 풀 먹는 짐승
채취(採取): 풀이나 나무 따위를 캐거나 베거나 따거나 뜯거나 하여 얻음
책임(責任): 몫, 맡은 일, 맡아서 해야 할 일
책임(責任)지고: 도맡아
처리(處理): 마무리 지음
체액(體液)을 검사(檢査)한 결과(結果): 피를 살펴보면
체험(體驗)수기(受記): 본보기, 겪은 일
척추탄성곡선(脊椎彈性曲線): 뼈 기둥
천골(薦骨): 광등뼈, 엉덩이뼈, 엉치등뼈, 엉치뼈
천국(天國): 하늘나라
천일염(天日鹽): 갯벌소금
철두철미(徹頭徹尾): 꼼꼼하게, 빈틈없이
철저(徹底): 속속들이 꿰뚫어 미치어 빈틈이나 모자람 없이 밑바닥까지 모두

첨가(添加): 넣다, 더하다
청결(淸潔): 맑고 깨끗함
청정(淸淨): 깨끗한
청천벽력(靑天霹靂): 맑은 하늘에 날벼락
체내(體內): 몸속
체력(體力): 힘
체력저하(體力低下): 기운이나 힘이 떨어짐
체온(體溫): 몸 기운
체외(體外): 몸밖
체중감소(體重減少): 몸무게 줄어듦
체질(體質): 몸바탕
체질개선(體質改善): 몸의 바탕을 바꿈
체험(體驗)수기(手記): 본보기
초기(初期): 처음, 첫 때
초등학교(初等學校): 풀뿌리배움터, 뿌리배움터
초래(招來): 불러옴, 이끌어냄
초월(超越): 뛰어넘다, 앞지르다
초식동물(草食動物): 풀 먹는 짐승
초대(招待): 불러들임, 부름
초심(初心): 처음 가진 마음
촉진(促進): 빠르게, 도움
촉진(觸診): 만져 앎, 만져보고 앎
촉진운동(促進運動): 잘되게 함
총망라(總網羅): 모두, 다, 빠짐없이 모두
총명(聰明): 똑똑함
최고(最高)의: 가장 뛰어난
최고품질(最高品質): 으뜸, 가장 좋은
최대한(最大限): 가장
최대(最大)의 적(賊): 가장 나쁜 것, 가장 좋지 않

은 일
최상(最上): 가장 뛰어난, 가장 좋은
추구(追究): 좇음
추간공(椎間空): 뼈사이구멍, 뼈마디구멍
추세(趨勢): 흐름
추종(追從): 좇아서 따름, 뒤를 따라서 좇음
추측(推測): 헤아림, 무엇을 미루어 생각함
충격(衝擊): 부딪치는 힘, 튕기는 힘
충격적(衝擊的)인: 놀라운
충격파(衝擊波): 부딪치는 물결, 부딪침
충돌(衝突): 부딪침
충혈(充血): 핏발이 섬
취(娶)하다: 맞아들이다
취약(脆弱)한: 무른
측면(側面): 쪽
측정(測定): 잼, 부피나 크기 따위를 잼
치과질환(齒科疾患): 잇병
치료(治療): 낫게 함
치료법(治療法): 병을 다스리는 일, 병을 고치는 일, 병을 낫는 길
치열(熾烈)하게: 불같이 세차게
치유(治癒): 낫게 함, 저절로 나음
치유법(治癒法): 낫는 길
친구(親舊): 동무, 벗, 아띠
친척(親戚): 살붙이, 피붙이
침범(侵犯): 뚫고 들어감, 함부로 쳐들어가 해치거나 건드림
침실(寢室): 잠자리
침투(浸透): 스며듦, 들어감

칭찬(稱讚): 추어주거나 높이는 말, 치켜세움, 추어올림
타의(他意): 다른 사람의 생각이나 마음, 다른 생각
타(他)의 추종(追從): 남이 따라오는 것, 남이 따르는 것, 남이 좇는 것
탁월(卓越): 두드러지게 뛰어남, 두드러짐
탄성(歎聲): 마음속 깊이 느끼어 나오는 소리
탈모(脫毛): 머리 빠짐
탈취(奪取): 냄새를 빼앗거나 없앰
택(擇)하다: 고르다
토로(吐露): 마음속에 품고 있는 생각 따위를 다 드러내어 말함
토(吐)하다: 입 밖으로 다시 게우다
통(桶): 깊은 그릇, 대롱
통제(統制): 틀에 맞춤, 제멋대로 하지 못하게 함
통증(痛症): 아픔
통증완화(痛症緩和): 아픔 줄이기
퇴소(退所): 나감, 물러남, 집으로 되돌아 감
퇴적(堆積): 쌓임, 많이 쌓임
퇴치(退治): 물리침
퇴행성관절염(退行性關節炎): 닳은마디곪
투과(透過): 뚫고 들어감
투명(透明)한: 속이 보이는, 맑은
투병생활(鬪病生活): 병과 싸움, 병을 앓음
투여(投與): 집어넣음, 들여보냄
특별(特別)한: 별나게 다름
특이(特異)한: 보통보다 특별히 다름
특징(特徵): 다른 것들과 다른 것, 어떤 것과 다른 두드러짐

특(特)히: 더군다나, 더욱이, 다른 것보다 더욱 두드러지게
판단(判斷): 판가름, 생각을 굳힘
파괴(破壞): 부숴 없어짐 부서짐, 부숨, 망가뜨림
편안(便安): 편하고 즐거움
평생(平生): 한살이, 한뉘, 사람이 태어나서 죽을 때까지의 살아 있는 동안
평소(平素): 여느 때, 늘 하듯이
평안(平安): 말썽 없이 조용히
평온(平穩): 고요함
평형(平衡): 어울림
폐(肺): 허파
폐렴(肺炎): 허파고름
폐염전(閉鹽田): 문 닫은 소금밭
포기(抛棄): 버림, 내놓음, 그만둠
포대(布帒): 자루, 큰 자루, 베나 가죽, 종이 따위로 만든 큰 자루
포악(暴惡)해짐: 사나워짐
포함(包含): 함께 들어 넣음 함께 넣음
폭력적(暴力的): 거칠고 사나움, 싸우기 좋아함
폭염(暴炎): 무더위, 불볕더위, 한더위
표현(表現): 겉으로 나타냄, 말
품사(品詞): 씨갈, 씨, 씨갈래
풍부(豊富)한: 넉넉한
풍자(諷刺): 사람들의 잘못을 빗대어 비웃거나 본보기로 들려줌
피(避)하다: 숨다, 꺼리다
피곤(疲困): 지치고 고달픔
피로(疲勞): 지침, 고단함
피마자(蓖麻子): 아주까리
피부(皮膚): 살갗
피부재생(皮膚再生): 살갗 되살림
피신(避身)하다: 피하다, 벗어나다
피하(皮下): 살갗 아래
필요(必要)한: 쓰이는, 쓰임새가 있는, 있어야 할
필요량(必要量): 쓰임새
하수(下垂): 아래로 처지거나 늘어짐
학습(學習): 배움
한계(限界): 테두리
한도(限度): 테두리 안
한순간(-瞬間): 눈 깜짝할 사이
한평생(-平生): 한살이, 한뉘, 사람이 태어나서 죽을 때까지의 살아 있는 동안
함성(喊聲): 외침, 여럿이 크게 외치는 소리
함유(含有): 들어있음
합(合)하다: 모으다
합당(合當)한: 알맞은, 좋은, 마땅한
합성(合成): 더하여 만듦, 모아 만듦
항문(肛門): 똥구멍
항상(恒常): 언제나, 늘, 곧장, 마냥, 줄곧, 내내
항(缸)아리: 질그릇, 독, 단지, 동이, 아가리가 좁고 배가 부른 질그릇의 한 가지
항원(抗原): 도둑
항체(抗體): 도둑 잡이
향미(香味): 냄새와 맛
해결(解決): 풂, 안어울림음을 어울림음으로 이끎
해독(解毒): 독을 풂, 독 씻김, 독 씻음, 독 없앰
해독제(解毒劑): 독을 풀어 없애는 것

해독작용(解毒作用): 독 씻김, 독 씻음, 독 없앰
해소(解消): 풀어냄, 풀어서 없앰
해악(害惡): 나쁜 일이나 짓
해열(解熱): 열내림
해초(海草): 바다풀
핵심(核心): 뼈, 뼈대, 줄거리, 고갱이, 골갱이
행복(幸福): 삶의 기쁨
행위(行爲): 짓
허락(許諾): 하도록 함, 부탁을 들어줌
허탈(虛脫)한: 갑자기 몸의 기운이 빠지고 멍한
현상(現象): 것, 모습
현재(現在): 이제, 말하고 있는 바로 이때
현혹(眩惑)되는: 마음을 빼앗긴
혈뇨(血尿): 피오줌
혈변(血便): 피똥
혈성(血性): 피가 들어있는, 피가 섞인
혈액(血液): 피
혈액정화작용(血液淨化作用): 피를 깨끗하게 하는 일
혈중(血中): 핏속
혈액 중(血液中): 핏속
혈액순환(血液循環) 촉진(促進): 피 잘 돌게
형성(形成): 모습을 이룸, 만듦
형이상학(形而上學): 겪거나 보이지 않는 것들을 가름
형태(形態): 생김새
형편(形便)없다: 보잘것없다
호송(護送): 실려 오거나 보냄
호흡(呼吸): 들숨날숨, 숨쉬기

호흡기(呼吸器): 숨틀, 숨길
호흡중추(呼吸中樞): 숨골
혹(或): 말하자면, 이를테면
혹시(或是): 말하자면, 이를테면
혹심(酷甚)한: 매우 세찬, 견디기 힘든, 매우 지나침
혹여(或如): 말하자면, 이를테면
혼란(混亂): 갈피를 잡지 못함
혼용(混用): 뒤섞여 쓰임
화(火): 부아
화(禍): 슬픈 일
화단(花壇): 꽃뜰, 꽃밭
화분(花盆): 꽃 그릇
화합(和合): 어울림
확고(確固)한: 굳은, 흔들림 없는, 단단한
확대(擴大): 넓힘, 늘림
확신(確信): 굳게 믿음
확장(擴張): 넓힘, 늘림
환(丸): 덩이, 구슬, 덩어리
환경(環境): 언저리
환경(環境)공해(公害): 언저리 더럽힘
환기구(換氣口): 바람 돌려 내보내는 곳
활기(活氣): 힘, 기운
활동(活動): 움직임, 일, 노님
활동(活動)하는: 일하는, 움직이는, 노니는
활력(活力): 살아 움직이는 힘
활발(活潑)하게: 생기 있고 힘차게
활성(活性): 좋아짐, 잘됨
활성화(活性化): 잘되게, 좋게
황혼(黃昏): 어스름, 해질 무렵, 땅거미, 해가 진 뒤

어두워지기 앞의 어스름
회복(回復): 되돌림, 걸림돌을 없앰
회한(悔恨): 뉘우침
획기적(劃期的): 어떤 일에서 새로운 때를 열만큼 앞의 것과 뚜렷이 두드러지는 것
횡격막(橫膈膜): 가로막
후(後): 뒤
효과(效果): 보람의 크기
효능(效能): 쓰임새
효력(效力): 보람, 미치는 힘
효율(效率): 얼마의 보람
효율적(效率的): 보람 있는, 손쉽고 바르게
훗날(後날): 다가올 날, 뒷날
휴가(休暇): 말미
휴식(休息): 쉼, 일하다 잠깐 쉼, 일을 그만 둠
흔적(痕跡): 자취, 자국, 그림자
흠(欠): 금이 가거나 긁힌 자리
흡수(吸收): 빨아들임
흡수(吸收)되어도: 안으로 빨아들여도
흡인(吸引): 빨아들임, 들이마심
흡인력(吸引力): 빨아들이는 힘
흡착작용(吸着作用): 빨아들여 붙임, 빨아들이는 일
흥분(興奮): 마음이 들뜨고 날카로워짐
희미(稀微)하다: 어렴풋하다, 흐리다, 흐릿하다, 어슴푸레하다
희생(犧牲)을 당(當)하다: 아픔을 겪다